日本エム・イー学会編
ME教科書シリーズ B-5

心不全の バイオメカニクス

医学博士 北畠 顕
医学博士 堀 正二
編著

コロナ社

日本エム・イー学会
教科書編纂委員会

委員長　佐藤　俊輔（大阪大学）
委　員　稲田　紘（東京大学）
（五十音順）
　　　　金井　寛（東京電機大学）
　　　　神谷　瞭（日本大学）
　　　　北畠　顕（北海道大学）
　　　　楠岡　英雄（国立大阪病院）
　　　　戸川　達男（東京医科歯科大学）
　　　　鳥脇純一郎（名古屋大学）
　　　　野瀬　善明（九州大学）
　　　　半田　康延（東北大学）

（所属は編纂当時のものによる）

刊行のことば

　医療は理工学領域で開発された技術を導入し，めざましい発展をとげた。いまから100年ほど前1895年に，レントゲンによって発見されたX線は人体内部の透視に応用され診断に大いに役立った。1900年代にはいってハンス・ベルガーは人の頭皮上で脳の電気現象が記録できることを発見した。これらは20世紀の医療の性格を象徴する発見であった。さらに生体材料の開発，X線CTやMRIなどの計測・診断機器や，各種治療機器の導入により，診断や治療技術は急激な発展をとげた。医療はME機器の支援なくしては成立しえない状況にある。理工学でも医学から発掘されたテーマが重要な研究対象になってきている。この分野には新技術のシーズが豊富なことが認識されてきたのである。

　日本エム・イー学会設立に時を同じくして，大学でも医用生体工学の教育や研究がさかんになってきた。最近になって，理工系学部・大学院を中心に，医用生体工学を専門とする専攻や学科が設立されはじめた。これらの学部，学科や大学院専攻で行われている教育・研究は医学部での工学技術の教育とともに，MEの将来を支える人材を育成し，技術を開発するために極めて重要である。

　日本エム・イー学会では，教育の一貫として，臨床工学技士のための教科書として「臨床工学シリーズ」を監修し，コロナ社から刊行中である。ところが，理工系大学あるいは医学部の学部，大学院の学生向けのMEに関する適当な参考書や教科書は，以前コロナ社から刊行された「ME選書」や「医用工学シリーズ」を除けば皆無である。それらもすでに品切れになって入手できないものや，または内容が古くなっているものもある。大学・大学院の教育の現場では，適切なMEの教科書がないために，教官が経験から講義や演習をしている状態である。日本エム・イー学会の教育委員会が同評議員に対して行った講義に関するアンケートからも，横断的かつ基礎的な教科と，最新の発展に関する部分とを適当にミックスした教科書シリーズの編纂が期待されている。この期待に応えるために日本エム・イー学会では，教科書シリーズを編纂することになった。

　この教科書シリーズは，大きく分けて
　　　生体計測関係
　　　生体システム・バイオメカニクス関係
　　　生体情報処理関係
　　　医用画像関係
　　　生体物性・材料，機能代行関係
　　　医療機器・情報システム関係
からなる。各巻とも基礎から最近の研究の状況までを簡潔に教科書としてまとめたもので，大学高学年から大学院修士課程での半期（半年）の講義で教える程度の内容にしてある。もちろん，参考

書としても使える。内容はなるべく視覚的に理解できるようにつとめた。この企画は，現時点でのME教育あるいは学習に必要な内容を網羅するようにつとめた結果であり，国際的にみてもこれに匹敵するものはない。できるだけ多くの教育の現場で使っていただければ幸いである。

1999年3月

日本エム・イー学会教科書編纂委員会

まえがき

　心不全は，胃潰瘍や糖尿病などのような病気の名前ではない。原因のいかんにかかわらず，心臓が全身の臓器，組織の機能を維持するのに必要な血液量を送り出すことができなくなり，その結果として運動耐容能の低下，息切れ，手足のむくみ，肺のうっ血や肝臓の腫脹などをきたす症候群である。すなわち，心不全は病因を問わずあらゆる循環器系の病気がたどる終末像といえる。

　米国では500万人の心不全患者がいて，毎年50万人が初めて心不全と診断され，しかも，毎年30万人が心不全を直接，あるいは二次的原因として死亡し，死亡者数は年々増加している。フラミンガム研究によると，心不全による死亡率は男性で62％，女性で42％と高率で，初めて心不全と診断されてから男性で平均3.2年，女性で平均5.2年しか生存できない。年齢別に階層化した場合，人口10万人当りの死亡率は65歳から74歳までで31.6，75歳から84歳までで124.7，85歳以上で559.1と高齢者ほど重症で死亡率が高い。欧米で最も多い心不全の原因は虚血性心疾患の狭心症や心筋梗塞で，全体の約70％を占める。一方，日本では心筋症や高血圧，心臓弁膜症による心不全がまだ多い。しかし，今後はわが国でも虚血性心疾患による心不全が増えることが予想される。

　心不全病態のさらなる解明とより効果的な治療法の開発が国家的課題であり，医療従事者のみならず医用生体工学を志す理工系の人々など医学・医療を志す者すべての責務である。

　心不全の概念や治療方法は時代とともに大きく変遷してきた。18世紀から20世紀後半まで，ジギタリスや利尿剤が治療の主役をなしていた時代には，むくみが病態の本体と考えられていた。その後スターリングの法則の発見を起点として，心臓のポンプとしてのはたらきが注目され，心筋の各種モデル，心筋特性としての張力・速度関係，長さ・張力関係，有限要素法を応用した心室壁の応力分布解析などの研究がずいぶんと進んだ。その結果，心臓の力学的挙動に基づき，治療についても低下したポンプ機能を高める，あるいは血管抵抗を軽減するような薬物が指向されるようになった。この時代に，最も心・循環器系の医用生体工学的理解が深められた。その後分子生物学遺伝子工学など生命科学分野での進展があり，現代は交感神経系，レニン-アンジオテンシン系など神経体液性因子の過剰とそれに伴う心臓のマクロレベルからミクロレベルまでの構造・機能変化が心不全の主因と考えられるに至っている。治療も過剰なホルモン刺激から心臓を保護するような薬物が主流となっている。

　現代の医学・医療の進歩は著しい。それにもかかわらず，「心不全」を医用生体工学的視点からみて体系的に解説した成書に乏しい。本書では，それぞれの領域で活躍している若手研究者に分担していただき，これからの医学・医療でますます重要となる「心不全」について理工学系の諸君を対象に理解してもらうよう，医用生体工学的視点からできるだけ簡潔に示していただいた。すなわ

ち，医学的にどのようなことが「心不全」で理解が進んでいるのかという病態メカニクス的側面，何がそのような結果を招いているのかというバイオロジー的側面，ことに拡張機能障害を中心とした不全心のメカノ・バイオロジーカップリングの病態的側面，実際の現場ではどのようにして診断・治療しているかという心臓・末梢循環カップリングの臨床的側面などである．心臓移植医療についても触れていただいた．

　本書は「心不全」の背景にある病態について最新の知見を体系的に紹介するとともに，広範な読者に理解しやすく解説するよう努めたものである．本書の最新情報を生きた知識として体得され，医用生体工学に生かされることを期待している．

　本書「心不全のバイオメカニクス」は，執筆者のご尽力とご協力により上梓された．編著者として厚く感謝するとともに，編集を担当頂いたコロナ社にお礼を申し上げたい．

2003年1月

北畠　顕，堀　正二

編著者・執筆者一覧

編著者
　　北畠　顕　　（北海道大学）
　　堀　正二　　（大阪大学）

執筆者（執筆順）
　　北風　政史　（国立循環器病センター，1章）
　　岡本　洋　　（北海道大学，2章）
　　北畠　顕　　（北海道大学，2章）
　　増山　理　　（大阪大学，3章）
　　山本　一博　（大阪大学，3章）
　　堀　正二　　（大阪大学，3章）
　　佐藤　洋　　（大阪大学，4.1，4.2節）
　　佐藤　秀幸　（大阪大学，4.1，4.2節）
　　塩谷　一成　（市立貝塚病院，4.3節）
　　金城　都博　（大阪大学，4.4節）
　　平田　展章　（宝塚市立病院，4.5節）
　　西村　元延　（埼玉医科大学，4.6節）
　　福嶌　教偉　（大阪大学，4.7節）

（2002年11月現在）

目　次

1. 不全心の病態とメカニクス

1.1 はじめに …………………………………………………………………………1
1.2 心臓の構造 ………………………………………………………………………1
　1.2.1 心臓のエネルギー代謝 ……………………………………………………1
　1.2.2 心筋の微細構造 ……………………………………………………………2
　1.2.3 心筋収縮メカニズム ………………………………………………………3
　1.2.4 心筋収縮特性 ………………………………………………………………5
　1.2.5 心室の収縮特性 ……………………………………………………………7
　1.2.6 心臓の自律神経支配 ………………………………………………………9
1.3 不全心の病態と病因 ……………………………………………………………11
　1.3.1 不全心の病態 ………………………………………………………………11
　1.3.2 心不全の病因 ………………………………………………………………15
1.4 心不全のメカニクスよりみた病態 ……………………………………………21
　1.4.1 心室の収縮と弛緩 …………………………………………………………22
　1.4.2 慢性心不全と心室メカニクス ……………………………………………24
　1.4.3 心臓メカニクスからみた心機能の適応と破綻 …………………………26

2. 不全心のバイオロジー

2.1 はじめに …………………………………………………………………………28
2.2 心筋再構築過程と分子生物学的変化 …………………………………………29
　2.2.1 心筋再構築（リモデリング） ……………………………………………29
　2.2.2 心筋再構築過程 ……………………………………………………………32
　2.2.3 細胞外マトリックスの構造と心筋線維化機序 …………………………34
　2.2.4 血管構築 ……………………………………………………………………35
2.3 モデル動物からの示唆—心筋リモデリングにおける神経体液性因子の意義 ……36
2.4 ジーンターゲティングからの教訓 ……………………………………………50
2.5 心肥大，心不全の分子機構研究の進歩—将来への展望 ……………………54

3. 心不全のメカノバイオロジーカップリング

- 3.1 はじめに…………………………………………………………………………57
  - 3.1.1 左室拡張機能とは…………………………………………………57
  - 3.1.2 心疾患症例における左室拡張不全の臨床的意義…………58
  - 3.1.3 現在の問題点………………………………………………………60
- 3.2 拡張不全の診断と臨床像………………………………………………61
  - 3.2.1 拡張不全の診断……………………………………………………61
- 3.3 拡張機能障害の病態生理と治療………………………………………67
  - 3.3.1 拡張機能障害の病態と基礎疾患………………………………67
  - 3.3.2 拡張機能障害の治療………………………………………………68
- 3.4 拡張機能と神経体液性因子の関連……………………………………71
  - 3.4.1 レニン-アンジオテンシン系……………………………………71
  - 3.4.2 交感神経系…………………………………………………………73
  - 3.4.3 エンドセリン………………………………………………………74
  - 3.4.4 ナトリウム利尿ペプチド…………………………………………75
- 3.5 拡張機能障害の進行過程…………………………………………………78
- 3.6 拡張機能の評価法…………………………………………………………85
  - 3.6.1 左室拡張機能の指標………………………………………………86
  - 3.6.2 拡張不全は表現する指標…………………………………………87
  - 3.6.3 左室拡張末期圧の推定……………………………………………89
  - 3.6.4 左室弛緩の推定……………………………………………………94

4. 心不全における心臓,末梢循環カップリング

- 4.1 はじめに……………………………………………………………………96
- 4.2 心不全と末梢循環―適応機序とその破綻……………………………96
  - 4.2.1 運動耐容能の規定因子……………………………………………96
  - 4.2.2 活動筋への血流・酸素供給………………………………………97
  - 4.2.3 心不全における血流の再分布……………………………………97
  - 4.2.4 再分布の機序………………………………………………………98
  - 4.2.5 骨格筋ポンプと心不全……………………………………………99
  - 4.2.6 運動時の骨格筋代謝………………………………………………101
  - 4.2.7 労作時呼吸困難の機序……………………………………………102
- 4.3 心不全の臨床診断…………………………………………………………103
  - 4.3.1 はじめに……………………………………………………………103

4.3.2	自 覚 症 状	103
4.3.3	身 体 所 見	108
4.3.4	検 査 所 見	110
4.3.5	鑑 別 診 断	119
4.3.6	心不全診断とMEの役割	119

4.4 内 科 的 治 療 ……………………………………………………………………… 120
  4.4.1 急性心不全 ………………………………………………………………… 120
  4.4.2 慢性心不全 ………………………………………………………………… 121

4.5 外 科 的 治 療 ……………………………………………………………………… 128
  4.5.1 急性心不全の原因治療 …………………………………………………… 128
  4.5.2 慢性心不全の原因治療 …………………………………………………… 130
  4.5.3 拡張型心筋症に対する外科的治療 ……………………………………… 132
  4.5.4 閉塞性肥大型心筋症の外科的治療 ……………………………………… 133
  4.5.5 収縮性心内膜炎の外科的治療 …………………………………………… 133

4.6 補 助 循 環 ………………………………………………………………………… 134
  4.6.1 大動脈バルーンパンピング ……………………………………………… 134
  4.6.2 経皮的心肺補助 …………………………………………………………… 135
  4.6.3 ECMO …………………………………………………………………… 137
  4.6.4 補助人工心臓 ……………………………………………………………… 138

4.7 心 臓 移 植 ………………………………………………………………………… 143
  4.7.1 はじめに …………………………………………………………………… 143
  4.7.2 心移植の適応基準 ………………………………………………………… 144
  4.7.3 日本臓器移植ネットワークへの適応患者の登録 ……………………… 145
  4.7.4 わが国における心臓移植待機患者の推計と予後 ……………………… 145
  4.7.5 心臓ドナーの適応基準 …………………………………………………… 146
  4.7.6 ドナー・レシピエントの適合 …………………………………………… 147
  4.7.7 心臓移植手術 ……………………………………………………………… 147
  4.7.8 心臓移植後の管理（follow-up）………………………………………… 148
  4.7.9 心臓移植に必要な費用 …………………………………………………… 149
  4.7.10 海外渡航移植者の現況 …………………………………………………… 149
  4.7.11 わが国における心臓移植の現況 ………………………………………… 150
  4.7.12 欧米における心臓移植の現状 …………………………………………… 150
  4.7.13 心臓移植までの機械的循環補助（ブリッジ）………………………… 153

引用・参考文献 ……………………………………………………………………………… 154
索　　引 ……………………………………………………………………………………… 170

1 不全心の病態とメカニクス

1.1 はじめに

　心臓は，虚血，過剰な圧・容量負荷，遺伝的・免疫的負荷などのストレスに対し，心収縮性増加や心肥大・心拡大にて適応しようとする。しかしながら，過剰な神経体液因子が長期間にわたり作用すると，心筋・冠血管のリモデリングが生じ，やがて心不全に陥る。その病態には，心臓へのストレスに対するレニン-アンジオテンシン系，交感神経系，サイトカイン系の反応が関与する。これは，種々の負荷に対し心拍出量および血圧が低下することは，生体にとってその存続の危機であるため，アンジオテンシン，カテコラミンにより昇圧を図るためである。また，これらの反応によりIL 6やTNF-αなどのサイトカインの遊出も高まる。ところが，これらの物質が長期間心臓に作用すると心臓リモデリングが生じ，やがて慢性心不全に至る。ここでは，まず，正常心の構造についてふれ，ついで不全心の病態とメカニクスについて言及する。

1.2 心臓の構造

　心臓は胸腔のほぼ中央に位置し，毎分60～80回の割合で収縮と弛緩を繰り返しながら，毎分約6リットルの血液を全身へ送り出している。心臓の駆動力を発生させる源になっているのが心筋であり，収縮・弛緩を繰り返すことによりポンプとしての役割を果たしている。

1.2.1　心臓のエネルギー代謝

　酸素供給下における心筋細胞内では，ブドウ糖1分子から38分子のATP（アデノシン三リン酸）が産生される[1]。解糖系にて産生される2分子のATPを除いた36分子のATPは，ミトコンドリア内において酸素を消費して行われる酸化的リン酸化過程においてつくられる。酸化的リン酸化によるATPは，TCAサイクルにおける基質のリン酸化と電子伝達系（呼吸鎖）において水素イオンの電子を酸素に渡して水になる過程でつくられる（図1.1）。しかし，冠血流が途絶または著明に低下した場合には，十分な酸素供給が得られず，ミトコンドリア内での酸化的

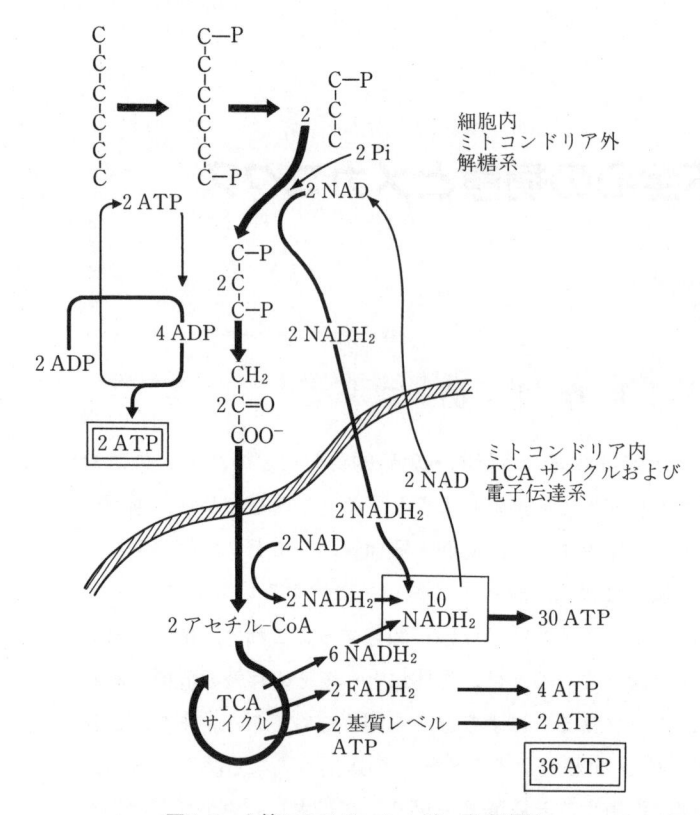

図 1.1 心筋におけるエネルギー産生過程

リン酸化によるATP産生ができないため，嫌気的条件下では解糖系における2分子のATPしか産生することができない．このように心筋細胞にとって酸素はきわめて重要な動力源であることがわかる．

1.2.2 心筋の微細構造

心筋（cardiac muscle）は，骨格筋（skeletal muscle），平滑筋（smooth muscle）とともに生体内の筋肉組織を構成している．電子顕微鏡下の心筋は横紋を有しており，骨格筋に形態は似ているが，介在板（intercalated disk）を有している点が骨格筋と異なる．介在板により心筋細胞が接合されることにより，隣同士の心筋細胞の原形質がつながっていないのにもかかわらず，刺激により骨格筋と異なってあたかも一つの合胞体のようにふるまう．筋鞘（きんしょう）（sarcolemma）と呼ばれる細胞膜によって包まれた心筋線維は，細胞長軸に走行する多数の筋原線維により構成されている．さらに，筋原線維は，ミオシン重合体からなる太いフィラメント，およびアクチン線維とトロポニンなどのアクチン結合タンパクからなる細いフィラメントにより構成されている．電子顕微鏡下には，屈折率の違いにより，横紋が観察される．実際，フィラメント密度が高いために暗く見えるA帯とフィラメント密度が低いために明るく見えるI帯が存在する．この明るいI帯の中央に一筋の暗い

バンドが見え，Z帯と呼ばれる。この隣り合った二つのZ帯で仕切られた間を筋節（sarcomere）と呼ぶ。暗いA帯の中にやや明るく見えるH帯が存在し，H帯の中央に一筋のバンドが存在し，M帯と呼ばれる。これらは，**図1.2**の模式図に示したように，フィラメントの重なり具合により明るさが異なっていることがわかる。ミオシン重合体により構成されている太いフィラメントがA帯をつくる。アクチンおよびアクチン結合タンパク（トロポニン，トロポミオシンなど）により構成される細いフィラメントからなる部分が，明るいI帯をつくる。また，筋弛緩時に，細いフィラメントと重ならない太いフィラメントの部分がH帯として見える。Z帯は，筋原線維を横切っていて，アクチンフィラメントに連結している膜である。A帯の横断面から，図1.2に示すように，1本の太いフィラメントは周りに規則正しく6角形に配列した6本の細いフィラメントにより囲まれているのがわかる。太いフィラメントは数百のミオシン分子よりなっており，ミオシン分子は二つの重鎖（heavy chain）と四つの軽鎖（light chain）から構成されている。C末端が大きな球状を呈しており，アクチン結合部位とATP分解酵素のある部位が存在する。細いフィラメントは球状のアクチンタンパクが連なった2本の鎖から構成されており，2本の鎖の間の溝に長いフィラメント状のトロポミオシン分子が埋まっている。トロポニンT，トロポニンC，トロポニンIの三つのサブユニットからなる小球状のトロポニン分子は，図に示すようにトロポミオシン分子に沿って一定の間隔にて並んでいる。ミオシン分子頭部とアクチン分子が連結しており，アクチンフィラメントがミオシンフィラメント上を滑走することにより，心筋収縮が起こる。

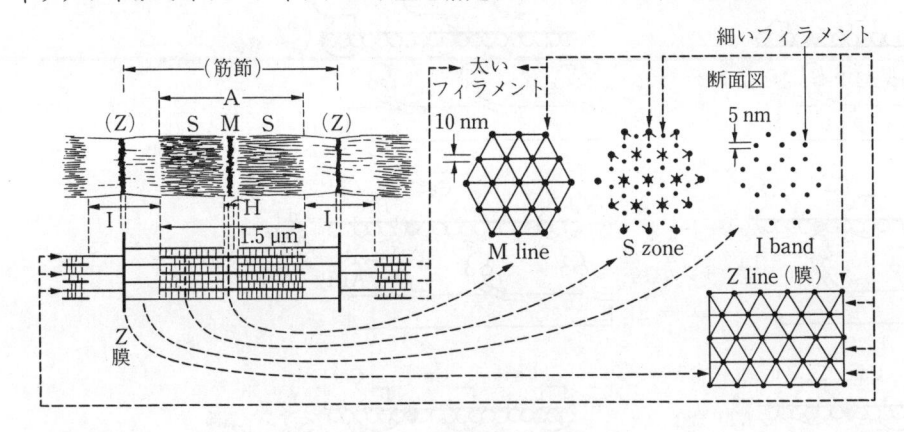

図1.2 心筋細胞の模式図

1.2.3 心筋収縮メカニズム

心筋収縮は，骨格筋と同様に，ATPをエネルギー源とした収縮タンパクであるミオシン連結橋（myosin cross-bridge）のアクチンフィラメント（actin filament）への周期的結合・解離反応により惹起されると考えられている。心筋細胞内は，細胞外に比べて$-90\,\mathrm{mV}$電位が低く保たれている。興奮が生じると，Na^+

4　　1. 不全心の病態とメカニクス

チャネルを介してNa^+イオンの細胞内への流入が起こり，心筋細胞が脱分極した状態となる。すると，筋原繊維の折れ込みであるT系に存在する膜電位依存性のL型Ca^{2+}チャネルを介して，細胞外から微量のCa^{2+}が流入する（図1.3）。細胞内のCa^{2+}濃度が上昇すると，筋小胞体のCa^{2+}放出チャネル（ライアノジン感受性）が活性化されることにより，大量のCa^{2+}が心筋細胞質中に放出される。この過程をCa^{2+}誘導性（induced）-Ca^{2+}放出（release）と呼ぶ。筋小胞体から放出された大量のCa^{2+}は，細いフィラメントを構成するトロポニンCに結合することに

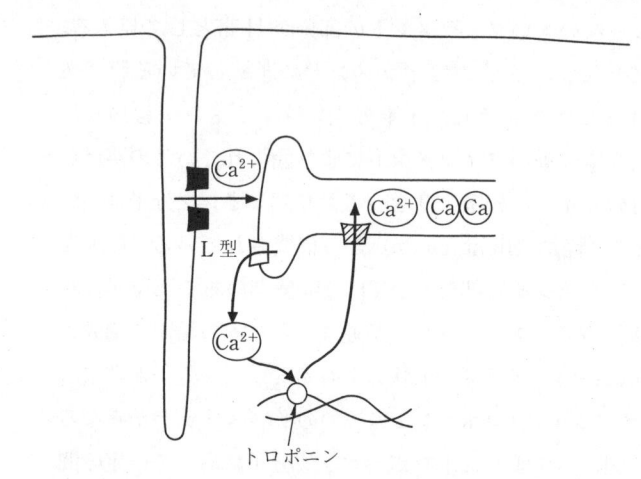

図1.3　心筋細胞内Ca^{2+}ハンドリング

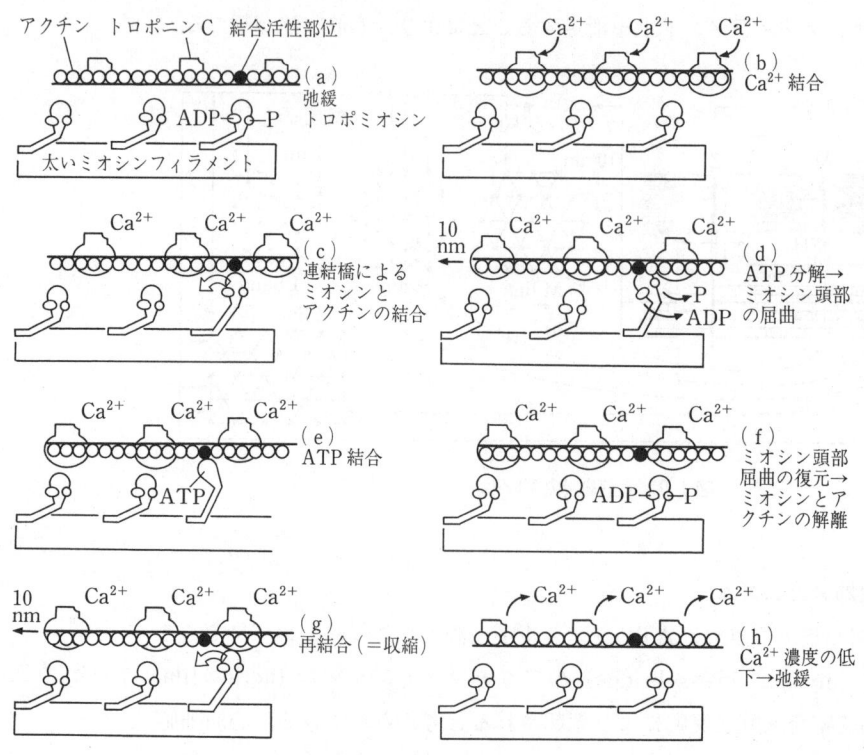

図1.4　心筋収縮モデル

より，トロポニンI，トロポニンTの偏位を生じる。そのため，抑制されていたミオシン頭部のATP水解酵素が活性化することから，アクチンフィラメントとミオシン頭部が連結（cross linking）することにより，心筋細胞が収縮する（図1.4）。心筋の弛緩は，Ca^{2+}がトロポニンCから解離し，細胞質内に遊離したCa^{2+}が筋小胞体に存在するCa^{2+}-ATPaseによって1分子のATPを消費することにより，2分子のCa^{2+}が能動的に取り込まれ，取り込まれたCa^{2+}は筋小胞体中のCa^{2+}カルセケストリンに結合して貯蔵される。また，余分なCa^{2+}は，再分極時にNa^+/Ca^{2+}交換系や細胞膜のCa^{2+}ポンプを通して細胞外に放出され，脱分極前と同じ平衡状態へと戻る。

1.2.4 心筋収縮特性
〔1〕 筋長-張力関係

図1.5は，ラット右室肉柱の筋肉標本およびスキンド標本より得られた筋節長-張力関係である[4]。スキンド標本では，心筋をサポニンなどで処理することにより，細胞膜に穴をあけ，細胞内イオン環境などを細胞外液成分を変えることにより可変とする標本である。心筋長に応じて張力が増加する。この現象は，心筋収縮を記述する大事な方程式であるとともに，心ポンプ機能調節について重要な示唆を与えるものである。生体は，心拍出量が要求されるような状況では，まず心筋長を長くすることにより，発生張力を増加させることが想像できる。実際，心室内容積が増加すれば，心拍出量が増加するというフランク-スターリング（Frank-Starling）機構は，この筋長-張力関係が生体において具現したものである。心筋の収縮は，上記したように交互に並んだアクチンとミオシンの二種の収縮タンパクが架

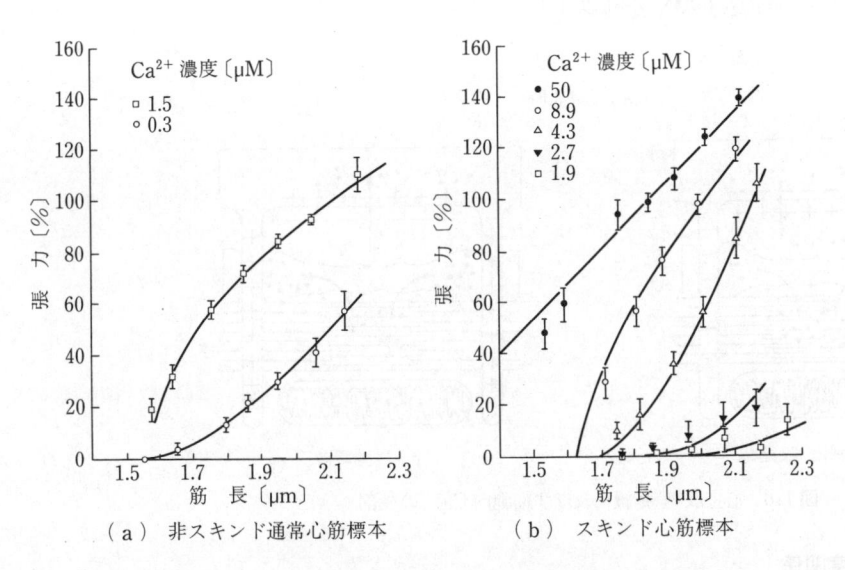

（a）非スキンド通常心筋標本　　（b）スキンド心筋標本

図1.5 6例のラット右室肉柱の生筋肉およびスキンド標本の筋節長-張力関係に対するCa^{2+}濃度の影響（平均値±標準誤差）

1. 不全心の病態とメカニクス

橋を形成し，滑り込み（スライディング）により生じる。このスライディング理論は骨格筋においてホジキン-ハクスレーの理論としてよく知られており，これを心筋に応用して心筋収縮機構を体系づけたのがソンネンブリックであった。心筋長が伸びるとアクチン-ミオシンの重なりが増加するため，心筋張力が増加する。この架橋形成は Ca^{2+} がトロポニンCに結合することにより促進されることから，心筋収縮弛緩は細胞内 Ca^{2+} が制御していることがわかる（図1.6）。例えば，β アドレナリン受容体刺激によって細胞内 Ca^{2+} レベルが増加すると，心筋収縮は増加する。急性心不全では心筋収縮性を増加させるため，臨床的に β アドレナリン受容体刺激が用いられる。興味あることに，心筋長伸展に伴う発生張力の増加は細胞内 Ca^{2+} 濃度に依存することが明らかになってきた（図1.5）。つまり，Ca^{2+} 心筋収縮の発火となるだけでなく，収縮タンパク-タンパクトロポニンCの感受性を増大することにより，心筋収縮力増大への相乗的調節を行っているものと考えられる。この筋長依存活性（length-dependent activation）の機序については，現在まだ不明点が多いが，筋節長変化に伴う筋線維の格子間隔（lattice spacing）の変化の関与は少なく，トロポニンC自体の Ca^{2+} 感受性が筋長の進展，あるいはその結果としての張力の増大により高まることが考えられている。

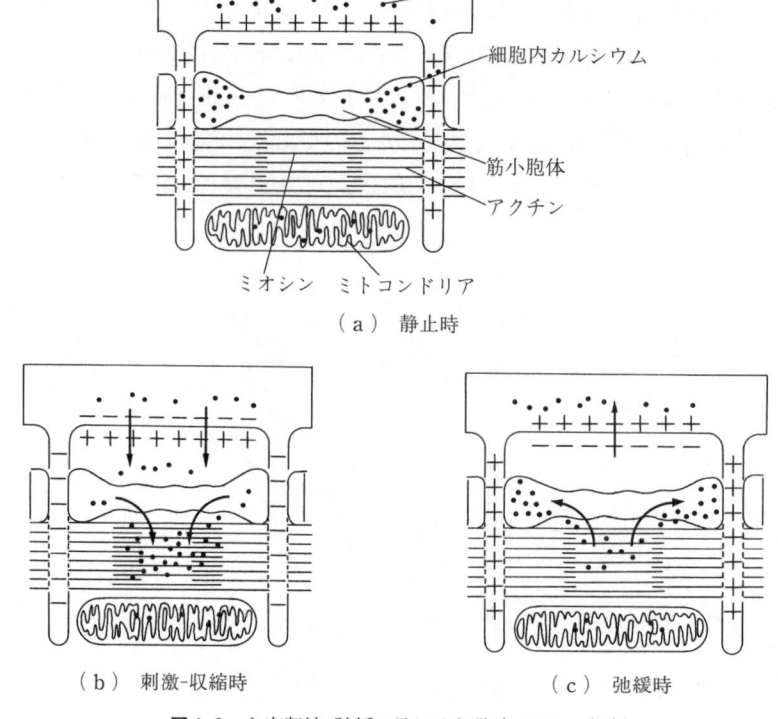

図1.6 心室収縮-弛緩に及ぼす細胞内 Ca^{2+} の役割

〔2〕 張力-速度関係

心臓収縮を記述するもう一つのパラメータは，いかに早く心筋が収縮し得るかと

いう観点から導出された。ハクスレーのモデルによると，等尺性収縮張力は，アクチン-ミオシンの架橋数により決定され，無負荷時の最大短縮速度 V_{max} はアクチン-ミオシン架橋数のターンオーバー速度により決定する。図 1.7 に示すように，理論的には架橋の変動により，双曲線の張力-速度関係の横軸の切片 P_{max}（最大等尺性収縮張力）が変動する。P_{max} は筋長-張力関係から導出される指標である。また，ターンオーバー速度が変化すると，縦軸の切片の V_{max} が変化する。比喩的にいえば，スポーツマンの能力を評価するときに，重力あげのごとく，いかに重いものを持ち上げることができるかという能力は P_{max} であり，いかに速く走れるかという能力は V_{max} といえよう。大事な点は V_{max} と P_{max} は独立事象であることであるが，これはスポーツマンの例からも理解できる。重力あげ世界一が必ずしも 100 m 走世界一にはならないし，逆も真である。近年，Daniels らは，単収縮時のラット肉柱の張力-速度関係を，He-Ne レーザー解析法を用い筋節レベルで正確に調べ，V_{max} の筋節長依存性および外液 Ca^{2+} 濃度（すなわち活動レベル）依存性について解析した。それによると，V_{max} は筋節長 $1.6\,\mu m$ から $1.85\,\mu m$ まで等尺性収縮張力の増大にもかかわらずほぼ一定の値を示す。また細胞外 Ca^{2+} レベルを増加すると，V_{max} は増加することから V_{max} も Ca^{2+} 依存性であることがわかる。つまり，

① 心筋収縮動態の制御をつかさどっているのは，心筋長と細胞内 Ca^{2+} レベルであり，

② その動態自体は筋長-張力および張力-速度関係により記述され得るが，

③ これらの関係は細胞内 Ca^{2+} により精微に制御されている，

ことが示されたわけである。

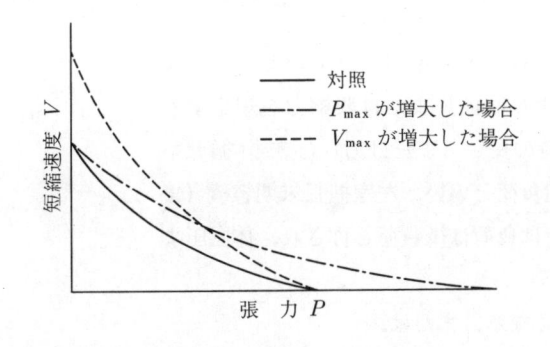

図 1.7 理論的に考えられる張力-速度関係

1.2.5 心室の収縮特性

心室の収縮特性は，基本的には心筋収縮特性を三次元的に外挿したものである。心筋収縮を記述していた筋長-張力関係および張力-速度関係は，心室では圧-容積関係，容積-速度関係と変換される。筋長-張力関係はほぼ一次関数で近似でき，張力-速度関係は双曲線を示すが，これらを三次元に展開してもほぼ同様の関係を保ちうる。心室において圧-容積関係より，特に収縮末期の圧-容積関係が収縮性の変

化を鋭敏に表現しうることから，菅はその勾配を E_{max}（Ees）と名付け心室収縮性の指標とした．臨床では，心臓カテーテル検査において求めうる指標である．これに対し，容積-速度関係は心エコー検査により求めることができ，容積＝0 に近似した際の値を V_{max} と名付けている．臨床的には心臓がおかれた負荷状態に応じて，心臓がどの程度短縮し得るかを算出し，具体的には，駆出率＝(拡張末期容積－収縮末期容積)/拡張末期容積 を求め，心室収縮速度の定量的指標としている．

心室においても，その収縮性を制御するのは細胞内 Ca^{2+} である．図1.8 はわれわれのデータであるが，フェレット（ferret：白イタチ）のランゲルドルフ（Langendorff）摘出心標本において，^{19}FNMR（核磁気共鳴装置）を用いて心周期における Ca^{2+} レベル変化を検討すると，心収縮に先んじて細胞内 Ca^{2+} レベルが増加し，心収縮性が増加することがわかる．

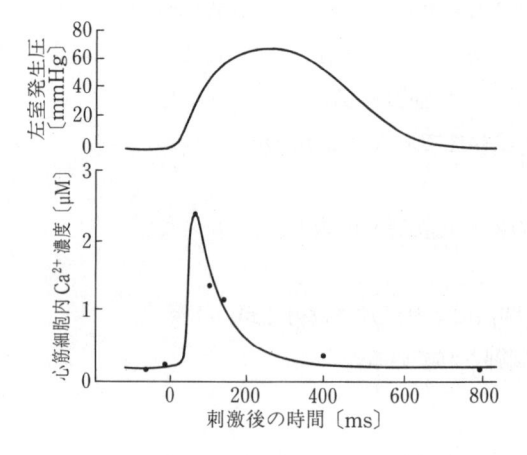

図1.8 フェレットのランゲルドルフ心標本における発生張力と Ca^{2+} トランジェント

心臓の収縮特性は，心筋固有の心筋収縮性のみにより規定されているのではない．心筋においては，実験では初期心筋長および収縮長または収縮力を規定するが，生体内にある心臓は，初期長，最大収縮時の長さ（または力）は末梢循環系が規定する．心室においては，初期心筋長は前負荷といい，左室拡張末期容積（または圧）であり，最大収縮時の心筋の長さまたは負荷は後負荷と称され，体血圧または末梢血管抵抗である．つまり，

① 心臓に大量の血液が流入し前負荷が大きくなる，または，
② 血圧が低下し後負荷が低下する，と心拍出量は増加する．

つまり，心拍出量は，生体では心収縮性，前負荷，後負荷，心拍数が規定因子となる．

安静時から運動を開始すると，骨格筋の酸素需要に応じて，心拍出量は数秒以内に数倍に増加する．このとき，心臓において心拍出量制御に関していかなる調節がなされているのであろうか．まず，骨格筋の血液のしぼり出しにより，静脈から心臓への血液還流が増加し前負荷が増大する．さらに交感神経系の作動により，β受

容体刺激を介して心拍出量が増加する。後負荷については，交感神経刺激により遊出されるノルエピネフリンが α アドレナリン受容体を刺激し，末梢血管収縮を引き起こし，このためトータルとしては，後負荷は増大する。この後負荷の増加は心拍出量に対し抑制的に作動するが，後負荷は末梢循環に対しては駆動圧となるため，ある程度の後負荷増加＝血圧上昇は，骨格筋などの灌流に必要なものである。

　実際，骨格筋などの血流を必要とする臓器では血流量は増加するが，これは局所性血管拡張因子が遊出されることによる。このような因子として，アデノシンやNOなどが関与することが報告されている。

1.2.6　心臓の自律神経支配
〔1〕　交感神経系

　心臓は，交感神経と副交感神経の遠心枝による二重支配を受けているのに対し，血管はおもに交感神経遠心枝により支配されている。いずれの遠心枝も神経節でアセチルコリンを伝達物質として連絡し，節後線維の末端が各効果器に分布する。節前線維細胞体の活動に応じて，交感神経節後線維の末端からはノルエピネフリンが，副交感神経節後線維末端からはアセチルコリンが放出される。

　最近，自律神経終末部にはノルエピネフリンまたはアセチルコリンだけでなく，ニューロペプチドY，サブスタンスPなどの神経ペプチド，およびATPや関連プリン誘導体が存在することが明らかにされ，これらも神経伝達物質としてはたらいている可能性が指摘されている。交感神経節前線維の細胞体は，脊髄の中間外側核および中間内側核に存在し，その線維は脊髄前根より出て，左右の傍脊髄交感神経幹（神経節）で節後線維に乗り換え，心血管に分布する。多数ある交感神経節のなかでも，特に第1～3胸髄から出た節後線維が分布し，心臓に多数の節後線維を送っている，星状神経が重要である。左右の星状神経節から出た節後線維は，交感神経心臓枝を構成し，洞結節，房室接合部，心房，心室に広く分布する。このうち右心臓枝はおもに右房，右室に左心臓枝は左房，左室に分布する。血管系では，交感神経遠心枝はほとんどの臓器の細動脈，毛細管前活約筋肉に密に分布し，静脈系でも伏在静脈，腸間膜，および腎静脈には豊富な分布を認めるが，その他の静脈への分布は粗である（図1.9）。

　このように，交感神経系は，ノルエピネフリン・エピネフリンが関与するが，こららの物質の受容体は大きく α 受容体と β 受容体に分けられ，さらに α 受容体は α_1 と α_2 受容体に，β 受容体も β_1 と β_2 受容体に分けられる。心臓の細胞膜上には主として β_1 受容体が分布している。β_1 受容体にノルエピネフリンが作用すると細胞膜内側に存在するアデニル酸シクラーゼが活性化され，ATPからセカンドメッセンジャーとしてサイクリックAMP（cAMP）が産生される。増加したcAMPはcAMP依存性プロテインキナーゼ（Aキナーゼ）を活性化し，これが細胞膜のCa^{2+}チャネル，筋小胞体のホスホランバンをリン酸化し，細胞内への輸送量と速

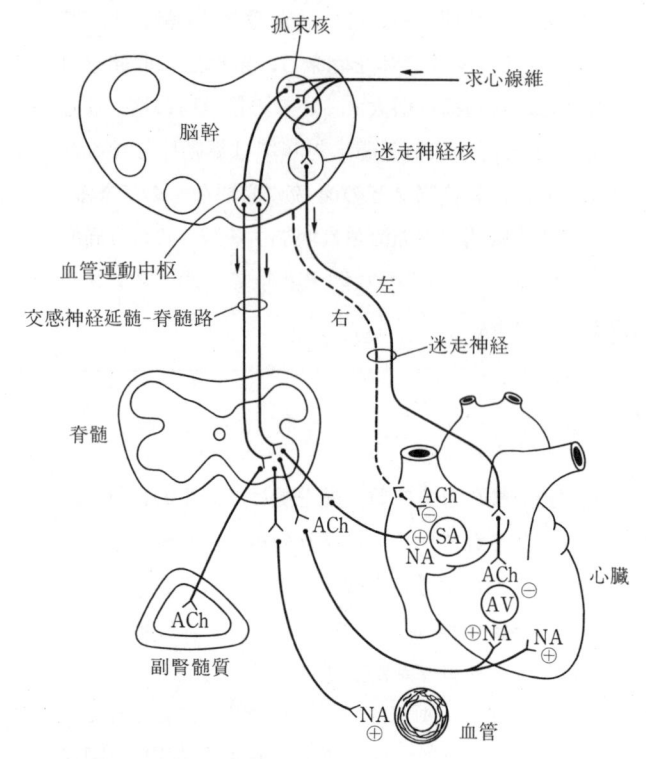

図1.9 心臓，血管の自律神経支配
SA：洞結節，AV：房室結節，NE：ノルエピネフリン，ACh：アセチルコリン

度を増加させる．その結果，洞結節の自動能すなわち心拍数が増し，房室結節の伝導速度，心筋の収縮力および収縮，弛緩速度が増加する．また心臓各部位の不応期は短縮し，心室では細動いき値が低下する．β_1受容体の数またはカテコラミンとの結合性は，カテコラミンに対する心臓の反応性を決定する重要な因子である．しかし，β_1受容体は，長時間，高濃度のカテコラミンにさらされると減少（down-regulation），逆の場合は増加する（up-regulation）．最近，ヒト心筋にはβ_2受容体も20〜30％存在することが明らかにされた．その生理的役割についてはよくわかっていないが，Gsタンパクの活性化によるcAMPの増加を介して，心拍数の増加にかかわっていることが示唆されている．また心筋にα_1受容体が存在することもわかっており，ノルエピネフリン作用すると陽性変力作用を発現する．

〔2〕 副交感神経系

心臓を支配する副交感神経節前線維の細胞体は，延髄の迷走神経瀬側核，疑核に存在し，その軸索は迷走神経心臓枝を下降して心臓のごく近傍で節後線維と乗り換え，右迷走神経由来の節後線維はおもに洞緒節に，左迷走神経由来のものはおもに房室結節に分布する．また，心房筋にも副交感神経は豊富に分布する．神経興奮に応じて副交感神経終末からはアセチルコリンが放出され，心筋のM$_2$受容体を活性

化する。この結果，心拍数の減少，房室結節の伝導時間の延長，心房筋の収縮力の低下など，おもに心房抑制作用が発現する。また，心室収縮力に対する副交感神経の抑制作用は弱く，最大に迷走神経を刺激した場合でも左室収縮性の低下は20％前後にすぎない。迷走神経（副交感神経）を電気刺激すると，心拍数は急速に減少し，数拍のうちに新たな定常状態になる。交感神経刺激と同じく，迷走神経刺激頻度と心拍数の減少の関係も双曲線で近似できる。また，心拍数は迷走神経刺激を中止すると急速に元に戻るが，このことは副交感神経終末から分泌されるアセチルコリンはコリンエステラーゼにより迅速に加水分解されることを反映している。このように，副交感神経の刺激降下は交感神経のそれに比べ，発現が急で残留効果も短いことが特徴であり，そのため交感神経による調節と異なり，拍動ごとの心周期の調節が可能である。つまり，交感神経系は循環器系についてはアクセルのはたらきをし副交感神経はブレーキのはたらきをする。しかし，自動車と異なる点は，生体はアクセルを踏んでいる最中にブレーキを踏んでおり，過度に，交感神経系が活性化されないような調節をしている点である。

1.3 不全心の病態と病因

心不全は，「心機能低下により末梢組織の代謝に必要な血流量を心臓が拍出できない状態，または心室流入圧の必要以上の上昇によってのみ可能な状態」と定義される[10]。心筋に収縮タンパクの異常，Ca^{2+}ハンドリングの異常，エネルギー産生の異常などが発生して心筋の機能不全が起こることにより，心不全状態が引き起こされる。さらに，心筋の構造的異常すなわち心筋フィラメントの崩壊や心筋細胞の壊死が生じることにより，心不全が生じる。心不全を発症する基礎となる疾患としては，

① 心筋梗塞に代表される虚血性心疾患において心筋タンパク崩壊により心機能が低下する場合，

② 高血圧性心不全に代表されるような左心室筋への圧負荷や弁膜症に代表される心室容量負荷などの心負荷により発症する場合，

③ 心サルコイドーシスや心アミロイドーシスなどに代表される慢性に経過する心筋変性により心機能が低下する場合，

④ 肥大型心筋症に代表されるミオシン，トロポニン，トロポミオシンなどの心筋構造タンパクの遺伝子異常により起こる場合，

などがあげられる。

1.3.1 不全心の病態
〔1〕 不全心における収縮タンパク異常

心筋収縮は，上記した収縮タンパクであるミオシンからなる太いフィラメントと

アクチンなどからなる細いフィラメントの滑りにより引き起こる。心筋収縮能低下は，ミオシンやアクチンなどの収縮タンパクおよび収縮調整タンパクの異常により引き起こる。不全心においては筋原線維のATPase活性が低下しており，これは収縮タンパク質もしくは収縮調節タンパク質の機能または構造変化によると考えられている。ミオシン重鎖（MHC）は，α-MHCとβ-MHCの2種類が存在する。β-MHCは，ATPase活性がα-MHCに比べて低いために少ないATP量で同等の収縮力を得ることが可能なエネルギー変換効率の優れたMHCであるが，収縮速度は遅い。ラットやマウスなどの小動物の心室筋は，胎生後期まではβ-MHC優位であるが，出生直後よりα-MHCへ形質転換が起こる[11]。これらの小動物を用いた圧負荷モデルでは，α-MHCからβ-MHC優位への形質転換が起こる[12]。エネルギー効率がよいβ-MHCへの変化は，不全心においては有利であり，ATP消費の節約となる。しかし，ヒトにおいては，心室筋はβ-MHCでほとんどすべて構成されていることから，圧負荷などによる心肥大においてα-MHCへと変化することはない。このことより，ヒトにおける臨床的意義は少ない。しかし，心房筋はα-MHCで構成されており，僧帽弁狭窄症などによる心房における圧・容積負荷により，β-MHCへと形質転換を生じる。拡張型心筋症において，ミオシン軽鎖がタンパク分解酵素により分解されることにより，ATPase活性が低下するという報告もある。筋原線維のATPase活性低下は，ミオシンで説明できないとするとアクチンフィラメントによるものか，トロポニンなどの収縮調節タンパクの異常によるものかが示唆される。アクチンに関しても，ミオシンと同様に骨格筋型と心筋型の2種類のアイソフォームが存在する。ラットなどの小動物においては，胎児期には骨格筋型であるが，成長とともに心筋型に形質転換する。

　ミオシンと同様に，圧負荷モデルにおいては，心筋型から骨格筋型へと変化することがわかっている。成人心の60％は骨格筋型であり，ヒトにおいては，不全心と正常心を比較してもアクチンのアイソフォームの割合に違いがない。収縮調節タンパクであるトロポニンTにおいても2種類のアイソフォームが存在し，不全心においてはトロポニンT2の増加が認められ，ATPase活性と負の相関を示す[13]。

〔2〕　不全心におけるCa^{2+}ハンドリング

　心筋の収縮および弛緩には，細胞質内のCa^{2+}が重要な役割を演じている。グワズミィ（Gwathmey, J. K.）らは，心臓移植を受けた心筋症患者から摘出した心筋を用いた検討から，不全心では正常心筋でみられるCa^{2+}トランジェントに続いて持続の長い第二相を認めると報告した。不全心における細胞内Ca^{2+}濃度の低下が遷延することは，不全心のCa^{2+}ハンドリングの異常により，Ca^{2+}過負荷（overload）の状態であることを示唆している。圧負荷による肥大心モデルにおいて，Ca^{2+}-ATPase遺伝子発現が著明に抑制され，Ca^{2+}ポンプ数が減少する[15]。このことにより，細胞質内にある上昇したCa^{2+}濃度の低下によって時間が必要となり，収縮時間の延長および弛緩速度の低下が起こると報告されている。また，甲状腺機

能低下症例においても，緩徐な心筋収縮および拡張速度の低下を示すが，Ca^{2+}-ATPase 遺伝子の発現が抑制されている[16]。Ca^{2+}-ATPase 以外にも，筋小胞体および形質膜に存在する Ca^{2+} ハンドリングを担っているタンパク質遺伝子発現レベルは，**表 1.1** に示したようにさまざまな変化を示している[17]。筋小胞体における Ca^{2+} 貯蔵の役割を担っているカルセケストリンは，不全心において正常と比べて発現レベルに変化は認められないが，Ca^{2+}-ATPase の調節タンパク質であるホスホランバンは低下していることがわかっている。Ca^{2+} 動態細胞内動態からとらえられた心筋収縮-弛緩の制御は心室挙動の大きな規定因子となっていることから，心不全などの心ポンプ機能失調の病態把握には，心筋細胞レベルの病的因子を把握する必要があると考えられる。

表1.1 不全心における Ca^{2+} ハンドリングタンパク遺伝子発現変化

	発現変化
筋小胞体	
カルシウム ATP ase	低下
カルセケストリン	不変
ホスホランバン	低下
カルシウム遊離チャネル	軽度低下
形質膜	
カルシウムチャネル	低下
ナトリウム-カルシウム交換系	不変

〔3〕 **不全心におけるエネルギー産生**

不全心筋では，間質や小動脈周囲の線維化などによる冠微小循環系の障害による心筋血流量の低下や左室拡張期圧の上昇により，冠予備能の低下を認める。負荷に伴い，代償的に肥大した心筋細胞に見合うだけの酸素が供給されないために，ATP 産生能力の低下を生じる。また，不全心においては，カルニチンの減少や長鎖アシル CoA の蓄積などにみられるミトコンドリアにおけるエネルギー産生系の機能も低下している。このように，心仕事量の増加は相対的なエネルギー不足をきたし，心不全を惹起する。

〔4〕 **不全心における交感・副交感神経**

心不全患者は，交感神経の亢進(こうしん)が認められるとともに，交感刺激に対する反応低下がみられる。著者らは，拡張型心筋症患者では運動により左室拡張期圧-容積曲線が急性に上方へ偏位し，この偏位は β 遮断薬投与時には軽減することを観察している。この成績は，不全心では運動時の交感神経刺激により細胞内 Ca^{2+} 濃度が上昇し，そのために左室伸展性が低下したことを示唆している。不全心はつねに高濃度のカテコラミンにさらされているため，心筋 β 受容体，とりわけ β_1 受容体の下方調整（down-regulation）が生じる。また，合成の低下，再吸収の障害などにより，心筋のノルエピネフリン含量が減少していることも知られている。また，β 受容体と共役する GTP 結合タンパクのうち，Gs の減少および Gi の増加が認めら

れる。これらの循環の面からみれば，交感神経刺激に対する心反応性を低下させ，心機能予備力の低下をもたらすが，心仕事量あるいはCa^{2+}トランジェントの面からみれば減少の方向にはたらくわけで，不全心にとっては有利な適応といえなくもない。最近，βアドレナリン受容体遮断による慢性心不全の臨床症状，心機能および長期予後の改善が報告されている。これらの成績は，交感神経興奮が長期的には不全心に悪影響を及ぼしていることを裏付けるものである。

〔5〕 **不全心におけるレニン-アンジオテンシン系**

アンジオテンシン変換酵素（ACE）阻害薬が心不全患者の長期予後を改善するという大規模試験の結果がつぎつぎと報告されるにつれ，心不全の病態生理においてレニン-アンジオテンシン系の重要性が認識されるようになった。心筋組織において，アンジオテンシン変換酵素，アンジオテンシンII受容体（AT_1（1型）とAT_2（2型）の2種類）がそれぞれ存在している。ラットの不全心モデルにおいて，ACEおよびアンジオテンシンII受容体のmRNA発現量の増加が認められる。アンジオテンシンIIは，AT_1受容体を介して陽性変力作用および陽性変時作用を示す。アンジオテンシンIIは培養心筋細胞の肥大促進作用をもち，心筋線維芽細胞に対してはコラーゲン合成促進作用をもつことがわかっている。ACE阻害薬やAT_1受容体拮抗薬により，心肥大が抑制されることも明らかなっている。心筋におけるレニン-アンジオテンシン系は，心肥大形成において重要な役割を演じていると考えられている。

〔6〕 **不全心にみられる遺伝子異常**

分子生物学的解析の進歩とともに，心筋疾患の病因遺伝子解明が急速に進んでいる。若年の突然死の原因疾患として重要な家族性肥大型心筋症は，β心筋ミオシン重鎖遺伝子[24),25)]，心筋トロポニンT遺伝子，αトロポミオシン遺伝子，ミオシン結合タンパクCなどの心筋収縮関連タンパク質遺伝子異常が明らかにされた。家族性肥大型心筋症の50％以上の家系は，これらの遺伝子異常で説明できるといわれている。家族性肥大型心筋症以外の不全心を引き起こす疾患の中で，遺伝子異常の関与が指摘されている疾患として，拡張型心筋症，ミトコンドリアDNAの遺伝子異常によるミトコンドリア脳筋症，筋細胞膜裏打ちタンパクであるジストロフィン遺伝子の異常によるドゥシャンヌ（Duchenne）型筋ジストロフィー[32)]などが知られている。

〔7〕 **長期負荷に対する心機能調節メカニズム**

これまで外的・内的環境変化に対して，心臓がいかに適応するかについて述べたが，さらに長期間負荷が持続すれば心臓はいかに調節を示すのであろうか。高血圧や弁膜症などにより心臓に圧負荷や容積負荷が過剰にかかると，心臓は心肥大・心拡大を起こす。心肥大が生じると，単位面積当りの心筋収縮タンパクが増加することにより心収縮性が増加し，心拡大が生じると前負荷が増加し心拍出量が増加する。このように，生体は長期的負荷に対しては心肥大・心拡大にて適応しようとす

る。そのシグナルとして，カテコラミン-αアドレナリン受容体刺激-プロテインキナーゼC（PKC）系とアンジオテンシン-アンジオテンシンII受容体刺激-MAPキナーゼ系，直接的な筋に対する機械的刺激-メカノセンサー-MAPキナーゼ・S6キナーゼ系の三つの経過が考えられている。これらの系は，たがいに徐長性を有するため，一つの系をノックアウトしても他の系の賦活化を介して，心肥大・心拡大を生じることが知られている。

1.3.2 心不全の病因

従来より，心不全においては左心不全と右心不全という臨床的概念が存在し，左心不全では低心拍出量および左室拡張期圧上昇による肺うっ血が主症状であるのに対し，右心不全では右室拡張期圧の上昇に伴う体循環系のうっ血が主症状となる。心疾患の多くは，左心室をおもに障害するが，それぞれの心室が独立して障害されることは少なく，障害機転成立初期には一側の心室に限局していた障害も，やがて他方の心室および両心不全の形態をとるようになる。心不全を発症機序から大別すると，心筋に原因がある筋因性心不全，心臓に対する機械的負荷増大に基づく機械因性心不全，および徐脈，頻脈などの調律異常に基づく不整脈性心不全の3群に

表1.2 心不全の原因

1. 筋因性心不全	(1) 一次的心筋傷害	1) 特発性心筋症 　　肥大型心筋症 　　拡張型心筋症 　　拘束型心筋症 　　不整脈源性右室心筋症 2) 特定心筋疾患 　　感染性 　　代謝性 　　全身性 　　神経筋疾患 　　中毒性，過敏性
	(2) 二次的心筋傷害	1) 心筋虚血 2) 物理的要因(放射線，外傷，電撃) 3) 心臓腫瘍(原発性，転移性)
2. 機械因性心不全	(1) 心臓へ急性あるいは慢性的な圧，容量負荷をきたす疾患	1) 心臓弁膜症 2) 先天性心疾患 3) 高血圧 4) 肺性心
	(2) 心室の拡張，充満障害	1) 心臓弁狭窄症 2) 心膜疾患 　　心タンポナーデ 　　収縮性心膜炎
3. 不整脈性心不全		1) 心房細動(慢性) 2) 頻脈，徐脈
4. 高拍出量性心不全		1) 貧血 2) 甲状腺機能亢進症 3) 動静脈瘻 4) ビタミンB1欠乏症

分類できる。また，一般に心不全は低心拍出量を伴っているのに対し，甲状腺機能亢進症，貧血などにおいては高心拍出量にもかかわらず心不全の病態を呈することがあり，高心拍出量心不全として区別される。**表1.2**に心不全の原因となる病態あるいは疾患を示す。

〔1〕 **筋因性心不全**

最も典型的な心不全を生じる原因である。まず，心筋の障害が心不全発症のきっかけとなり，その結果，心筋収縮力ならびに拡張性が低下することにより低心拍出量をきたし，心不全を生じる。心筋細胞が一次的に障害される群と，虚血性心疾患に代表される二次的に障害される群の2群に分類される。

（a） **一次的心筋障害**　特発性心筋症と，原因あるいは全身疾患との関連が明らかな心筋疾患である特定心筋疾患に分けられる。

ⅰ） **特発性心筋症**　肥大型心筋症，拡張型心筋症，拘束型心筋症，不整脈源性右室心筋症に分類される。

① **肥大型心筋症**　主として左室，ときに左右両心室の肥厚を特徴とし，血行動態的には心筋収縮性は良好であるが，心室の拡張期コンプライアンスの低下が存在する。家族性発症を示す症例が多く認められている。近年，心筋細胞のβミオシン遺伝子をはじめとするサルコメア遺伝子の変異が存在することが判明し，遺伝子変異になんらかの後天的要因が加わり発生するものと推察される。

② **拡張型心筋症**　心室の拡張が特徴的であり，拡張に見合うだけの心肥大を欠き，進行例では心室壁は菲薄化（ひはく）する。機能的には心筋収縮不全を有する。原因不明の疾患であり，現時点においては特異的な診断法はなく，上記の形態的特徴を有する心疾患のうち，二次性心筋症を除外した疾患の総称的な症候群である。以前から拡張型心筋症の一部がウイルス性心筋炎の後遺症であるという考え方があった。近年，心筋生検標本を用いウイルスゲノムをPCR法にて検出しようとする試みがなされており，本症患者のうち，20～30％においてRNAウイルスゲノムが検出されている。しかし，残りの患者ではウイルスゲノムは検出されず，また心筋生検標本でも炎症所見を認めることはまれであり，拡張型心筋症の病因としての心筋炎の役割はいまだ不明である。

③ **拘束型心筋症**　心室の拡張障害のため心室拡張期圧の上昇を認め，心筋収縮能は保たれているものの，心拍出量は低下する。心臓の形態としては，心室腔の縮小，心房の著明な拡大が認められ，心室壁厚はやや肥大している。他の特発性心筋症と同様に原因は不明である。特徴的な病理像は，心臓の著明な線維化である。また心内膜心筋線維症やアミロイドーシス，サルコイドーシスによる二次性心筋症でも類似の病態を生じる。

④ **不整脈源性右室心筋症**　不整脈源性右室異形成症とも称され，右室の進行性の脂肪線維化が生じ，家族性発症が認められる。心室性不整脈を生じ，突然死の原因疾患として重要である。

ii) **特定心筋疾患（二次性心筋症）**　表 1.3 に示すように，感染症，代謝性疾患，こう原病などの全身性疾患，神経・筋疾患，中毒，過敏症などが二次性心筋症の原因となり得る．以下にそのうちの主たる疾患に対して解説する．

表 1.3　特定心筋疾患(二次性心筋症)

1. 感染性	(1)	ウイルス性(コクサッキー，エコー，インフルエンザ，肝炎ウイルスなど)
	(2)	細菌性(ジフテリア，ブドウ球菌など)
	(3)	リケッチア性(coxiella など)
	(4)	真菌性(actinomycosis など)
	(5)	原虫性(trypanosoma cruzi など)
2. 代謝性	(1)	内分泌性 甲状腺機能低下症，甲状腺機能亢進症*，副腎皮質不全症，褐色細胞腫，末端肥大症，巨人症
	(2)	家族性，遺伝性異常物質蓄積症 脂質代謝異常(Fabry 病)，ヘモクロマトーシス，グリコーゲン蓄積症，ムコ多糖類蓄積症，Niemann-Pick 病など
	(3)	栄養性 ビタミン B1 欠乏症(脚気心)*，カリウム欠乏症，マグネシウム欠乏症，タンパク欠乏による kwashiorkor，神経性食思不振症など
	(4)	アミロイドーシス 原発性，骨髄腫性，続発性，家族性，老人性
3. 全身性	(1)	こう原病 全身性エリテマトーデス，結節性多発動脈炎，慢性関節リウマチ，強皮症，皮膚筋炎
	(2)	浸潤性，肉芽腫性 サルコイドーシス，白血病
4. 神経・筋疾患	(1)	筋ジストロフィー Duchenne 型，becker 型，筋強直性，ミトコンドリア型など
	(2)	その他 重症筋無力症，脊髄小脳変性症(Friedreich 型運動失調症など)，結節性硬化症
5. 中毒性，過敏性	(1)	中毒性 アルコール，抗癌剤(アドリアマイシンなど)，三環系抗うつ剤，クロールプロマジン，カテコラミンなど
	(2)	過敏性 アナフィラキシー，サルファ剤など

＊：高心拍出量性心不全の原因となる

① **ウイルス性心筋炎**　ウイルス性心筋炎の起因ウイルスは RNA ウイルスが主体で，コクサッキー A および B，エコー，インフルエンザなどが多いとされている．しかし，臨床的にウイルス性心筋炎を疑われる症例においても病因ウイルスが証明されることは少ない．ウイルス性心筋炎の多くは，後遺症を残さず治癒するが，一部は炎症が遷延化し，慢性期に拡張型心筋症様の病態をとることが考えられている．ウイルス性心筋炎の心筋傷害の機序は，マウスを用いた実験モデルにおいて詳細に検討されており，急性期にはウイルスによる直接的心筋傷害が，亜急性期以降には自己免疫学的機序を介した傷害性 T 細胞などによる心筋傷害によるものと考えられている．

② 代謝性心筋障害

1．甲状腺機能低下症　　甲状腺ホルモンは，心筋収縮タンパクの合成，酸素消費量，エネルギー産生など多岐にわたり心機能と関係しており，甲状腺機能低下症では心筋収縮力の低下，徐脈が認められる。初期は全身の酸素消費量も低下して心不全症状は出現しにくい。また，心膜液貯留による心拡張能の低下も出現する。組織学的には，心筋細胞間質の浮腫とムコ多糖類の沈着が認められ，心筋細胞も変性する。

2．アミロイドーシス　　アミロイドタンパクが心臓に沈着し，心筋線維がアミロイドに囲まれ心筋収縮・拡張障害をきたす。原発性，骨髄腫性，続発性いずれのタイプのアミロイドーシスも心臓を障害し得る。血行動態的には拘束型心筋症に酷似した病態を呈するが，心室壁が肥厚することにより，肥大型心筋症との鑑別が必要なこともある。

③ **全身性疾患による心筋障害**　　こう原病やサルコイドーシスにより心筋が障害される。

1．サルコイドーシス　　剖検上，サルコイドーシスの20〜70％に心臓の病変が認められるが，臨床的に心臓への浸潤が診断されるのは10％程度である。特に心室中隔に多発し，心筋収縮・拡張を障害する。著しい拡張障害のため拘束型心筋症様の病態をとることがある。また，房室ブロック，脚ブロックなどの伝導障害，心室性不整脈をきたしやすい。

④ **中毒性，過敏性による心筋障害**

1．アルコール　　アルコール多飲患者のなかに，拡張型心筋症様の病態を呈する場合がある。臨床上の特徴は，低下した心機能や心拡大が禁酒により正常化することである。10年以上の飲酒歴を経て発症する。実験的には長期にわたるアルコール投与が心筋細胞壊死と間質線維化をもたらすことが示されているが，その機序は不明である。

（b）**二次的心筋障害**　　心筋虚血による心筋障害が代表的であり，ほかに外傷や放射線障害などによる物理的要因による障害，心臓腫瘍による心筋障害があげられる。心筋虚血による心筋障害の典型例は梗塞後の心不全で，急性心筋梗塞発症時に梗塞サイズが大きいと急性心不全を生じる。急性心不全を生じた症例は，亜急性期を過ぎると，代償機転により心機能は保たれるケースもあるが，梗塞サイズが大きいと慢性心不全に移行する。近年，梗塞後心不全の機序として心室のリモデリングが注目されており，再灌流療法などによる梗塞責任血管の開存性や梗塞サイズに加え，貫壁性であるかどうか，心臓に対する負荷の程度などがリモデリングを規定する因子であることが明らかになっている。また，早期に再灌流療法がなされたり，あるいは自然再疎通のため虚血時間が短く心筋壊死に陥らなかった場合にも，気絶心筋（stunned myocardium）により一過性の心機能低下をきたす。また高度の冠動脈狭窄病変が存在すると，その灌流領域心筋に冬眠状態（hibernation）が

生じ，その結果心機能低下をきたす．

〔2〕 機械因性心不全

心不全をもたらす機械的要因としては，心室に対する圧負荷および容量負荷と心室の充満ならびに拡張障害があげられる．これらの機械的要因により，二次的に心筋自身も障害されることが多く，特に慢性的な圧負荷および容量負荷による心不全出現には機械因性の要因に加え，筋因性の要因の関与も大きい．慢性的な圧負荷および容量負荷に対し，生体は交感神経活性の増加などの神経体液性因子を介した代償機転に加えて，心臓自身の代償的変化である心筋細胞肥大および心腔拡大にて対応し，心拍出量の維持に努める．しかし，しだいにこのような代償機転が破綻し，特に収縮性が低下する．また，組織学的にも心筋細胞の脱落，間質の線維化などが生じてくる．圧負荷による心不全では，心筋障害の過程において，肥大に伴う心内膜側心筋の虚血も重要な役割を果たしている．これに対し，急激な負荷増大による心不全発症には筋因性の要因の関与は少ない．乳頭筋断裂による急性僧帽弁閉鎖不全症や，感染性心内膜炎による急性大動脈弁閉鎖不全症のように急速な容量負荷をきたした場合には，心腔拡大や心筋細胞肥大などの心臓形態の変化による代償機転は，ほとんど起こらない．さらに，低心拍出量に伴う末梢血管収縮により，弁の閉鎖不全による血液の逆流はさらに増加し，急速な肺うっ血の進行ならびに心機能の低下が生じる．

（a）圧負荷，容量負荷をきたす疾患　心臓に対して圧負荷あるいは容量負荷をきたす疾患としては心臓弁膜疾患，主として容量負荷をきたす疾患としては短絡路疾患などの先天性心疾患，圧負荷をきたす疾患としては高血圧性心疾患，肺性心などがあげられる．

i) 心臓弁膜疾患　弁膜疾患のうち，大動脈弁狭窄症では圧負荷が，大動脈弁閉鎖不全症，僧帽弁閉鎖不全症，三尖弁閉鎖不全症では容量負荷が生じる．

大動脈弁狭窄症の原因としては，リウマチ熱後遺症による炎症性変化に加え，先天性の二尖弁の石灰化や高齢者では弁尖の変性，石灰化をきたす硬化性変化によるよるものが増加してきている．大動脈弁閉鎖不全症ではリウマチ熱後遺症によるものが多いが，従来大きな原因疾患であった梅毒性が減少し，二尖弁によるもの，感染性心内膜炎による弁変性，大動脈炎，解離性大動脈瘤，マルファン（Marfan）症候群などによる大動脈根部の拡大によるものの比率が増加してきている．僧帽弁閉鎖不全症の原因としては，リウマチ熱後遺症に加え，僧帽弁逸脱症候群，感染性心内膜炎による弁破壊，心筋虚血による乳頭筋機能不全，腱索断裂などの非リウマチ熱性僧帽弁閉鎖不全症が多くなってきている．三尖弁閉鎖不全症の原因としては，リウマチ熱後遺症，感染性心内膜炎後の弁変性が主たるものである．

ii) 先天性心疾患　心室中隔欠損症，心房中隔欠損症，動脈管開存症などの短絡路疾患では，容量負荷をきたす．肺動脈狭窄症や大動脈弁あるいは大動脈弁下狭窄症では，圧負荷により心不全をきたす．

iii) 高血圧 高血圧は，慢性的な心臓への後負荷の増大による圧負荷心不全をもたらす最大の原因疾患であるばかりでなく，ほかの基礎心疾患を有する場合の心機能悪化因子としても重要であり，心筋酸素需要供給のバランスを負に傾け，心機能を悪化させるとともに，後負荷増大は心拍出量を減少させる。長期的な高血圧に対し，心臓は心腔拡大および心筋肥大によって対応するが，やがて心筋自身にも二次的な器質的変化を伴った収縮能，拡張能低下が生じる。

iv) 肺性心 肺高血圧により右心不全をきたすが，慢性閉塞性肺疾患のような肺実質の疾病と原発性肺高血圧や肺梗塞などのように，肺血管に一次的な病変が存在し生じる場合がある。また，肺疾患に伴う心機能低下の機序には右心系に対する後負荷増大以外に，低酸素血症や高二酸化炭素血症の影響，代謝異常なども関係する。

(b) 心室の充満，拡張障害をきたす病態 機械的に心室の充満，拡張が障害される病態としては，房室弁狭窄症などによる心房-心室間流入障害，収縮性心膜炎，心タンポナーデなどがあげれられる。

i) 房室弁狭窄症 僧帽弁狭窄症は，代表的なリウマチ性弁膜症であり，リウマチ熱り患後10年以上経過してから，臨床的に明らかな僧帽弁狭窄症を発症する。また，頻度として少ないが三尖弁狭窄症も存在し，やはり大多数がリウマチ熱後遺症である。房室弁狭窄症は，慢性的経過を経て心不全を発症するものであるが，僧帽弁閉鎖不全症による心不全の機序としては単に狭窄した房室弁による機械的な房室流入障害がもたらす心拍出量低下だけではなく，多因子が関与している。すなわち，左房圧上昇による肺うっ血，さらには，二次性肺高血圧による右室圧負荷の結果生じる右心機能低下も，僧帽弁狭窄症による心不全の病態を形成する因子となっている。

ii) 収縮性心膜炎 心膜炎により心膜が線維化肥厚あるいは石灰化をきたし，心臓を外側から圧迫することにより拡張障害をもたらす。特に，右心系の拡張障害が著明である。

iii) 心タンポナーデ 心膜液の貯留による心膜腔内圧の上昇のため心臓が圧排され，拡張障害を生じる。右心不全徴候とともに心拍出量も低下する。心膜液貯留量に加え，貯留速度，心膜の伸展性が発症に関与する。原因としては悪性腫瘍の心膜転移，ウイルス性心膜炎，外傷，解離性大動脈瘤などがあげられる。

(c) 不整脈性心不全 不整脈は，それ自身のみでも心不全を起こし得るが，心不全増悪因子としても重要である。心房細動，高度徐脈・頻脈が心不全の原因として重要である。高度徐脈は，房室ブロックや洞機能不全症候群により生じる。徐脈に対し，心臓は，拡張期容量を増加させ1回拍出量を増すことにより対応しようとするが，徐脈の程度が高度であったり房室ブロックがあると，1回拍出量は低下し心不全をきたす。一方，高度の頻脈が持続することはまれであり，一般に頻脈は，基礎心疾患を有する場合に心不全の誘因，あるいは悪化因子として作用する。

この機序としては拡張時間の短縮に基づく拡張不全が重要と考えられる．しかし，明らかな基礎心疾患がない場合でも，副伝導路があり頻脈が持続すると，心不全を起こし得る．この機序としては，拡張期冠血流量の低下による心筋虚血や，仕事量増大などによる二次的心筋障害が関与すると考えられる．高頻度ペーシングにより作製した動物実験モデルでは，心筋中の高エネルギーリン酸化合物含有量の低下や，心筋線維化などの器質的変化が出現することが考えられている．

（d）高心拍出量性心不全 心機能は正常であるにもかかわらず，末梢血管抵抗の減少があり，また循環血液量が増大している状態では，心室拡張期圧が上昇し，肺うっ血や全身のうっ血を生じる．この状態においては，心拍出量は正常ないしは増加しているが，このような状態が続くことにより心室は拡張・肥大し，心臓の収縮性も低下していく．高心拍出量性心不全をもたらす病態としては，甲状腺機能亢進症，貧血，動静脈ろう，ビタミン B_1 欠乏症（脚気心）などがある．

一般に甲状腺機能亢進症のみでは心不全になることはまれであり，多くは基礎心疾患を有する患者の心不全の誘因あるいは悪化因子としてはたらく．しかし，甲状腺機能亢進症が重症化すると，心肥大や頻脈のため，かえって1回拍出量は低下する．脚気心では，ビタミン B_1 欠乏による中枢交感神経核の異常により，末梢血管抵抗が低下するとともに静脈環流量が増加し，両心室の拡大を呈するが，おもに右心不全症状を呈する．

1.4 心不全のメカニクスよりみた病態

では，慢性心不全では，心臓のメカニクスにいかなる異常が招来されるのであろうか．まず，正常心において一心拍のサイクルごとにどのような内圧と容量のダイナミックな変化が生じているかについて述べたい．**図 1.10**，**図 1.11** にその左室内での変化を示すが，具体的には拡張相・等容性収縮相・駆出収縮相・等容性弛緩相の四つの相に分割される．

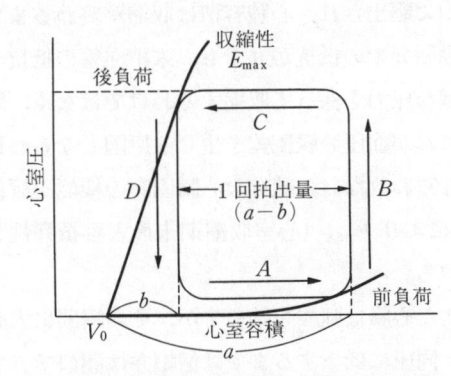

図 1.10 心室の収縮・弛緩における圧-容積関係

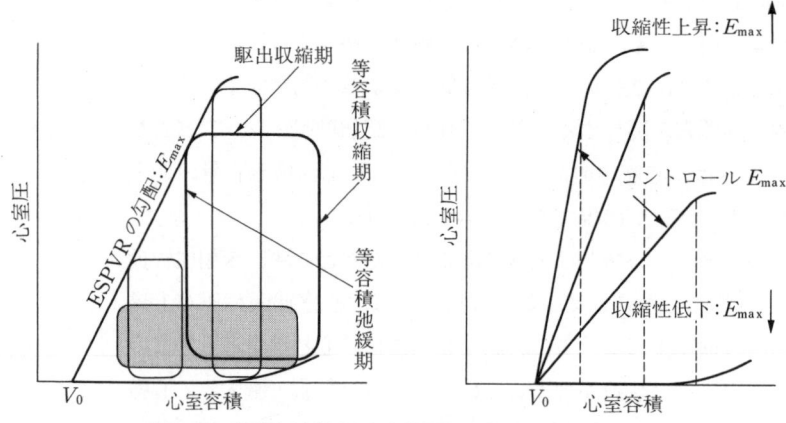

図 1.11 心室収縮期末圧-容積関係（ESPVR）と E_{max}
（心室収縮期末最大容積弾性率）の関係

1.4.1 心室の収縮と弛緩

（a）拡張相 この途中をスタートにして考えると，この相では心臓は弛緩して拡張を続けており，左心房から血液が流入し続けている。左心房と左心室を隔てる僧帽弁がスムーズに開口すれば，血液の通過抵抗は0と仮定でき，すなわち左心房と左心室に血液流入に際す圧較差は生じないと仮定できるので，左心室が拡張を終えて充満するまで，左心房内と同一圧を保ち続けて左室容量は増加する。

（b）等容性収縮相 拡張を終え，充満した左心室は今度は収縮を始める。その瞬間に左心房からの入り口である僧帽弁は閉じて逆流を防ぐため，左心室からの血液の出口は大動脈弁のみになる。しかし，大動脈弁が何の異常もなく開口できる状態でも，大動脈圧（血圧と解釈してもよい）は左心房圧よりかなり高いレベルにあるため，心筋が収縮を始めても，内圧が大動脈（拡張期）圧にまで高まるまでは，大動脈弁は開口できず，左心室は閉鎖腔となる。その中の血液は，圧力が増加しても容積に変化はないので，等容量のまま内圧のみが上昇していく。

（c）駆出収縮相 内圧が大動脈圧に達すると，大動脈弁が開口し，さらなる収縮によってはじめて血液が大動脈内に駆出され，心腔容積は収縮が終わるまで減少していく。しかし，この場合，大動脈弁での抵抗が0でも，末梢血管の抵抗が存在するため，実際にはこの相でも一様な圧力を保って収縮するわけではなく，駆出の際にさらなる圧力の上昇を招く。これが血圧の脈圧差を生じる原因となるわけである。このような心臓以外の負荷にとらわれない，純粋な心臓固有の機能を評価する方法として，1970年ごろに菅ら[36]により E_{max}（心室収縮期末最大容積弾性率）が提唱された。これについては後述する。

（d）等容性弛緩相 収縮を終えた心臓は弛緩を始めるが，その瞬間に大動脈弁は閉鎖するものの，内圧が左心房と同圧に低下するまでは僧帽弁は開口できず，左心室は一瞬再び閉鎖腔となる。この間も基本的に内腔血液の容量変化はなく，内圧のみが低下していく。内圧が左房圧と同じにまで低下すると，僧帽弁が瞬時に開

口し，血液の流入が始まって，(a)の拡張相に戻るのである。

　このサイクルはもちろん，心臓に係る前負荷・後負荷により左右される。ところで，基礎的な検討で，一定の心収縮性のもと，下行大静脈の閉塞で前負荷（拡張末期心室容積とも解釈できる）を一過性に変化させたり，上行大動脈の閉塞で後負荷（血管抵抗とも解釈できる）を一過性に変化させたりすると，前述の圧-容量サイクルがさまざまに変化した形で得られるが，それら複数のループの左上肩を結ぶ線が，ある一定の範囲内では図1.11に示すように直線化することがわかった。この直線の傾きがE_{max}であり，これは前負荷・後負荷の影響抜きに心収縮性のみを定量化できる指標の一つである。これは臨床面でも応用は可能であり，心臓の大きさに関係なく評価でき，結果が直感的に理解できるという有用性がある。問題となるのは直線の傾斜で，傾斜が緩くなるほど，得られる収縮性が低下していることを示している。しかし，E_{max}を得るための心室容積の正確な評価に限界があること，圧力を同時測定しながら大動脈や大静脈を一過性に閉塞してデータを採取するなど手技が煩雑なこと，またそうして求められたE_{max}値も，直線性に問題があったり，前負荷や後負荷の影響を受けるなど，かなりの制約がある。よって，臨床的にもっと簡便な評価法(多少の精度は犠牲にして)が必要である。そこで，容量の指標として，CI(心係数：cardiac index，1分間の総駆出血液量を体表面積で除して補正したもの)を，また内圧の指標として，左室拡張末期圧に相当するPCWP（肺動脈毛細管楔入圧：pulmonary capillary wedge pressure）をそれぞれ代用して求められる圧-容量関係を求める方法が広く一般に用いられている。先述のE_{max}を求めるのと同じ方法で，一定の心収縮性下に圧-容量関係をプロットすると，それらはほぼ一定の曲線を描き，収縮性の変化によってその曲線が，同じような形状のまま上下することがわかっている。その関係を図1.12に示す。実は，これはほぼそのままフランク-スターリング(Frank-Starling)の法則を反映しているのである。

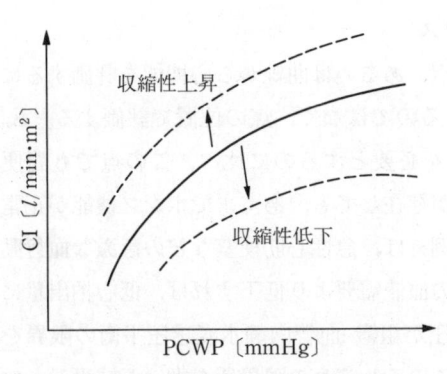

図1.12 圧-心拍出関係による心機能曲線

　一方，圧-容量関係と同様に，容量-収縮速度関係からも，心臓の収縮性を評価し得る。心臓の容量-収縮速度関係を平面上にプロットすると，おおよそ双曲線上に乗ることが知られている。その曲線上で容量を0に近似したときの収縮速度の予測

値 V_{max} も，E_{max} などと同様，収縮特性の指標の一つとして利用されている。この指標のメリットは，カテーテルの挿入を必要とせず，まったく非侵襲的な方法で収縮能を評価できることである。その測定の際，心臓超音波ドプラー装置が大きな威力を発揮する。臨床的には，心臓超音波検査から左室拡張末期径（LVDd）・左室収縮末期径（LVDs）・左室駆出時間（LVET）を測定することで，左室内径短縮率（% FS）・平均左室円周方向心筋線維短縮速度（meanVcf）が，以下の式から求められ，これらによっても，大まかな収縮特性を判断できる。

$$\% \mathrm{FS} = 100 \times \frac{\mathrm{LVDd}-\mathrm{LVDs}}{\mathrm{LVDd}}$$

$$\mathrm{meanVcf} = \frac{\mathrm{LVDd}-\mathrm{LVDs}}{\mathrm{LVDd}} \times \mathrm{LVET}$$

これらは，左室短軸径のうち一方向のみからの評価となるため，壁運動異常をもつ症例への適応には限界があるが，簡便に，しかも反復して測定できるという大きなメリットがある。さらに，心臓を一定の空間図形に見立てて，LVDd-LVDs から駆出率（EF：理論的には 100× 駆出血液量/左室拡張末期容積）を概算することもできる。この概算の仕方には，見立てる空間図形の違いによって数種類あるが，すでに何種類かは心臓超音波測定装置に組み込まれ，自動計算された EF 値が，臨床ですでに広く活用されている。心不全を評価し管理する場合，このようにして求められた心臓超音波検査上の EF，あるいは心臓核医学検査上求められた EF を反復測定することは，臨床上非常に重要と位置づけられている。

ところで，先述の CI と PCWP による圧-容量関係が臨床的に便利なのは，静脈系からスワンガンツカテーテルだけでほぼ正確なデータが採取でき，また E_{max} に比べて全身のさまざまな因子を反映するため心臓固有の機能評価という点では劣るが，逆に全身の状態を反映した全体としての心臓機能を評価できる点である。

1.4.2 慢性心不全と心室メカニクス

さて，このようにプロットされた点，あるいは曲線から心機能を評価するにあたっては，E_{max} のように傾斜で評価するのではなく，点の位置で評価する。E_{max} がその評価に 3 点以上の異なるデータを必要とするのに比べ，この点でも簡便である。正常な心拍出機能（注：心疾患が存在しても，あくまでポンプ機能が正常でさえあればということ）の状態から，例えば，急性心筋梗塞などの急激な血行動態の変化があった場合，心拍出量が全身の血液需要より低下すれば，低心拍出量による障害が発生し，あるいは肺動脈楔入圧が組織-血管内静水浸透圧平衡の限界を超えて上昇すれば，肺うっ血を生じる。このそれぞれの限界値を調べた結果，一般には CI で $2.2 \, l/\mathrm{min} \cdot \mathrm{m}^2$，PCWP で 18 mmHg とされ，前者ではそれ以下，後者ではそれ以上が危険領域とされた。すると，圧-容量平面上には，この境界値を境に四つのサブセットができる。これは，フォレスター（Forrester）分類と呼ばれてい

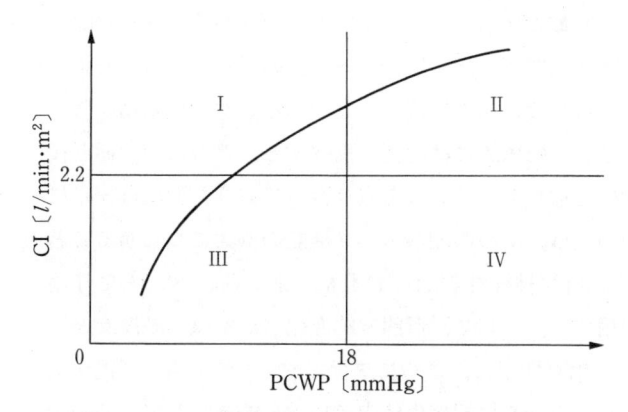

図 1.13 圧-心拍出関係によるフォレスターの分類

る。そのシェーマを**図 1.13**に示し，各サブセットについて，簡単に説明する。

　サブセット I：PCWP は低く，CI が多い状態。これは，フランク-スターリング機序による代償機転がなくても十分に心拍出が得られている状態であり，正常範囲内ととらえられる。

　サブセット II：PCWP が高くて CI も多い状態。これは血管床内の血液量過剰，あるいはフランク-スターリング機序により心不全が代償されている状態である。

　サブセット III：PCWP は低いが CI も少ない状態。これはサブセット II とは逆に，体液あるいは血液の不足，あるいはフランク-スターリング機序による代償が完成されていないが，後に代償され得る状態と考えてよい。

　サブセット IV：PCWP が高いうえに，CI が少ない状態。フランク-スターリング機序によっても代償が追いつかない重篤な心不全状態と考えられる。

　健常な状態の心臓のパフォーマンスをこの平面上にプロットして得られる曲線は，決してサブセット IV を通過することはなく，さらにその曲線の上でも通常サブセット I に収まるように自己調節されている。よって，サブセット IV 内に点がプロットされるためには，心臓固有の圧-容積曲線が下方に変位していることが絶対必要で，それはすなわち心臓「固有の」収縮能の低下を意味するのである。

　この四つのサブセットごとに，1 年後の予後を疫学調査した結果，サブセットが進むごとにその予後は悪化しており，この分類が臨床的な慢性心不全の重症度をよく反映していると思われる。

　一方，生体には，心臓固有の収縮能が低下しても，心臓以外の因子，あるいは慢性的には心臓自身の適応でその低下をカバーし，見かけの圧-容量関係を正常に近づける防御機能が存在している。これが代償機転といわれる。フランク-スターリング機序・自律神経性調節・体液性調節・形態学的変化に大別し得る。心臓のポンプ機能を直接反映する単位時間当りの心拍出量は，① 心臓固有の心収縮性，② 前負荷，③ 後負荷，④ 心拍数の四つの因子で規定されている。① については E_{max} や V_{max} で記述されるところであるが，② の前負荷とは，心臓に流入してくる血液

量のことで，全負荷の増加は，心臓の仕事量の直接の増加につながる．これは臨床的には静脈還流量，さらには体液（血液）量に依存する．③の後負荷とは，心臓から拍出されたあとに，静脈に至るまでの血管抵抗のことである．おもに末梢血管の収縮・弛緩による抵抗に左右され，臨床的には血圧に反映する．普段は前負荷と後負荷が，神経体液性の調節機構を通じてバランスを取り合っており，血圧は一定に保たれている．④心拍数については，その増加がポンプ機能の増大につながることが直観的に理解できるだろう．自律神経性調節はおもに上記の①，③，④に作用し，体液性調節は②，③に作用する．そして，形態学的変化（心室壁の肥厚など）は①に直接かかわる．これらの相互作用に，さらにフランク-スターリング機序による心臓自身の調節作用が加わって，心機能は生体内で巧妙に調節されているのである．

1.4.3 心臓メカニクスからみた心機能の適応と破綻

では，正常な心臓が，どのような経過をたどって心不全となり，代償機転がどのようにはたらき，さらに破綻して病状が不可逆的になるのかを，血行動態の変化に焦点を当ててみよう．高血圧や心筋梗塞など，なんらかの要因で心臓固有の収縮能が低下し，圧-容量曲線が下方に変位する．それに伴い，同じ圧力で拍出できる容量が減少すると，心拍出量不足が感知され，まず前負荷（おもに血液量を増加させる反応）が増大して，同一曲線上で少しでも心拍出量を稼いでサブセットIに近づく方向に移動させる．これは，静脈還流の増加を通して心容積を若干増加させ，フランク-スターリング機序により拍出量を増加させることにほかならないが，同時に心腔内圧，ひいてはPCWPの若干の上昇も伴う．さらに同時並行して，拍出量の低下を感じとった自律神経系が交感神経を緊張させ，心拍数を上げるなどして圧-容量曲線を若干上方へ押し上げる．

しかし，前負荷の増大による心拍出量の増加には限界があり，さらにPCWPが上昇することにより肺循環の破綻もきたし始める．そして，前負荷の増加が血管による調節機能の限界を超えて後負荷の増加も伴うようになると，やがて後負荷不整合（afterload-missmatch）を起こし，心拍出量低下・肺うっ血等を伴う重症心不全となるのである．心不全の症状としては，おもに息切れ・呼吸困難感・浮腫などがあげられるが，前2者は肺血管の血圧上昇に，そして後者は末梢の静脈圧上昇に，おのおの伴う静水浸透圧平衡の破綻，そして血管外への水分漏出によって，肺ではガス交換の悪化や間質への水分貯留が生じ，呼吸困難感を助長する．これら一連の圧-容量関係の変化の過程は，基本的に急性心不全・慢性心不全ともに，進行の速度の違いはあっても同じである．しかし，より臨床的に，症状発現の面から心不全をとらえた場合には，急性心不全と慢性心不全にはかなりの隔たりがある．経過が比較的急な心不全では，そのほとんどが圧-容量平面内でのシフトに随伴する形で，典型的な心不全症状が出現する．

一方，慢性に経過が比較的遅い心不全では，代償機点作動のための時間が十分あり，その機序においても心・血管系の形態変化の占める割合が大きくなる。例えば，後負荷の上昇に対応するべく心臓が肥厚したり，収縮性の低下に対応して心内腔が徐々に拡大して心拍出量を確保するべく適応する。また，血管系では静水圧平衡のシフトに対応するべく，スティフネスを高めるような形態変化を起こして平衡を元に戻そうとする。これらの変化に重要な役割を果たすのが，カテコラミンやレニン-アンジオテンシン系に代表される神経・体液因子の慢性的な賦活化である。また，これらの変化の一部はリモデリングと呼ばれ，生体の適応反応の一つに位置づけられている。リモデリングによってある程度心機能低下が代償された結果，検査上，圧-容量曲線上のプロットがサブセットIから少々はずれていても，臨床的には症状がなく，通常の日常生活を何不自由なく過ごすことが可能になってくる。これらは心臓固有の因子に心臓以外の因子も含めた一連の動きの総和をとらえていることになるが，臨床的視点からは，実際の症状に即してより簡便な診断が可能となる。

　しかし，心臓には運動や外部ストレス等による心負荷の増大に対応するべく，日常生活レベルでは100％のパフォーマンスを発揮しているわけではない。心臓においてはこの差は「予備能」といわれるが，慢性心不全の比較的初期の段階において，臨床的にはまだ症状がない段階でも，明らかに，この予備能は，徐々に低下しているのである。中期になると，予備能の減少が「運動・外部ストレス時に限って発生する，動悸・息切れ等の心不全症状」として臨床的にとらえられてくる。さらに，予備能がほぼ0になり，あるいは，さまざまな代償にもかかわらず心臓の最大パフォーマンスが日常生活に必要な限度を下回った段階で，典型的な心不全症状が完成するのである。心不全ではしばしば不整脈が発生するが，現在，血中・心筋内カテコラミンレベルの増加と心筋の形態変化がその大きな理由と考えられている。生体の代償機構であったはずのこれらの変化は，実は長期的な予後という観点では，逆によくないことが最近わかってきた。また，代償機構が破綻した心不全（非代償期という）は，きわめて治療に抵抗性で，現在もなお，予後は惨憺たるものである。かつては，低下した心機能を補強して心筋をより動かせる方向の治療が主流であったが，最近の研究成果から，劇的な方向転換が図られた。そして現在の心不全治療の流れは，むしろこの生体の代償機能をいかに抑えながら，必要な心機能を確保していくかという方向にある。一見逆に見えるが，その成果は現在，予後の延長という形で，徐々に結実しつつある。

2

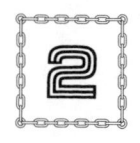

不全心のバイオロジー

2.1 はじめに

　不全心を論ずる際，「時」の概念への配慮が重要と考えられる。第一に，「ヒトは血管とともに老いる」といわれる。心・血管は加齢とともにゆっくりと，しかも確実に老化する。心臓自身，加齢の影響下にあり，老人心では，心筋細胞数が減少し，残存心筋細胞当りの負荷が増すため心筋細胞は肥大し，線維芽細胞増殖および細胞外マトリックス増加により線維化が進展し，心筋再構築が図られる。第二は，高血圧，糖尿病，高脂血症などいわゆる生活習慣病と呼ばれる基礎疾患が老化に伴い合併することが多く，老化過程へも影響を与える。心臓は，血圧上昇，動脈硬化による後負荷増大や代謝性の変化により影響を受ける（図2.1のA）。第三は，心事故発生とその時間経過による修飾である。心筋梗塞などにより胸痛，呼吸困難，血圧低下等が急激に発症し，増悪する。梗塞サイズが大きければポンプ失調にいたり，小さければ慢性化する（図のB）。不全心から心不全や不整脈を発症して最終的な生物学的「死」に至るかどうかは別として，どのような個人も遅かれ早かれ，「時」の流れの影響から逃れ得ない。また，不全心の基礎疾患や代償機序発現によっても，「時」の影響を受ける。これに対し，現在約80歳である平均寿命を，最大寿命と考えられる100歳以上に延長させるためには，食事，喫煙，運動，生活習慣

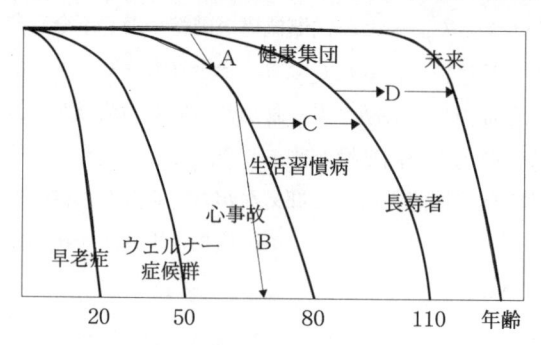

A：血圧上昇，動脈硬化，代謝性の変化による影響
B：心事故発生とその時間経過による修飾
C：生活習慣病による影響
D：老化制御による影響

図2.1　「時」の概念

などを改善し，生活習慣病を防ぐことと，引いては心筋梗塞など心事故の発生を防ぐことが重要と考えられる（図のC）。そして，将来，最大寿命をさらに延ばすためには，老化遺伝子を解明し，これを制御する必要がある（図のD）。

実際，フランスのグループは百寿者の遺伝子解析を行い，長寿に関連する遺伝子としてAPOEとACE遺伝子の二つを同定した[1]。これらはいずれも，動脈硬化や心筋梗塞発症にもかかわる遺伝子でもあることが知られ，循環器疾患と寿命とのかかわりを示唆している。

不全心を論ずる際，もう一つ重要と思われることは，健常な心臓で得られた生理学的，生化学的，分子細胞学的特性がそのまま適応できないことである。不全心筋細胞では，低コストで収縮できるように，種々のレセプター，イオンチャネル，イオンポンプ，収縮タンパクの構成などが，いわゆる胎児化をはじめとした遺伝子発現の量的，質的変化に基づき変容する。細胞内Ca^{2+}濃度は過負荷状態にあり，$\beta 1$受容体刺激薬に対する反応性が障害され，cAMPレベルが低下している。$\beta 1$受容体数は減少し，同時に$\beta 2$受容体が相対的に増加する。受容体にカップリングする抑制性のGタンパク質（Gi）が増加し，アデニル酸シクラーゼ（adenylyl cyclase：AC）活性の低下が認められる。また，β受容体リン酸化酵素（βARK）も増加する。したがって，$\beta 1$受容体刺激があっても，受容体以降の変化によりcAMPが産生されにくく，収縮機能障害がもたらされる。さらに，相対的虚血などのため，ミトコンドリアでのエネルギー代謝が障害され，ATPの供給が減少する。また，不全心は構造的には心筋再構築が生じ，心機能が障害される。これらは分子，遺伝子レベルの量的，質的変化とも対応することが多いが，必ずしも対応しない場合もある。それは，単純な適応ではなく，さまざまな系が密接に連動していながら個別的な対応環境にあることをうかがわせる。心肥大という構造的な変化一つをとってみても，残存心筋細胞の割合や線維化の程度によって心機能への影響の度合いが異なる。同じ線維化でも，コラーゲン分子の組成によって骨のように固いか皮膚のように柔らかいかで異なる。遺伝子，分子，細胞，組織，各レベルはヒエラルヒックに階層化されてはいるが，異なる現象を見ている可能性もある。本稿では，心臓の動的ダイナミクスを念頭に，不全心のバイオロジーを決定する心筋構造の変化や遺伝子，分子の動きについても言及する。

2.2　心筋再構築過程と分子生物学的変化

2.2.1　心筋再構築（リモデリング）

〔1〕概　念

心筋梗塞後に梗塞巣が拡大すること（infarct expansion）は古くから観察されていたが，1985年ヴァイスマン（Weismann）らがラットの冠動脈結紮（けっさつ）モデルを用い，心臓の形態変化は梗塞心筋のみならず健常心筋にも生ずることを報告し[2]，

心筋再構築の概念が提唱された。翌年，マッケイ（McKay），ペファー（Pfeffer）らにより，心筋梗塞における左室再構築は梗塞初期の梗塞部位伸展と急性期以降の非梗塞部位の反応性肥大の二つの機序からなることが明らかにされた[2]。細胞レベルから見ると，心筋細胞は増殖してその数を増すことはないため，心臓全体に占める心筋細胞の数がしだいに減少する。また，非梗塞部位では，残存心筋細胞当りの負荷が増すため心筋細胞は肥大し，筋原線維（myofibrils）の幅と長さが増大する。

現在，再構築の概念は拡大され，心筋梗塞のみならず高血圧性心肥大，心筋炎，同種心移植における拒絶反応，狭心症，再灌流障害，心筋症，心不全などの病態において，内的，外的ストレスに対し心臓が肥大，拡張あるいは修復される際，構成要素の再構築により適応する過程，あるいは過剰反応による適応からの逸脱の過程としてとらえられる。

〔2〕 病　　態

心筋梗塞などで心筋細胞が障害を受け脱落すると，収縮性が低下し，左室の拡張末期容積が増大する。この際，障害部では，拡張末期容積の増大とともに，左室拡張末期圧が増加，壁応力が増すため壁は菲薄化し，拡大する。拡大する際には，心筋細胞が延長するだけではなく，細胞間同士の結合が緩む（myocyte slippage）。障害心筋の割合が多く壁応力が高く維持された場合，障害部では心筋細胞肥大や間質の線維化が進展する。

一方，健常部でも，左室拡張末期圧上昇を受け，しだいに心筋細胞肥大や間質の線維化が進展し，心筋は肥大，拡張する。すなわち，心筋梗塞の場合，再構築は早期にみられる梗塞巣の拡大と数か月から数年にわたり進行する左室全体の拡大と健常部の心肥大からなる。左室全体が拡大すると，左室の圧-容積関係は右側にシフトし，一時的には心拍出量が維持されるが，しだいに収縮性が低下し，心不全の発症を助長する。また，心筋脱分極過程が変化し，不整脈が発生しやすくなる。したがって，再構築は生命予後に影響を及ぼす重要な病態と考えられる。

〔3〕 分子細胞学的背景

細胞レベルからとらえると，再構築には心筋を構成する心筋線維，血管，および間質（interstitium）の3要素が関与する（図2.2）。心臓は，容積の約75％を心筋細胞が占める。通常心筋細胞は高度に分化した細胞で，生後まもなくから核分裂はみられても細胞分裂し増殖することはない。心筋細胞は負荷に対し肥大で適応する。一方，細胞数では非心筋細胞が60％以上を占め，その大半は線維芽細胞である。線維芽細胞は細胞外間質を自由に移動でき，I型，III型を中心とするコラーゲン合成能を有する。コラーゲンは，心筋構造の形態を維持する線維性細胞外マトリックスの主要成分であり，間質および血管周囲の線維増生，細胞死に置き換わる瘢痕（はんこん）形成に関与する。また，心筋内コラーゲンは安定したタンパクで，その半減期は80〜120日と長い。

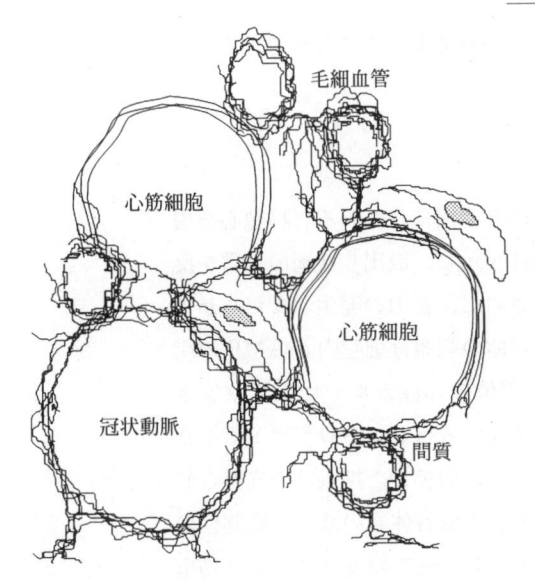

図2.2 心筋再構築（リモデリング）
〔Weber, K. T., et al. : J Am Coll Cardiol (1992) を改変〕

したがって，心肥大が同程度であっても，成因，病期によって心筋細胞肥大と非心筋細胞増殖あるいは細胞外マトリックス増大による線維化の割合が異なり，再構築過程での不均衡な組織構成がもたらされる。心拡大ではさらに，心筋細胞壊死や細胞間の結合の緩み（myocyte slippage）に加え，コラーゲン分子を中心とした膠原繊維からなる筋鞘間を結合する網目状のより糸構造（strand）や筋線維束間隙のかすがい構造（strut）が断裂し，収縮性や収縮伝搬効率の低下がもたらされる（図2.3）。この際，血管内皮細胞，平滑筋細胞は肥大増殖し，細小冠動脈内膜，中膜の肥厚により内腔の狭窄を引き起こし，血管運動反応を障害する。すなわち，心筋再構築過程は細胞の種類により大きく，心筋細胞，非心筋細胞ことに線維芽細胞

（a）走査電子顕微鏡写真

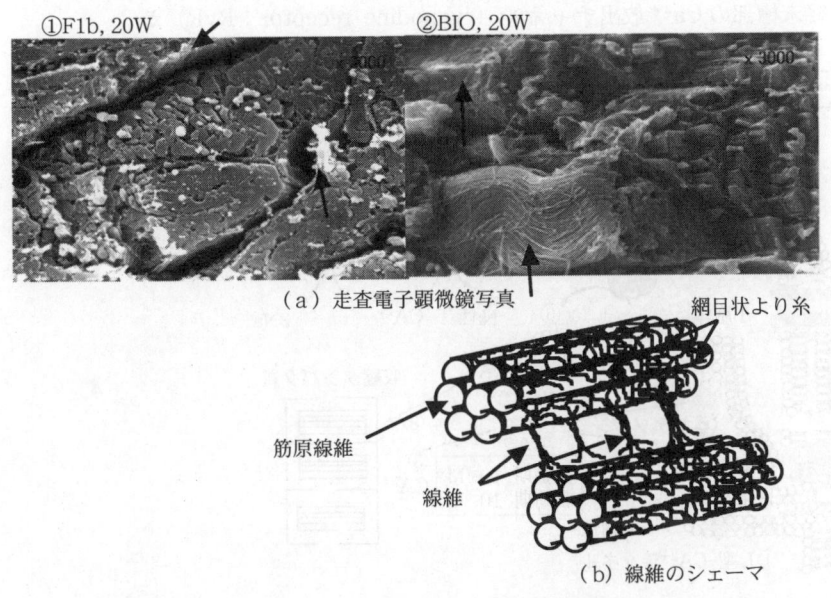

（b）線維のシェーマ

図2.3 心筋症モデルハムスターの走査電子顕微鏡写真とシェーマ

による線維化，血管の構築や反応性の変化の三つに分けて考えることができる。

2.2.2 心筋再構築過程
〔1〕 心筋細胞の構造と分子動態

心筋の収縮，拡張は細胞内カルシウムイオン動態と密接にかかわる。移植心を用いた検討で，細胞内カルシウムイオン濃度は2峰性を示し，汲出し機構の異常を反映してカルシウムイオン濃度の低下が遷延する。さらに，張力の発生がなだらかで最大発生張力が低下する。また，交感神経β1受容体の刺激は細胞内c-AMPの産生を介し，c-AMP依存性プロテインキナーゼ，電位依存性カルシウムチャンネル，ホスホランバンをリン酸化し細胞内Ca^{2+}を調節するほか，トロポニンIをリン酸化し，ミオシンのアクチンへの親和性を低下させ，収縮性，拡張性を亢進させるが，不全心筋のレベルでは，心筋細胞膜におけるβ1受容体数の減少，抑制性のGタンパク質（Gi）の増加，受容体-アデニリルサイクレースのカップリング効率の減少などによりノルエピネフリンに対する感受性が減弱している。

〔2〕 心筋収縮の分子機構

心筋の収縮は最終的にはCa^{2+}が収縮装置に結合し，収縮タンパクであるミオシンからなる太いフィラメントとアクチンからなる細いフィラメントが滑り合うために生ずる。心筋収縮機構を知るためにはCa^{2+}の調節機構を明らかにすることが重要になる。図2.4に心筋細胞内Ca^{2+}動態の分子機構を示す。細胞内Ca^{2+}濃度は厳密に調節されている。細胞外濃度は3 mM程度なので，細胞内濃度の高い収縮期でも100倍以上の濃度差がある。心筋収縮の過程はL型Ca^{2+}チャネルあるいは電位依存性Ca^{2+}チャネルを通じCa^{2+}が細胞内に流入し，このCa^{2+}流入が刺激となり，筋小胞体の終末槽部のCa^{2+}放出チャネル（ryanodine receptor：RyR）か

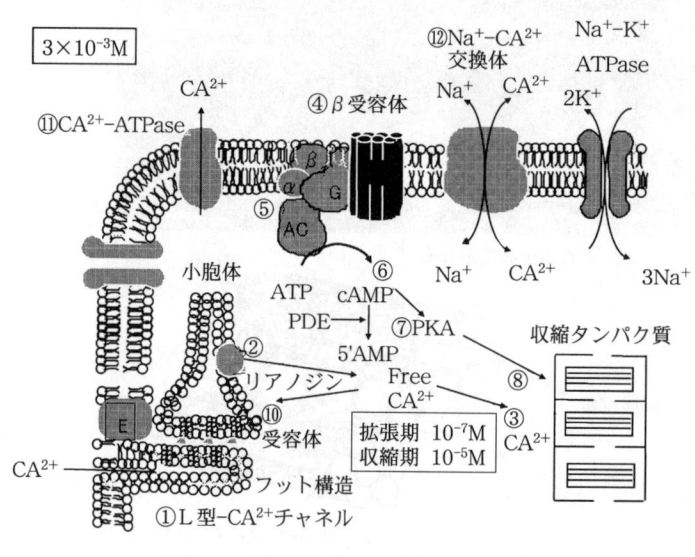

図2.4 心筋細胞内Ca^{2+}動態の分子機構

らさらに Ca^{2+} の遊出を促す（Ca^{2+}induced-Ca^{2+}release：CICR）。アクチンには収縮制御タンパクであるトロポニン（troponin）とトロポミオシン（tropomyosin）が付着している。細胞内に増加した Ca^{2+} はトロポニンC（troponin C）と結合し，トロポニンによるミオシンATPase活性化の抑制が解除され，アクチンとミオシンの相互作用すなわち筋収縮を可能にする。ミオシンATPase活性化によりATPが加水分解されると，そのとき生ずる化学的エネルギーが筋収縮という機械的エネルギーに転換され，心筋収縮を惹起する。

一方，心筋細胞膜には β 受容体が分布し，刺激が受容体に達すると，受容体にカップリングしているGタンパクを介し，アデニル酸シクラーゼが活性化され，cAMPが産生される。cAMPはcAMP依存性リン酸化酵素（protein kinase A：PKA）を活性化する。PKAは心筋細胞膜，筋小胞体あるいはトロポニン複合体などでリン酸化を触媒する。PKAはL型電位依存性 Ca^{2+} チャネルをリン酸化し，CICRを介し細胞内 Ca^{2+} を増加させ，心筋収縮を促す。一方で，PKAはトロポニンをリン酸化しトロポニンCからの Ca^{2+} 解離を促進する。また，ホスホランバン（phospholamban）リン酸化により，筋小胞体による Ca^{2+} 摂取速度を増大させ心筋弛緩の過程へ導く。筋小胞体 Ca^{2+}-ATPaseの活性はホスホランバンリン酸化により抑制されているが，cAMPにより抑制が解除され，筋小胞体 Ca^{2+}-ATPaseにより，Ca^{2+} が筋小胞体へ取り込まれる。心筋弛緩の過程では，このほかに，細胞膜に存在する Ca^{2+}-ATPaseや Na^+/Ca^{2+} 交換系（exchanger）を介し Ca^{2+} が排出され低下する。

〔3〕 心筋細胞の死と再生

（a） **心筋細胞再生** 通常，心筋細胞は，神経細胞同様に脱分化した細胞で静止期にあり，生後早期に分裂能を失う。心臓は，有系核分裂後（post-mitotic）に陥った器官とされている。しかし，非常に数は少ないものの，心移植のレシピエント心では，心筋細胞の中で，有糸分裂する核の分裂しない核に対する割合(mitosis index）が，0.015％を占めることが示されている。かりに，この程度の割合でも，3か月間分裂・増殖を繰り返せば，心筋重量で約100g増加する計算となる。また，心筋梗塞では，急激な血流の途絶に伴い，細胞周期に再び入る細胞が心不全期の細胞より多いことも知られている[23]。これらが，真に心筋細胞なのか，あるいは，骨髄由来の幼弱な血球細胞が心臓に固着して，心筋細胞へと分化・誘導されるのかは，いまだ議論のあるところではあるが，これらの細胞がいかに，心筋細胞へ分化するかその詳細を解明することは，今後心不全治療上の重要な研究課題となっている。

（b） **アポトーシス** 心筋不全は，臨床的に大きなイベントがなくとも，年余にわたりしだいに進展する。この過程にアポトーシスがかかわることが明らかとなってきた。アポトーシスは「発生や分化の過程で不要になった細胞の除去機構」として，あるいは，「生体に不利益な細胞の排除機構」として，免疫細胞やがん細胞

など過度に増殖した細胞を制御しホメオスタシスを維持する機序の一つと考えられてきた。したがって，通常は，高度に分化し増殖することのない心筋細胞はアポトーシスに陥りにくいとも考えられていた。しかし，最近，急性心筋梗塞後，拡張型心筋症などの病態で，心筋細胞にもアポトーシスが高頻度に生ずることが示され，循環器領域にも大きなインパクトを与えた。心筋細胞では，急性心筋梗塞後や拡張型心筋症ばかりでなく，単に加齢に伴いアポトーシスに陥ることが報告されている。

また，心血管系におけるアポトーシスは必ずしもネクローシスの対立概念ではなく，外部環境の変化に伴ってネクローシスとともに生ずることもわかってきた。しかし，心筋細胞アポトーシスを引き起こす誘因，アポトーシスの心機能への関与あるいはアポトーシスを抑制すると心不全の進展も抑制されるのかなど，明らかにされていない問題もある。心不全では，神経体液性因子や免疫系が賦活されている。レニン-アンジオテンシン系やエンドセリン系活性化の結果産生される AII や ET 1 は，いずれもインビトロ (*in vitro*：生体外) でアポトーシスを誘導する。また，そのレセプターは Gq とカップリングしているが，Gqα も心肥大や心不全とともに心筋細胞アポトーシスを引き起こす。β受容体とカップリングする Gsα の過剰発現もアポトーシスを誘導する。さらに，過剰なサイトカインである TNF-α，INFγ の過剰発現マウス (transgenic mice) では，心筋収縮性が障害され，心筋の炎症が惹起されるとともに，心筋細胞アポトーシスが認められる。細胞内では転写因子 p 53 や p 38 分裂誘発因子活性化タンパク質 (mitogen-activated protein：MAP) キナーゼ (kinase) が心筋細胞アポトーシスに重要と考えられる。

2.2.3 細胞外マトリックスの構造と心筋線維化機序

　心臓の構造的枠組みを保ち，支持や修復をつかさどるのは結合組織であり，心筋を構成する線維芽細胞などである。線維芽細胞は分化の程度が低く，I 型，III 型コラーゲンなどの細胞外マトリックスを分泌する。現在までにコラーゲンは 14 種類知られる。コラーゲンは，トリマーすなわち 3 本鎖からなる。生合成では，膜結合型小胞体で産生されたプレプロコラーゲンは粗面小胞体膜を通過し，プロリンとリジンが水酸化されプロコラーゲンα鎖となる。ついで，プロコラーゲンα鎖は水素結合によって 3 本鎖となってプロコラーゲンとなり，細胞外に分泌される。細胞外のプロコラーゲンは，ペプチダーゼによってコラーゲンとなる。コラーゲン分子は，リジン側鎖間の共有結合で架橋構造を形成し，コラーゲン線維を形成する。コラーゲンの架橋は，α鎖同士の分子内架橋と分子間架橋とからなる。骨のコラーゲンはI型のみで，その蘇生はデヒドロジヒドロキシリジノノルロイシン (dehydro-dihydroxylysinonorleucine：DHLNL：2 本鎖) が多く，デヒドロヒスモジノヒドロキシメロデスモシン (dehydro-histidino-hydroxy-merdesmosine：HHMD：4 本鎖) は少なく，ヒスチジノヒドロキシリジノノルロイシン (histidino-hydroxy-lysinonorleucine：HHL：3本鎖）はない。一方，皮膚のコラーゲンはI型が多いが，III型も10～20％あり，その組成ではHHMDが多く，DHLNLはない。骨と皮膚のコラーゲンの柔らかさを規定している一つにその組成の違いがある。皮膚では分子内架橋距離が0.3nm（3Å）であるのに対し，骨では0.6nm（6Å）と広く，0.4～0.5nm（4～5Å）のリン酸カルシウム塩の出入りが自由で，蓄積しやすいと考えられている（図2.5）。

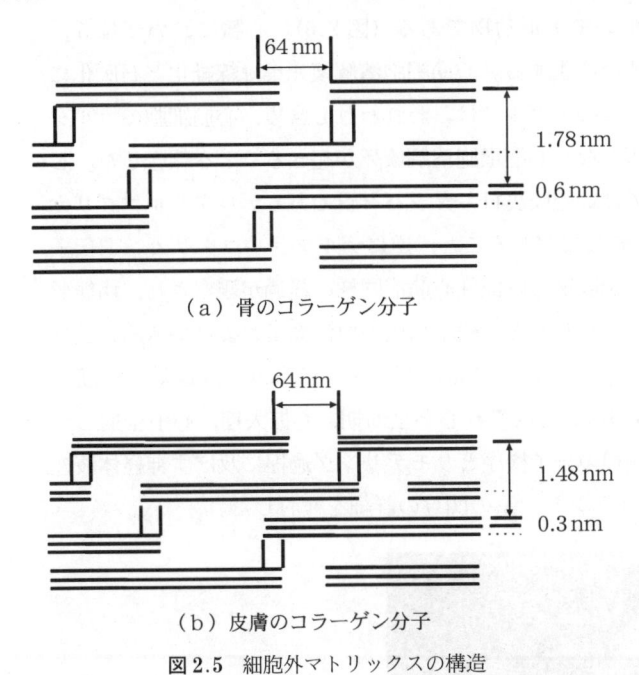

（a）骨のコラーゲン分子

（b）皮膚のコラーゲン分子

図2.5　細胞外マトリックスの構造

2.2.4　血　管　構　築

心臓が絶えず動き続けるためには，300μm未満の微小血管によって酸素，栄養物やホルモンが運ばれ，老廃物が除去される。安静時でも心筋は300ml/minの血液を必要としており，その約35％は微小血管にある。約2 500～3 000本/mm²ある毛細血管では，血漿や間質液の交換が生じている。心不全では，交感神経，レニン-アンジオテンシン系活性化により血管は収縮し，血流量が低下するとともに内皮由来血管拡張反応が低下し，局所への血流の分配が低下する。心ポンプ機能を直接左右する冠循環も，内皮依存性，非依存性に拡張反応が障害されており，心筋代謝が亢進する際，冠血流増大は十分ではなく，心筋灌流が障害される可能性が生じ，その繰り返しは，さらなる心機能悪化につながる。また，線維化の進展や心筋細胞肥大は毛細血管による血流の移送距離を増し，心筋細胞への酸素運搬やエネルギー利用の障害を引き起こし，細胞環境をさらに損なうことが予測される。

2.3　モデル動物からの示唆
　　─心筋リモデリングにおける神経体液性因子の意義

　われわれは，長らく心筋症モデルハムスターを用い心筋再構築過程の分子機構を明らかにしようとしてきた。BIO TO2は，筋ジストロフィを生じるシリアンハムスターの交配により，心肥大を経て心機能不全に至るBIO 14.6から同系交配により作成された，拡張型心筋症のモデル動物である（図2.6）。心臓においては5，6週齢から心筋細胞溶解壊死が発生する。心筋細胞溶解壊死巣は線維化と石灰化に置き換わり治癒する。当初，このモデルでは，われわれも含め，心筋細胞のカルシウムハンドリング異常が原因となり心筋細胞溶解壊死が起きることを報告した。しかし，本心筋症ハムスターでは細胞膜裏打ちタンパク質であるデルタサルコグリカン（δ-sarcoglycan）の遺伝的欠失があること，逆にデルタサルコグリカン遺伝子欠損マウスでは，微小血管の過収縮と虚血性心筋症同様の経過が観察され，病態形成の本体と考えられている。われわれも，微小循環の血流異常および平滑筋の薬物刺激による過剰反応を報告した。本研究では，5，10～13，20～23週齢の心筋症ハムスター（BIO TO2；BIO）をそれぞれ心不全前期，心拡大期，心不全期として用い，心筋リモデリング過程の分子機序とリモデリング過程に及ぼす神経体液性因子，ことにレニン-アンジオテンシン系の関与の詳細を検討した。

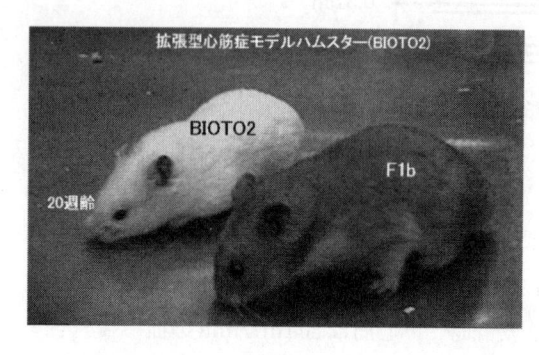

図2.6　心筋症モデルハムスターの写真

　図2.6のモデルでは心筋の肥大を示さず，心室が拡張するが，肥大を示すBIO 14.6も知られている。いずれも，細胞膜の裏打ちタンパクであるデルタサルコグリカン遺伝子の欠損が知られ，責任遺伝子の可能性がある。

〔1〕　方法および結果

　αクロラロースおよびウレタン腹腔内麻酔下で，日立社製EUA 565BあるいはHP社製Sonos 1500を用い，経胸的に7.5MHz高速度セクター型探触子により，Mモード法によって乳頭筋レベルでの左室収縮期末および拡張期末径を求め，左室内径短縮率を算出し，収縮期の指標とした。また，心尖部アプローチによるパルスードプラ法により，僧帽弁流入速度から等容弛緩時間を計測した。さらに，気管切開し，PE 10チューブをハーバード社製人工呼吸システムに接続，心尖部からミラー社製2-Frenchチップマイクロマノメータを左心室腔内へ挿入，TCB-500コ

2.3 モデル動物からの示唆—心筋リモデリングにおける神経体液性因子の意義

ントロールユニット (Millar Instruments, Inc., Houston, USA) から得られた信号をBIOPAC System 社製コンピュータシステムでAcknowledge 2.0 program for the Macintosh (BIOPAC System, Inc., Santa Barbara, USA) により解析した。血行動態の指標としては，dP/dTmax, dP/dTmin, Vmax, Tau を用いた。その結果，BIO TO2 では左室拡張末期径 (LVDd) は10週齢で対照群に比し有意に増大し (6.0±0.2 vs. 4.3±0.3 mmP, <0.01)，20週齢ではさらに拡大した (6.8±0.4 mm vs 4.9±0.4 mmP, <0.01)。内径短縮率%FS は5週齢ですでに低下していたが (57.3±7.9% vs. 66.5±5.9%; $P<0.05$)，週齢の増加とともにさらに低下し，20週齢 (20.8±4.0% vs. 63.3±5.8%; $P<0.01$) であった。平均拡張期後壁後退速度には各週齢において対照群と差を認めなかった (図2.7)。

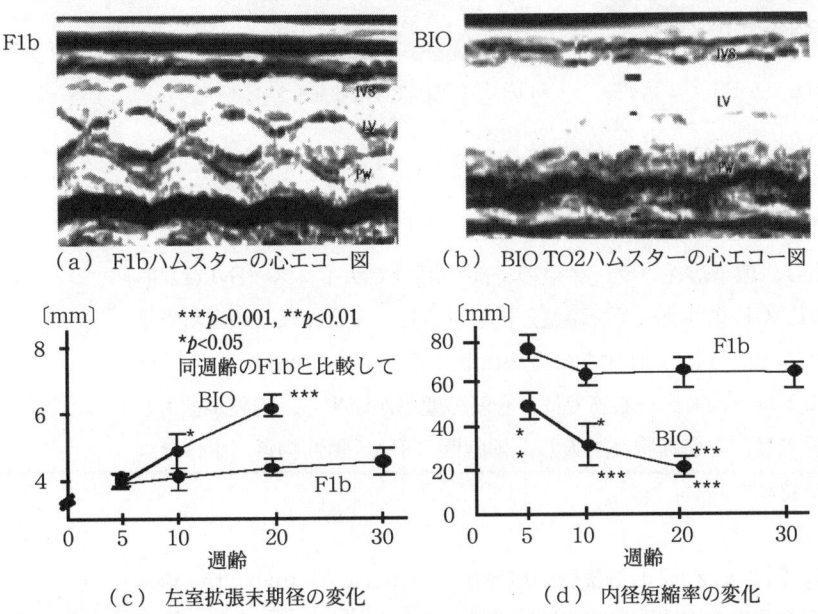

図2.7 心筋症モデルハムスターの心エコー図所見〔Okamoto, H. et al.: Heart Failure; Frontiers in Cardiology, eds. by Kitabatake, A. et al., Springer-Verlag, Tokyo, pp. 89-102 (2000)〕

（a）組織学的検討 BIO TO2 では10週齢で左室内腔拡大を示し，びまん性の心筋細胞の壊死巣や膠原線維の増加を認め，線維組織の増生は石灰化を伴い，変性を免れた心筋細胞は肥大を呈していた。20週齢の BIO TO2 の心臓横断面および組織像を図2.8に示す。

摘出心固定後，連続切片標本をGomori's aldehyde fuchsin およびMasson-Goldner により二重染色し（図上段），心筋組織容積を計測した。また，左室最大径の切片標本をPAS-hematoxylin 染色し（図下段），心筋細胞密度，心筋細胞横径を求めた。心筋組織におけるコラーゲン量，コラーゲンの型，還元性架橋分析を行った。心室筋を取り出しホモジネート後凍結乾燥してアミノ酸解析を行いハイドロキシプロリンを測定し，コラーゲン量の測定を行った。残りの心室筋資料は，

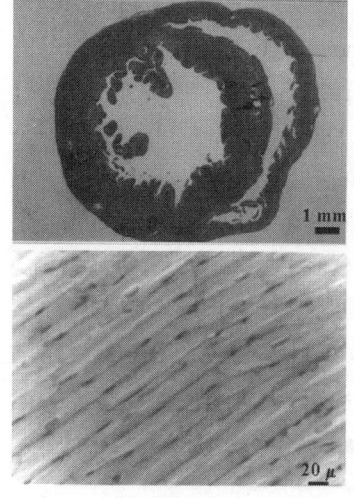

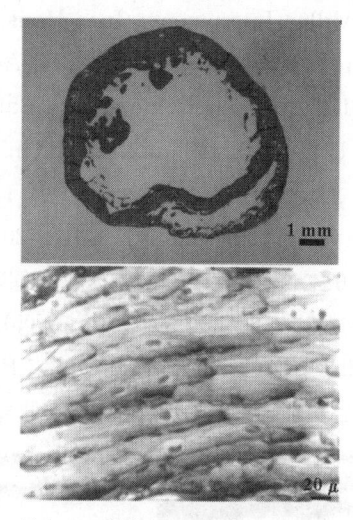

(a) 対照となる F1b ハムスター　　(b) 20週齢での心筋症モデルハムスター

図2.8 心筋症モデルハムスターの組織所見〔Watanabe, M. et al.: J Cardiovasc Pharmacol, 32, pp.248-259 (1998)〕

0.6M KCl にて抽出し，塩不溶性コラーゲンの一部を用いてサイクス（Sykes）らの方法により SDS-PAGE 後コラーゲンの型分析を行った．また，残りの資料を水素化ホウ素ナトリウムで還元し，久保木らの方法に準じて還元性架橋分析を行った．

図2.8の上段のモデルハムスター心筋では，心筋の壁厚が減少し，内腔が拡大している．また，下段では，心筋細胞が肥大し，細胞間に PAS 陽性物質（主体はコラーゲン）の沈着が認められる．

(b) 結　果

i) 心筋細胞　図2.9(a)に心筋細胞の核密度（numerical myocyte density），図(b)に心筋細胞の核密度と心筋収縮性指標（percent fractional shortening：%FS）との関係を示す．心筋細胞は単位面積当り，13週齢から有意に減少した．また，心筋細胞核密度と収縮性は強い正の相関関係を示した．一方，心筋細胞の収縮，弛緩には細胞内 Ca^{2+} 動態が重要な位置を占めている．心筋細胞内の Ca^{2+} 濃度を蛍光色素 Fura 2 により計測すると，BIO TO 2 では早期より高値を示し，細胞内の Ca^{2+} 過負荷によると考えられた．また，20週齢 BIO TO 2 では，PLNmRNA は F1b の間で有意差はないが，SERCA 2a および RyRmRNA が F1b に比し有意に減少していた（**図2.10**）．

ii) 線維化　BIO TO 2 においては，心筋湿性重量に対する総コラーゲン量は10週齢で有意に増加し，20週齢で対照の約4倍に増加していた（**図2.11(a)**）．図(b)にコラーゲンIおよびIII遺伝子の発現レベルを示すが，BIO TO 2 心筋では，13週齢以降いずれの発現も亢進していた．

総コラーゲンに対する酸可溶性コラーゲン量は，逆に10週齢で有意に低下し，

(a) 心筋細胞の核密度　　(b) 心筋細胞の核密度と心筋収縮性指標

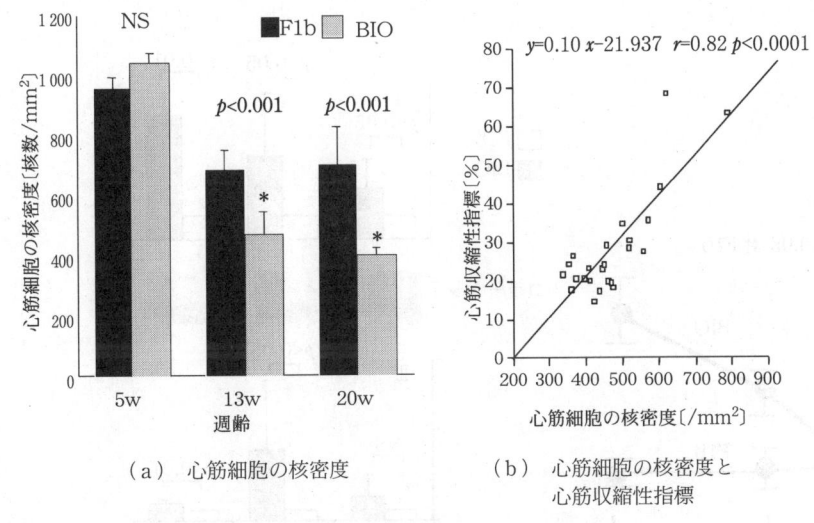

図2.9　心筋細胞核密度と心筋収縮性指標〔Watanabe, M. et al.：J Cardiovasc Pharmacol, 32, pp.248-259(1998)〕

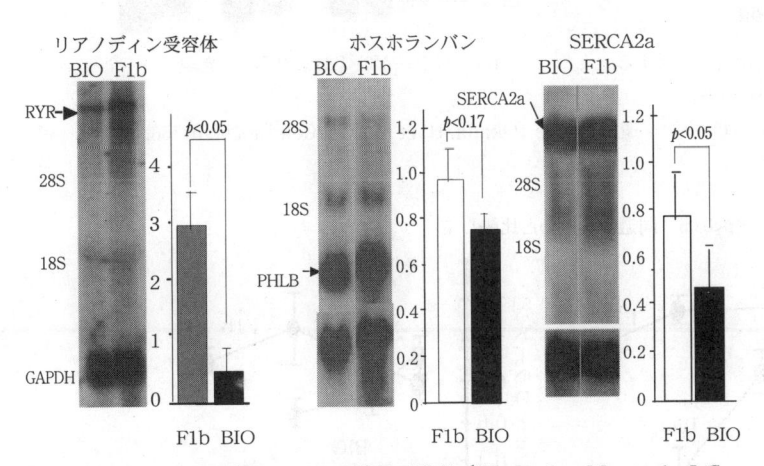

図2.10　カルシウム調節タンパクの遺伝子発現〔Watanabe, M. et al.: J Cardiovasc Pharmacol, 32, pp.248-259 (1998)〕

20週齢では3分の1程度に減少した。コラーゲンの型分析では，10週齢でⅠ型に対するⅢ型の比が増大していたが，週齢による変化は特に認められなかった。コラーゲンの還元性架橋分析では，三量体コラーゲンで分子内を接合する4本鎖の還元性架橋で皮膚に多く，骨組織に少ないデヒドロヒスチジノヒドロキシメロデスモシン（HHMD）はBIO TO2で著明に低下した（図2.12(a)）。

また，還元性架橋パターンの主要なピークであるデヒドロジヒドロキシリジノノルロイシン（DHLNL），ヒドロキシリジノノルロイシン（HLNL），分子内架橋由来の分子間架橋であるHHMDいずれも週齢の増加に伴い減少したが，その程度はHLNLで強く，したがって，分子間架橋であるDHLNLとHLNLの比率は減少した（図(b)）。コラーゲン量と内径短縮率や拡張機能との間には負の相関関係が認められた。以上の結果，線維化進展に伴い，肥大，拡張の初期にはコラーゲ

(a) 心筋湿性重量〔mg〕に対する総コラーゲン量〔mg〕

(b) コラーゲン I および III の発現

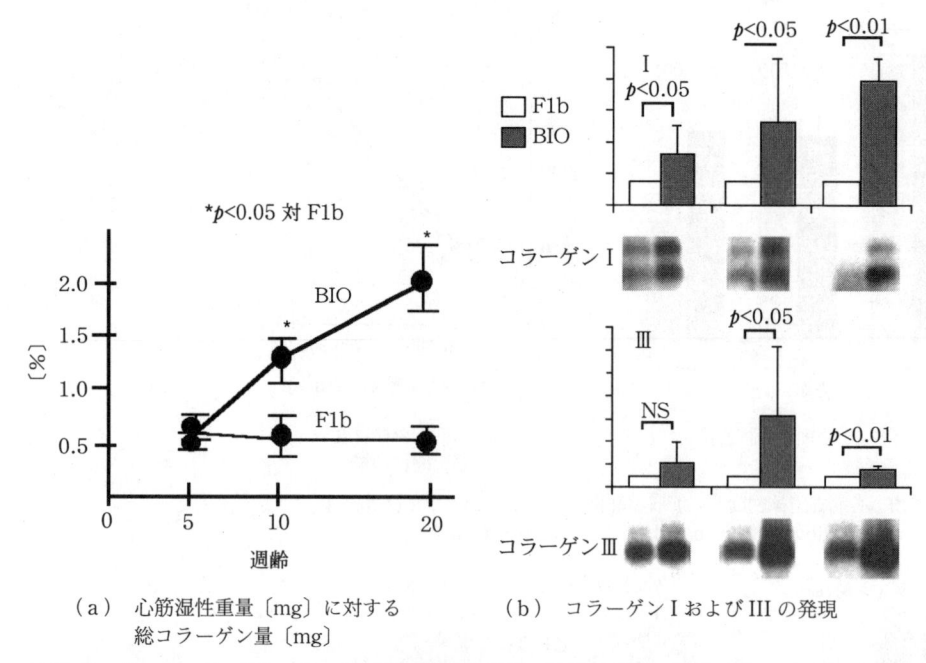

図 2.11 総コラーゲン量とコラーゲン遺伝子発現〔Okada, H. et al.: Mol Cell Biochem, 156, pp. 9-15 (1996)〕

(a) HHMD

(b) HHMD/DHLNL+HLNL

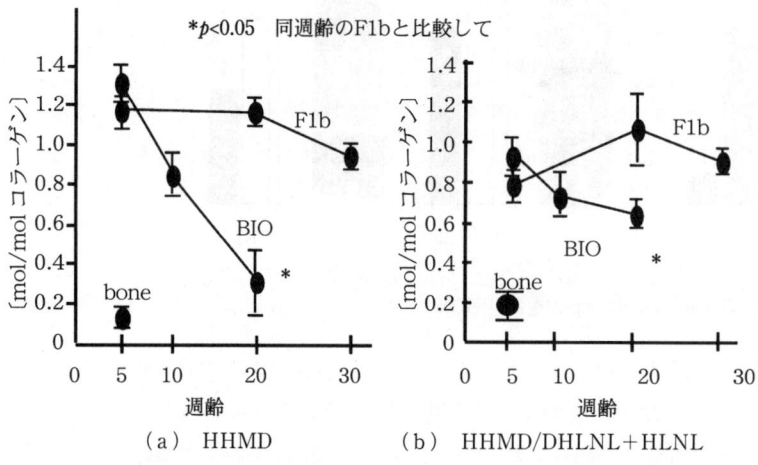

図 2.12 コラーゲンの還元性架橋分析〔Okada, H. et al.: Mol Cell Biochem, 156, pp.9-15(1996)〕

ンが増加するが，III 型コラーゲンの多い幼若な組織であり，病期の進行とともに，I 型コラーゲンが多く，酸可溶性が減少し，非還元性の成熟架橋が多い緊密な組織へと変化すると考えられた．架橋はコラーゲンとテトロペプタイドに位置し，コラーゲン分子内，分子間を結合する共役結合であり，コラーゲン線維は架橋により機械的強度と化学的安定性を得る．BIO TO 2 においては，骨型のコラーゲン組成となり，収縮性の低下と心室拡張を反映し，成熟した架橋構造を呈していた．また，

心筋症では量的に増大するばかりではなく，架橋構造の変化から骨のように固い構造となっていることが予測される．心収縮，拡張と光顕的線維化，心筋コラーゲン量とは負の相関を示し，コラーゲン代謝は量的にも質的にも心筋再構築過程の進展に重大な影響を及ぼすものと考えられた．さらに，強力に線維化を誘導するTGF-β1遺伝子発現も幼若期から亢進していた（図2.13）．

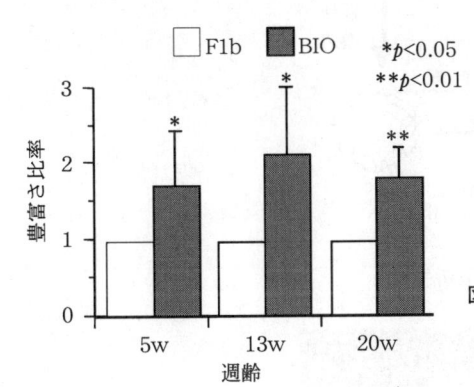

図2.13 TGF-β1 mRNAの発現レベル
〔Okada, H. et al.: Mol Cell Biochem, 156, pp.9-15（1996）〕

iii）**微小血管および血管新生** 毛細血管を可視化するためにGSA-B4を用いた．心臓は8μm厚で11.25mm²当りの毛細血管数および心筋細胞核密度を計測した．また，アルカリ性ホスファターゼ（alkaline phosphatase）を用いて動脈性毛細血管を青く，ジペプチディールペプチダーゼ（dipeptidylpeptidase）IVを用いて静脈性毛細血管を赤く，中間の毛細血管を紫に染め分け，それぞれの割合を計測した．また，血管新生には内皮細胞由来細胞成長因子（vascular endothelial growth factor）（VEGF）が大きく関与する．VEGFは，1983年に腫瘍細胞の分泌する血管透過性亢進物質として発見された45kDaのホモ二量体タンパクである．低酸素刺激などで心筋細胞からも分泌され，内皮細胞上のFlk1，Flt1を受容体とし，誘導，分化を制御する（図2.14）．VEGFの免疫染色は抗ヒトVEGF抗体（Santa Curz Inc., USA）を用いABC法により行った．さらに，薬剤のリモデリングに及ぼす影響を検討するため，カルシウム拮抗薬アムロジピン（A群），カルシウムセンシタイザーMCI-154（M群）を15週間経口投与，薬剤非投与群（N群）と比較した．BIO TO2とF1bの比較の結果，5週齢で全毛細血管密度は対照群と差はないが，（3019±171/mm²対2977±219/mm²，NS），13週齢（1879±312/mm²対2243±177/mm²，$p<0.01$），および20週齢（1268±183/mm²対1963±259/mm²，$p<0.01$）でBIO TO2では有意に毛細血管密度が低下した（図2.15）．さらに，二重染色により静脈性毛細血管の割合が減少していた．腫瘍血管で血管新生あるいは血管再生は静脈側から始まるとの観測結果から予測すると，心筋リモデリング過程は血管再生の機序破綻を伴うものと考えられた．VEGF，アンジオポイエチン（angiopoietine）1および2，VEGF受容体Flk-1の

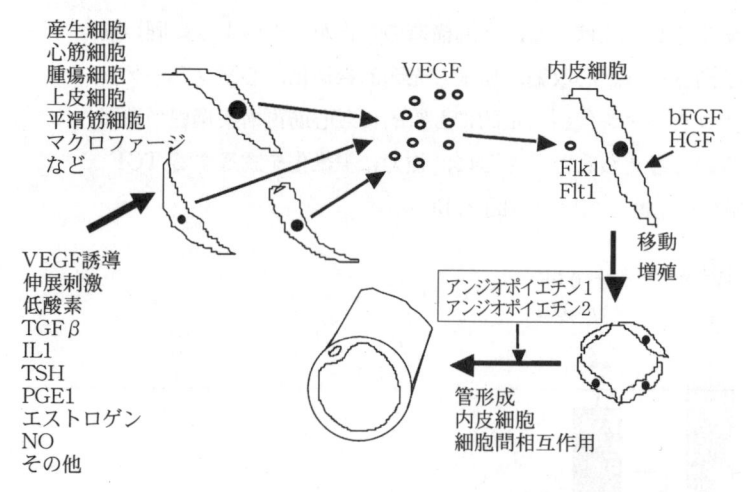

図 2.14 内皮細胞由来細胞成長因子と血管新生

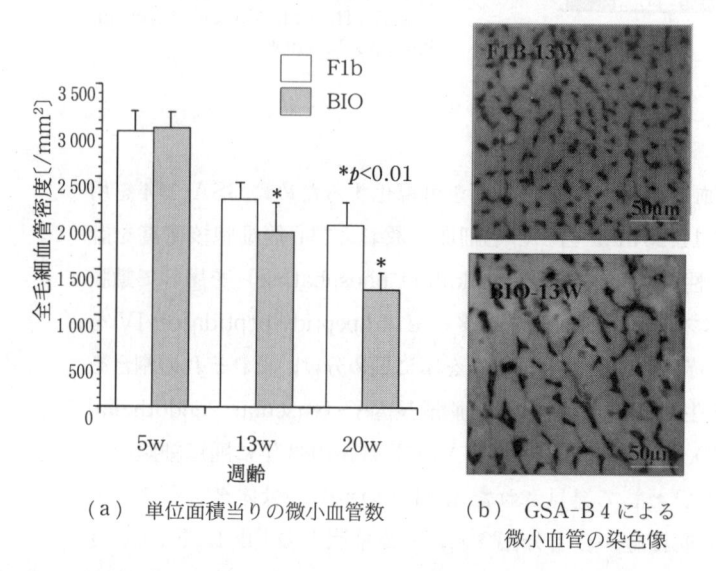

(a) 単位面積当りの微小血管数

(b) GSA-B4による微小血管の染色像

図 2.15 全毛細血管密度の変化〔Okamoto, H. et al.: Frontiers in Cardiology, pp.89-102 (2000)〕

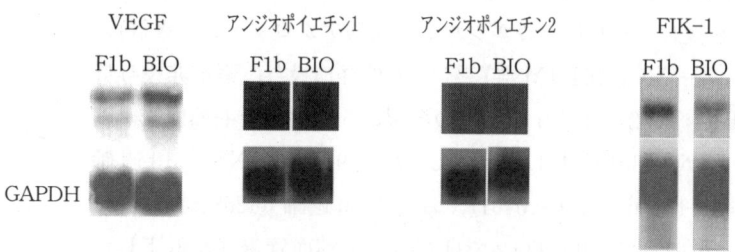

図 2.16 血管新生関連分子の遺伝子発現（20週齢，下段はGAPDHの遺伝子発現）〔Okamoto, H. et al.:Heart Failure; Frontiers in Cardiology, eds, by Kitabatake, A. et al., Springer-Verlag, Tokyo, pp.89-102 (2000)〕

遺伝子発現は，健常ハムスターと差はなかった（図2.16）。しかし，A群，M群ではリモデリング過程の改善とともにVEGF遺伝子発現の亢進とともに，全微小

血管密度，静脈性微小血管密度が正常化し（図 2.17），心筋症ハムスターでは相対的に血管新生が抑制されているものと考えられた．図から，薬剤非投与群においては，二重染色により静脈性毛細血管の割合が減少していたが，アムロジピン，MCI-154 投与により VEGF 遺伝子発現の増加とともに静脈性毛細血管の割合が増加したことがわかる．

(a) 静脈性毛細血管の割合   (b) VEGF の遺伝子発現

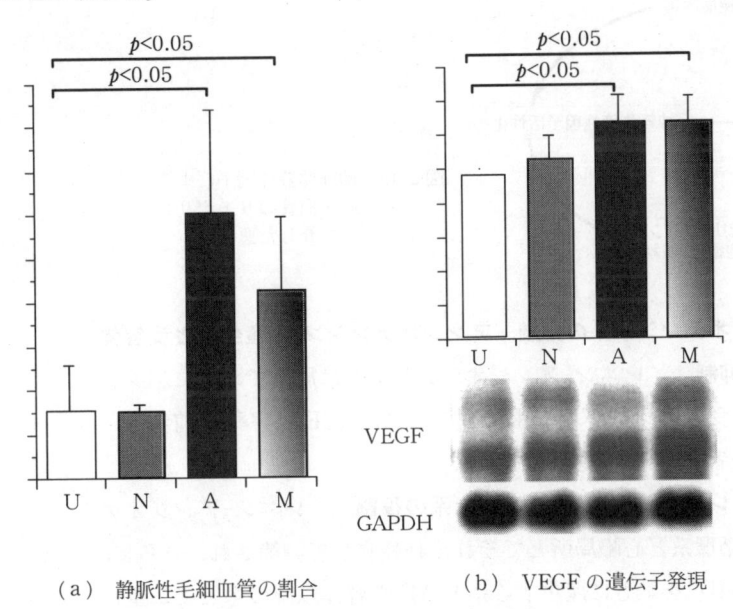

図 2.17 静脈性微小血管数と VEGF の遺伝子発現（薬剤による効果）
〔Kumamoto, H. et al.:Am J Physiol, 276, pp.H1117-H1123(1999)〕

〔2〕 リモデリングに関与する因子

（a） 細胞間ネットワーク―神経体液性因子，接着分子　　心筋細胞，非心筋細胞とも，機械的伸展刺激によりタンパクおよび DNA 合成能が増加したり，c-fos など癌遺伝子を誘導し，核への転位（translocation）を起こす．また，血行力学的因子とともに，アンジオテンシンⅡ（AII），アルドステロン，エンドセリンなどの血管収縮性あるいは細胞増殖促進性因子と血管拡張性，細胞増殖抑制性因子（NO，プロスタグランジン，ブラジキニン，ANP）との不均衡もリモデリングに関与する．AII は，AII 受容体を介し PLCβ を活性化させ，MAPK あるいはチロシンキナーゼ系を活性化し，心筋細胞肥大を促進する．また，心筋線維芽細胞で pro-α1(I)-，(III)-コラーゲンとフィブロネクチンの mRNA を増加させ，コラーゲン合成と分泌を促進し，コラーゲナーゼ活性を減少させる．肥大心，不全心で心臓局所の組織レニン-アンジオテンシン系の各遺伝子発現が亢進しているとともに，AII 受容体以降の細胞内情報伝達系も機能亢進している．心筋線維芽細胞で AII は TGFβ1 遺伝子発現を誘導し，TGFβ1 を産生し活性体へ変換する．したがって，AII はオートクリン，パラクリンに作用し，直接あるいは間接的に TGFβ1 を介して心筋線維化，コラーゲン増加を引き起こすと考えられる．このほかアルドステ

ロン，エンドセリンをはじめ多くの細胞成長因子や各種サイトカインもリモデリングに関与する。こうした多くの神経体液性因子は，心・血管のリモデリングを進め，血行動態的異常とともに，心筋不全をさらに助長するという悪循環を呈する（図 2.18）。

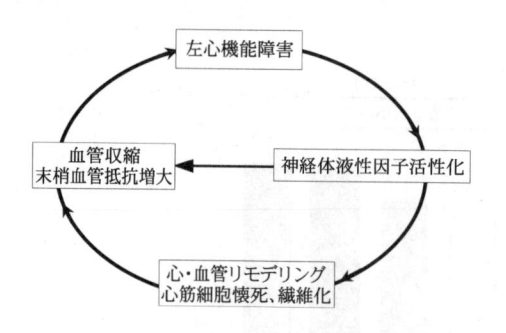

図 2.18 神経体液性因子による心・血管のリモデリングを介した悪循環

(b) レニン-アンジオテンシン系の抑制―アンジオテンシン II 産生系と受容体による二重調節とその抑制　レニン-アンジオテンシン系は局所でおもにアンジオテンシン II 産生系と受容体レベルで二重に調節され，ACE 阻害薬は前者を，AT1 受容体拮抗薬が後者を抑制する。

i) 心不全におけるレニン-アンジオテンシン系の役割　レニン-アンジオテンシン系（RAS）は，循環系と心臓局所とでそれぞれ独立して調節され，さらに，アンジオテンシン II（AII）をおもに産生する系と AII 受容体以降の系とで二重に調節されている（図 2.19）。レニンは，腎輸入細動脈周囲のいわゆる傍糸球体細胞で合成，貯蔵され，必要に応じて血中に放出される。血中のレニンは，肝臓由来のアンジオテンシノーゲンに作用し，N 末端の 10 個のアミノ酸アンジオテンシン I（AI）を遊離し，AI はさらにアンジオテンシン変換酵素（ACE）により AII に変換される。AII は Gq および Gi とカップリングする AT1 受容体を介し，ホスホリパーゼ C（PLC）を活性化する。その結果，IP3 産生と細胞内 Ca^{2+} の上昇およびジアシルグリセロール（DG）産生によるプロテインキナーゼ C（PKC）活性化

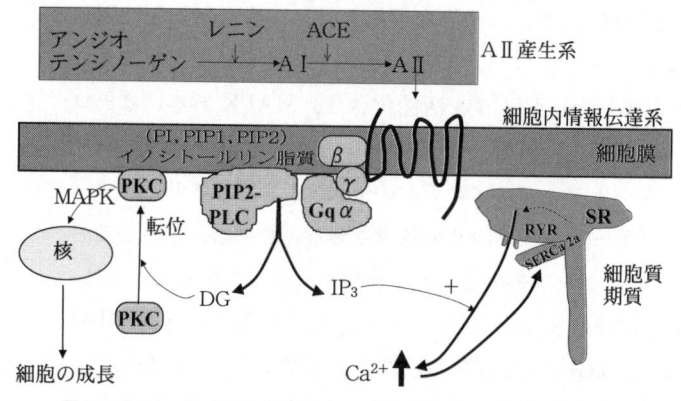

図 2.19　レニン-アンジオテンシン系（RAS）の二重調節機構
〔Opie L, H.: The Heart (1998) より改変〕

に引き続き細胞内情報伝達が行われる。

　循環系RASは，交感神経系とともに心不全の病態を修飾する。AIIは副腎でのアルドステロン産生を促し，尿細管からのナトリウム，水分の再吸収を抑制し循環血液量を増やす。増大した循環血液量は，前負荷として拡張末期容積を増大させ，フランク-スターリング機構によって心拍出量が増す。他方，AIIは，末梢血管を収縮させ，血圧を維持しようとする。その結果末梢血管抵抗が増大し，心室壁にかかる張力である後負荷が増大する。

　急性期にはこうした機構は低下した心拍出量を補うために合目的的ではあるが，過剰な循環血液量の増加と血管抵抗の増大の持続は心不全をさらに進展させる。RAS活性化状態は，心不全の予後規定因子の一つでもある。軽症心不全患者では血漿ANP，BNP濃度が上昇し，中等症になると血漿ノルアドレナリン濃度も上昇する。しかし，レニン活性やアルドステロン濃度は，正常域にとどまることが多い。NYHA III度以上の重症心不全で血液中のレニン活性は高値を示し，その程度は心不全の重症度および予後と密接にかかわっているが，必ずしもすべての患者で上昇するとは限らない。1980年代後半から，われわれを含め多くのグループから，循環系RASとは別に心臓や血管組織内にアンジオテンシノーゲン（ATN），レニン，アンジオテンシン変換酵素（ACE），AII受容体が存在し，局所でもAIIが産生されるとの証左が示された。循環系RASが循環動態の急激な変化に対応してホメオスタシスを維持するのに対し，局所RASはさらに，心筋や血管局所での壁応力や血管抵抗に呼応して組織構築を維持するためにあると考えられている。慢性的に負荷の増大が持続すると，壁応力の変化に対応するため肥大や拡大が生ずる。細胞レベルから見ると，心臓全体に占める心筋細胞数が減少し，心筋細胞は増殖してその数を増すことはないため，残存心筋細胞当りの負荷が増し，心筋細胞は肥大する。

　また，欠落した心筋細胞に代わり線維芽細胞などの非心筋細胞が増生するとともに，増生した細胞においてコラーゲンを中心としたタンパク合成が盛んになり，線維化がもたらされ細胞間結合がより強固なものになる。AIIは，心筋細胞においては細胞肥大作用を有し，また，線維芽細胞においてはコラーゲン合成亢進作用があることから，この心筋再構築過程を強く修飾することが容易に理解される。すなわち，心筋や血管局所において，AIIやアルドステロンは細胞成長因子として心筋細胞肥大，線維芽細胞，血管平滑筋細胞に作用し，心筋肥大，線維化や血管再構築を進展させる。心筋肥大や心拡大が進展すれば心筋への酸素需要供給のバランスを崩し，心筋虚血，不整脈などの発生にもつながり，循環動態をさらに悪化させる。

　ii）心臓局所でのRASの調節　　心臓局所でRASはレニン，ACEの二つの律速酵素によって微妙に調節されている。しかし，レニンの局所での産生には異論もあり，正常心筋で認められるレニン活性は，その大部分が血中レニン分子の消費（up-take）によるとの見方もある。われわれは，組織での循環系とは独立した調

節機構を明らかにする目的で，以下の検討を行った。

Wistar-Kyoto ラット（WKY，10 週齢）を用い，浸透圧ポンプにより AII（10^{-6}M）あるいはノリエピネフリン（norepinephrine：NE），（10^{-6}M）を 4 週間持続投与した。その結果，投与 2 週間後より収縮期血圧は上昇し，4 週間後心重量-体重比は増加した。心臓，肺，腎臓を摘出し，ATN，レニン，ACEmRNA 発現レベルを定量すると，ATN，レニン，ACE 発現レベルは肺，腎臓において差はなく，血圧上昇，心肥大と対応して心臓において ACE 発現が増大したが，ATN，レニンの発現に差を認めなかった。したがって，血圧上昇，心肥大の進展に伴い，循環 RAS とは独立して心臓 RAS，ことに，ACE の発現が増加すると考えられた（図 2.20）。

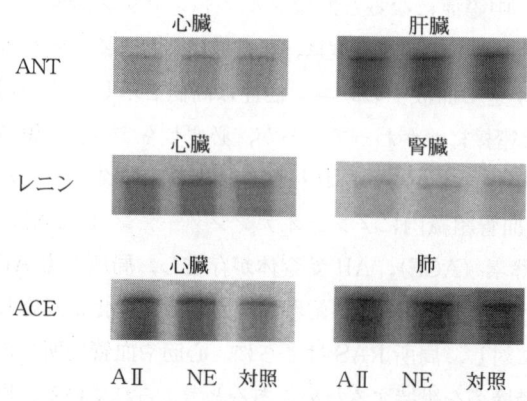

図 2.20 AII，ノリエピネフリン投与後の各臓器における RAS コンポーネントの遺伝子発現

さらに，5，10 週齢の高血圧自然発症ラット（SHR）および同週齢の WKY を用い，ATN，レニン，ACE 遺伝子の発現と組織 ACE 活性を測定した。収縮期血圧，左室重量-体重比は，5 週齢では差がないが，10 週齢で増加した。SHR では 10 週齢より左室で ATN，レニン，ACE の mRNA 発現が亢進した。ACE 活性は，5 週齢でやや増加し，10 週齢で有意に増加した。

つぎに，10 週齢 SHR にヒドララジン（hydralazine：H），トリクロームサイアザイド（trichlormethiazide：T）を 4 週間経口投与すると，心重量-体重比は H 投与群では変化がないが，T 投与群において，WKY と差がない程度に抑制された。左心室細胞膜画分の ACE 活性は，降圧薬非投与 SHR において，WKY に比し約 2 倍の活性値を示したが，H および T を投与するといずれの群でも血圧の低下と対応して，有意に ACE 活性，ACEmRNA 発現レベルが抑制された。また，ACEmRNA 発現レベルも薬剤投与により減少した。血漿中レニン活性，AII 濃度は WKY と SHR との間で差はなく，T 投与群で増加した（図 2.21）。

したがって，RAS は心肥大の結果 2 次的に活性化するのではなく，血圧上昇に伴い活性化されること，しかも，循環系 RAS とは独立して制御されること，ま

(a) 降圧治療の効果

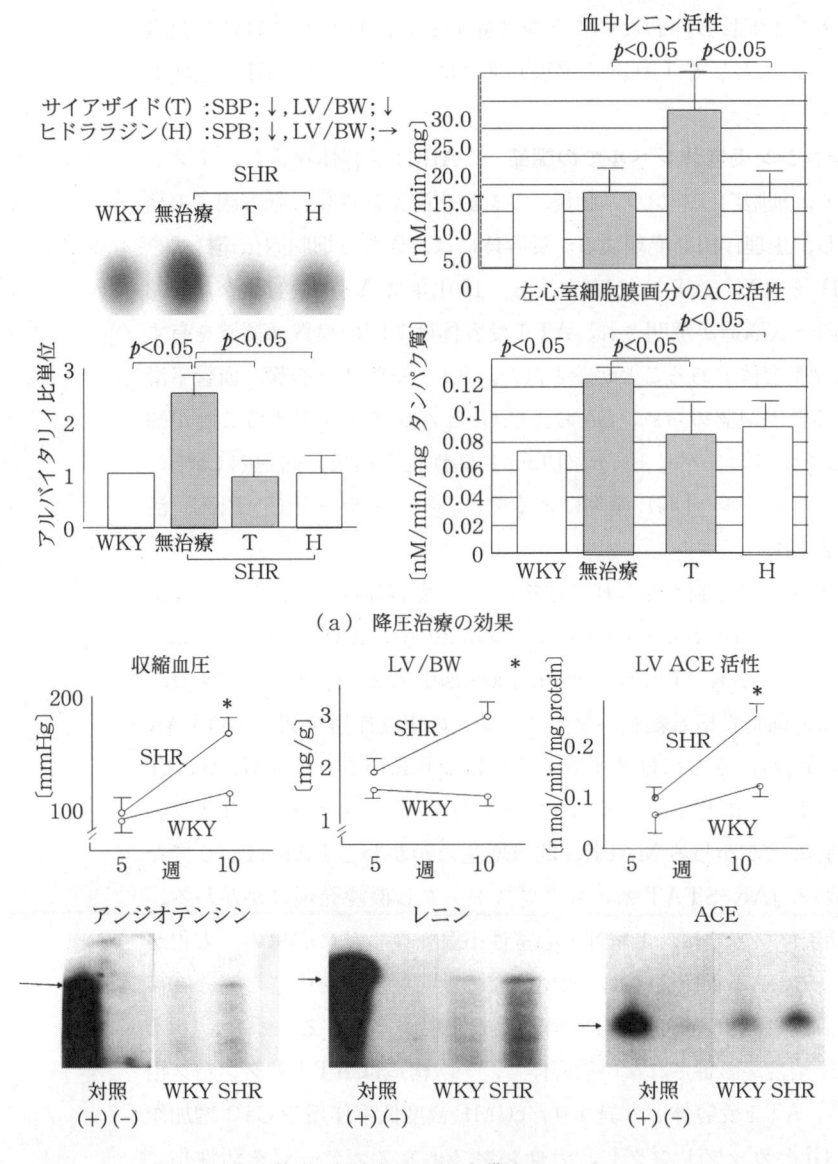

(b) SHRとWKYの心臓RAS

図2.21 高血圧自然発症ラット（SHR）におけるRASコンポーネントの遺伝子発現の変化〔Okamoto, H. et al.: Circulation 1994, 90：1051（1994）〕

た，肥大心におけるRAS活性化の中で，組織ACEが中心的な役割を担うと考えられた．ACE遺伝子のプロモーター領域には，グルココルチコイド結合部位，cAMP結合部位，AP2・SP1などの転写因子結合部位が存在することから，各種ストレスによるステロイドホルモンの上昇，交感神経活性化によるβ受容体の刺激，圧負荷・容量負荷による心筋の伸展刺激などで遺伝子発現が亢進すると考えられる．

一方，不全心筋におけるACE活性は健常心筋における活性の約5倍以上に上昇しているとの報告やmRNAレベルでの発現亢進の報告がある．心不全において血

中ACE活性の上昇を必ずしも伴わないことを考慮すると，心不全における組織RAS系の活性化とは，主として「ACEの発現亢進」による局所でのAII産生増加が特徴であると考えられる．

　　iii）　アンジオテンシン受容体レベルでの調節　　AIIは受容体を介し，イノシトールリン脂質代謝，細胞内カルシウム動員，リン酸化酵素活性化，転写因子の発現誘導などを調節し，生理作用を発現する．受容体には，異なる細胞内伝達様式を有する1型（AT1）と2型（AT2）が存在する．1991年にAT1受容体が，1993年にAT2受容体の一次構造が解明され，AT1受容体は7回の膜貫通領域を有するGタンパク質共役受容体であることが示された．AT1受容体は心臓，血管平滑筋を含め組織全体に発現が認められ，GqおよびGiとカップリングすることが知られる．Gqを介したホスホリパーゼCβ（PLCβ）活性化の結果，細胞内Ca^{2+}の上昇とジアシルグリセロール（DG）産生によるプロテインキナーゼC（PKC）活性化が生ずる（図2.19）．

　一方，Giを介したACの抑制も知られている．AT1受容体はまた，シグナル伝達に重要なc-Src, Shc（Src homologous and collagen），ERK（extracellular signal-related kinase），JNK（Jun N-terminal kinase）など細胞内タンパク質，インテグリンを介した細胞骨格と細胞外マトリックスの相互作用を調節するFAK（focal adhesion kinase），さらにはサイトカインにより誘導されるJAK-STAT系のチロシン残基をもリン酸化する，多彩な作用を有する．すなわち，AT1受容体は，細胞増殖，肥大にかかわるMAPK，間質増生にかかわるFAKばかりでなく，免疫系にかかわるJAK-STAT系ともクロストークし機能発現にかかわる．AT1受容体過剰発現マウスでは，上室性・心室性不整脈ならびに心房の巨大化が認められている．一方，AT2受容体は，胎児組織では間葉組織を中心に高濃度存在するが，出生後急速に減少，心血管再構築過程で発現が亢進する．また，GTPアナログによりAII結合が影響されない受容体で，一次構造はAT1とタンパク相同性が34％と低い．AT1受容体とは異なり，cGMP濃度低下作用やCa^{2+}増加作用が認められず，Giとカップリングし，チロシンフォスファターゼを活性化，MAPKを抑制し，AT1刺激による細胞肥大，増殖作用に拮抗する．AT2ノックアウトマウスでは，基礎血圧の上昇やAIIに対する過剰な血圧上昇反応が認められる．さらに，不全心でAT1Rは減少するが，AT2Rは変化がなく相対的にAT2R優位になる．

　　iv）　心不全モデル動物におけるRAS抑制薬の効果　　拡張型心筋症ハムスター（TO2）を用いてRAS抑制薬を用い，心筋再構築過程におけるRAS抑制の影響を検討した．5週齢の拡張型心筋症ハムスターにACE阻害薬エナラプリル（Enalapril）（E群），アンジオテンシン受容体拮抗薬TCV-11[6]（T群）を15週間経口投与し，薬剤非投与群（C群）と比較した．ミラーマイクロチップ（Millar micro-tip）カテーテルにより，左室内圧測定後，心筋再構築過程を三つの要素，

すなわち心筋細胞核密度により心筋細胞の生存能力（viability）を，線維化率とコラーゲン I（Col 1），コラーゲン III（Col 3），TGF-β の遺伝子発現により非心筋細胞による線維化の程度を，さらに，毛細血管密度および毛細血管・心筋細胞核比，VEGF，アンジオポイエチン 1（Ang 1）および 2（Ang 2）の発現により微小血管と血管新生の変化を検討した。その結果，E 群，T 群で左室・体重比は低下し，$+dP/dt$ が増加，LVEDP が低下した。心筋細胞核密度は E 群＜T 群の順に増加し（図 2.22），毛細血管・心筋細胞核比は同様に低下した。VEGF，TGF-β，Ang 1，Ang 2 では各群間で有意な差は認めなかった。線維化率は E 群で低下した。すなわち，心不全モデル動物において，RAS 抑制薬はいずれも心筋再構築を抑制し血行動態を改善したが，その機序には差があり，AII 作動抑制は心筋細胞を保持し，BK や NO の産生増加は線維化進展を抑制し心筋再構築を抑制すると考えられた。

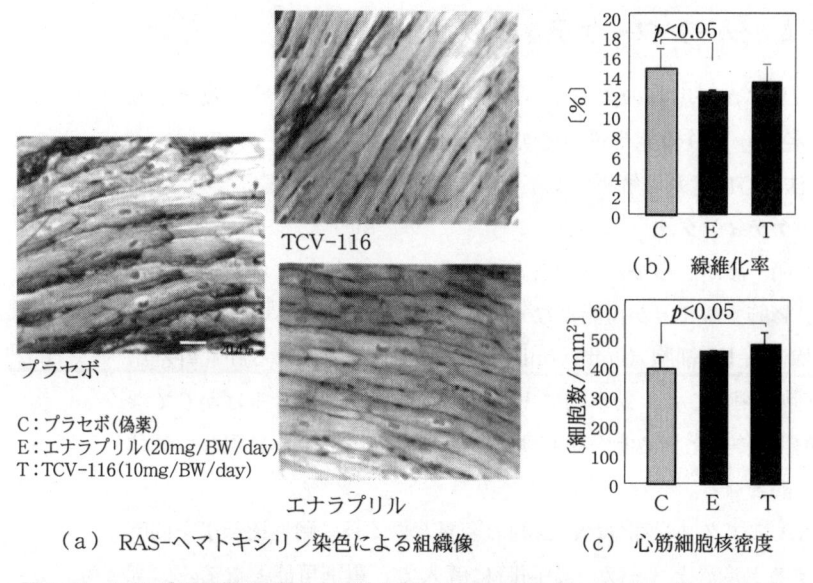

図 2.22 RAS 系抑制薬の心筋リモデリングへ及ぼす効果〔Watanabe, M. et al.：J Cardiovasc Pharmacol, 32, pp.248-259(1998)〕

(a) RAS-ヘマトキシリン染色による組織像
(b) 線維化率
(c) 心筋細胞核密度

C：プラセボ(偽薬)
E：エナラプリル(20mg/BW/day)
T：TCV-116(10mg/BW/day)

v）微小血管構築の関与　通常，低酸素や低灌流下では血管新生が促され血流の維持にあたるが，障害心筋では血管新生能が低下し血管新生が十分なされない可能性がある。腫瘍組織の成長や転移には血管新生が不可欠の要素であるとの仮説が提示されて以来，悪性腫瘍における抗血管新生療法の有用性が実証されつつある。

一方，心筋細胞は自ら血管新生因子である FGF や VEGF を産生すること，FGF 遺伝子をアデノウイルスベクターに組み込みブタ虚血心筋に導入すると血管新生が促進され，虚血心筋への血流や心筋収縮力が回復することが報告された。急性心筋梗塞において，血管新生は線維芽細胞の出現と同期し，線維化の進行とともに低下する。虚血性心疾患の場合，側腹血行の発達を促進させることによって虚血

を解除する，というコンセプトに基づき，血管新生療法の可能性が模索されているが，虚血心でなくとも血管新生を回復し血流を維持することは心筋細胞を保持し，心機能の回復がもたらされる可能性がある．したがって，われわれは，仮説として，不全心筋の再構築過程に，第3の因子として心筋血流低下と分配の異常，ことに血管新生による毛細血管構築の破綻が心筋再構築を進展し，心機能をさらに悪化させる機序を想定し，不全心筋においても血管新生療法の有用性が期待される．われわれは拡張型心筋症モデルハムスターを用いた検討結果から，心不全期に心筋細胞密度が減少し，線維化組織容積が増大するとともに微小血管ことに細静脈性毛細血管密度が減少していること，VEGFの遺伝子発現が抑制されていること，また，薬物治療により心筋線維化が抑制されるとともにVEGFの遺伝子発現，細静脈性毛細血管密度が回復することを観察した（図2.17）．

2.4 ジーンターゲティングからの教訓

遺伝子を構成するわずか一塩基の置換でさえ，心機能に大きな影響を及ぼしうる．不全心での特定の分子の機能や役割を知るうえで，ジーンターゲティング（Gene targeting）法は心血管系を解析する不可欠な手法となっている．

〔1〕 ジーンターゲティング法

不全心筋の病態解明，診断ならびに治療技術の開発にあたっては，特定の遺伝子の機能をなくしたり修飾することが可能になった．その作製概要は，まず，マウス胚盤胞の内部細胞塊からES細胞（embryonic stem cell）と呼ばれる胚性幹細胞を分離する．ES細胞を用いると，効率的にキメラマウスを作製できるばかりでなく，ES細胞は生殖細胞に分化する能力を有するため，導入遺伝子を発現した個体を作製することが可能となる．

特定の遺伝子DNAのエクソン部分に，目的の変異とウイルス耐性遺伝子を同時に導入する．こうすると変異とマーカーを同時に導入でき選別可能となる．つぎに，エレクトロポレーション法等でES細胞に変異DNAを導入する．その際ほとんどはランダムに導入されるが，その一部は相同組換えにより，目的DNAが組み込まれる．ES細胞にガンシクロビア（Gancyclovir）等の抗ウイルス薬を投与すると，耐性遺伝子をもたない細胞は死滅し，目的の細胞が選別される．さらにPCR，サザン（Southern）法で順方向の組換えの細胞を選別し，特定のDNAを導入した相同組換えES細胞ができ上がる．つぎにレシピエントマウスの子宮から胚盤胞を取り出し，1個の胚盤胞につき10〜15個のES細胞をミクロピペットにより注入する．この胚盤胞を，偽妊娠状態マウスの子宮内に移植する．60〜70％の率で子が生まれその約半数は目的遺伝子をもつキメラマウスとなる．しかも，ES細胞はXY染色体をもつものが使用されるため，生まれるキメラマウスは雄である率が高い．最初に生まれるマウスはキメラであるため，これをさらに交配する

と，目的遺伝子をホモやヘテロにもつF1マウスが得られる。ジーンターゲティング法にも欠点がある。TGの場合，表現形質が用いたプロモータの種類，導入された遺伝子のコピー数などに影響される。ノックアウト（knock-out）の場合，生命維持に重要な遺伝子であれば胎生期に死亡し，ほかに代償系があればその系が補助的に作動し，異常表現系が現れないこともある。さらに，いずれの場合も，発生段階に影響し長期的な影響を追求しづらい場合もある。

〔2〕 **心筋構造タンパクのジーンターゲティング―ミオシン重鎖過剰発現**

ヒト移植心を用いた検討から，末期心不全患者ではαミオシン重鎖が減少している。また，肥大型心筋症では，βミオシン重鎖の塩基置換により心肥大が形成される。ラインワンド（Leinwand）らはミオシン重鎖およびトロポニンTの遺伝子変異を導入し，トランスジェニックマウスを作成した。その結果，ミオシン重鎖遺伝子変異を発現したマウスでは，2か月までに心肥大を，8か月までには心拡大と収縮機能障害を発症した。一方，トロポニンTの遺伝子変異を発現したマウスでは拡張機能障害が顕著で，生後24時間以内に死亡した。

〔3〕 **交感神経，β受容体系のジーンターゲティング**

神経成長因子（NGF）のTGでは，心臓組織で神経線維，カテコラミン濃度が増加し，心肥大が認められている。β1受容体遺伝子をANPのプロモーターに結合させ，心房特異的に発現させたTGでは，心房肥大はなく上室性頻拍を生じた。Gsαを心臓特異的に過剰発現させたTGでは，幼若期には心拍数増加，心筋細胞肥大，イソプロテレノールに対する収縮性の増加が認められるが，加齢によりアポトーシスが誘導され，心筋収縮性が低下することが示されている。β受容体の効果器であるアデニリルシクラーゼ（adenylyl cyclase：AC）は，Gタンパク質と結合し，cAMPの産生を制御している。ハモンド（Hammond）らはACを過剰発現させた心筋細胞のβ受容体刺激に対する反応性およびACのトランスジェニックマウス（transgenic mouse）を作成し詳細に検討した結果，β受容体刺激に対してAC過剰発現心筋細胞は7倍のcAMP産生能を有し，ACトランスジェニックマウスでは，安静時の心機能は正常に保たれるが，β受容体刺激に対して収縮性の亢進とcAMP産生の増加を認めた。βARK1またはβ2ARを抑制するタンパクを心臓局所で過剰発現するトランスジェニックマウスをネズミの遺伝的心不全モデル（MLP-/-）と交配し，インビボ（*in vivo*：生体内）の心機能を心エコー図検査と心臓カテーテル法により評価すると，MLP-/-とMLP-/-/βARの両マウスの左心室内腔は拡大し左室短縮率および平均円周短縮速度は有意に減少していた。対象的に，MLP-/-/βARKct（βARK1抑制タンパク過剰発現）マウスの左心室内腔と機能は正常であった。MLP-/-/βARKctマウスの左心室収縮性はLVdp/dtmaxでみるとMLP-/-に比べ有意に増加していたが，正常対照に比べ低下していた。MLP-/-マウスにおいて高度に認められたβARの脱感作はインビトロ（イソプロテレノールに対する反応性）およびインビボ（イソプロテレノール刺激によ

る膜アデニリルサイラーゼ活性）の測定で，βARK1抑制タンパクの過剰発現により完全に正常化していたことである．すなわち，不全心筋で亢進しているβ受容体リン酸化酵素（βARK1）遺伝子発現，あるいは活性亢進を抑制すると心筋収縮性回復に結びつくことが示された．

ミオシン軽鎖プロモータにウイルス由来のH-rasを心室特異的に発現させたTGでは，心室肥大，心筋線維の錯綜配列，心室拡張能低下が，c-mycのTGでは心筋細胞肥大が認められる．

〔4〕 体液性因子

ANPおよびBNPのTGでは，血圧や心筋重量の低下が示されている．逆にANPのKOでは食塩感受性高血圧が認められる．

〔5〕 免疫系，サイトカイン

従来，自己抗原が豊富で，MHC抗原提示能，T細胞活性化や増殖誘導能を欠く心筋細胞からなる心臓では，自己免疫機序は成立しにくいとされてきた．しかし，T細胞副刺激（costimulation）の負の制御因子PD-1の欠損マウスで心筋細胞間にIgGおよび補体の沈着とともに心室拡張と収縮性の低下を示す拡張型心筋症類似の病変ができることが報告された．また，拡張型心筋症（DCM）では抗心筋自己抗体，ことにADP/ATPキャリア，β1受容体，心筋ミオシン重鎖などの陽性率が高いこと，心筋細胞表面に抗心筋自己抗体が結合すると補体依存性に細胞溶解が生じ，細胞障害性T細胞，NK細胞，マクロファージを介した反応により細胞障害が惹起される自己免疫機序が病態に深く関与することが明らかにされた．

正常組織で無刺激の抗原提示細胞は，たとえ自己抗原を提示していたとしても副刺激（costimulatory）分子の発現が制御されているためT細胞はアナジーのため活性化されず自己寛容が維持される．T細胞活性化には，T細胞受容体からの主要シグナルと同時に副刺激を介した刺激がT細胞に伝達されることが必要である．副刺激分子としては，CD28/CTLA4，CD40/CD40L，ICOS，HEVEMやPD-1がある（図2.23）．急性ウイルス性心筋炎やDCMの心筋組織では，中等度から

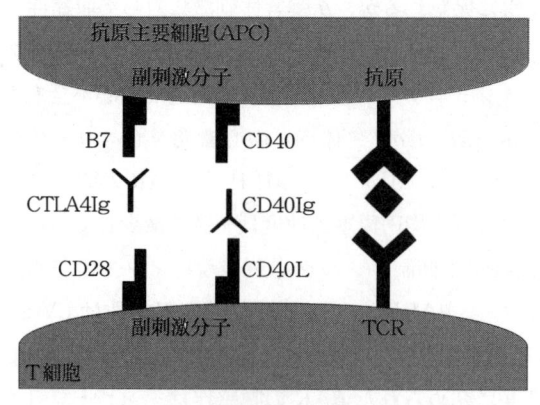

図2.23 T細胞活性化機構と副刺激

高度のB7-1・B7-2・CD 40発現が認められ，逆に，炎症細胞浸潤が抗CD 40 L/B 7-1抗体により抑制されることが示されている．また，T細胞活性化過程で，CD 28/CTLA 4による第2シグナルの存在により，IL-2産生能は数10倍に増強され，増殖反応が亢進し，結果的にT細胞のエフェクター機能が増強されるが，可溶性CTLA 4 IgはB 7と結合してCD 28との結合を阻害し，T細胞活性化を抑制することが示されている．最近の心臓移植や心筋再生を目的とした骨髄由来幹細胞移植で移植片対宿主病（GVHD）発症が想定され，この場合も移植片のドナー由来T細胞がホストの組織適合抗原を認識する移植免疫反応が主因なため，副刺激抑制が効果的と考えられる．

　この自己免疫学的機序以外にも，免疫系による心臓の修飾が知られる．TNF-αトランスジェニックマウスでは，頻呼吸，活動性低下，うずくまり姿勢という全身症状とともに，MRI検査では両心室拡張と駆出率低下を認める．トランスジェニックマウスは全例成熟前に死亡し，病理学的所見として球状に拡大した心臓，両側胸水，心筋アポトーシス，貫壁性心筋炎を両心室自由壁，心室中隔，心房に認めた．末期症状を示すマウスでは，両心室の著明な線維化と心房血栓が見られた．これらの結果から，心筋細胞におけるTNF-α産生が心機能不全を引き起こすことが示唆された．ニワトリβアクチンプロモーターにIL-6とその受容体を全身で発現させると心室肥大に，逆にgp 130のKOでは心筋細胞数減少と壁の菲薄化を示し，胎生期に死亡する．

　サイトカインによるリンパ球活性化に必要なCa依存性ホスファターゼ・カルシニューリン（calcineurin）の心臓領域での意義が示されている．もともと，カルシニューリンは中枢神経系で解析が進められていたが，カルシニューリンの転写因子活性T細胞の核因子（nuclear factor of activated T cells：NF-AT）が脱リン酸化され核内へ移動し，心肥大のシグナルとなることが示された．また，カルシニューリンあるいはNF-AT 3遺伝子の過剰発現はジンクフィンガー（zinc finger）転写因子であるGATA 4と連関し，心肥大や心不全を引き起こすことも報告された．一方，同じファミリーに属するNF-ATc欠損マウスでは，大動脈弁，肺動脈弁が欠損し胎生2週間ほどで循環不全のため死亡することが報告された．また，NF-ATcは心筋の内膜，ことに内皮細胞の核内に限局して発現するが，カルシニューリン阻害薬FK 506で野生型マウス胚を処理するとNF-ATcの核内への局在が抑制された．以上の結果は，カルシニューリンあるいはNF-ATはTNF-α，IL-6あるいはgp 130と類似し，免疫系分子が増殖シグナルとして心臓の形態にも大きく関与する証左と考えられる．さらに，チロシン基（based）の受容体抑制motifを有するIgスーパーファミリーPD-1に関して，PD-1欠損マウスではループスライク（lupus-like）の自己免疫（autoimmunity）と拡張型心筋症を引き起こすことが示された．cDNAは，2106塩基，288アミノ酸からなる55 kDaの膜貫通性タンパクで，活性化リンパ球，単球で誘導される免疫反応の拒絶調節機構

(negative regulator) である。ヒューマン (human) とミューライン (murine) とは塩基レベルで70％, アミノ酸レベルで60％相同, 遺伝子は五つのエクソンからなる。PD-1欠損マウスは5週齢から死に始め, 30週齢で3分の2が死亡する。死亡前眼球突出し, 肝腫大を伴い, 心不全死する。

〔6〕 細胞外マトリックスの制御

内因性のメタロプロテイネース阻害作用を示すTIMP-1の欠損マウスでは, 左室内圧や収縮性に変化はないが, 左心室の拡張末期容積の増加とコラーゲン量の減少が減少していたことから, TIMP-1は左室構築を維持するものと考えられている。

2.5 心肥大，心不全の分子機構研究の進歩——将来への展望

心不全，心肥大に関わる分子機構の進歩を心機能不全，心肥大を改善するための方向性から，大きく，〔1〕収縮性低下に関わる遺伝子の発現調節，〔2〕心筋細胞への分化誘導療法，〔3〕微小血管の新生誘導，〔4〕心筋細胞の細胞移植に分けて示す。

〔1〕 収縮性低下にかかわる遺伝子の発現調節

興奮収縮連関にかかわり，しかも不全心筋で発現が低下しているCa^{2+}-ATPase, ホスホランバン (phospholamban) やβ受容体の遺伝子を誘導したり過剰発現させる，逆に，発現が亢進しているβ受容体キナーゼ，アポトーシス関連遺伝子などを抑制する手法が数多く報告されている。ホスファチジルイノシトール 4,5-ニリン酸 (PIP 2) は，セカンドメッセンジャーとしてはたらいて，細胞膜と細胞骨格（サイトスケルトン）の結合力を増加させたり減少させたりして，細胞膜の機能や細胞骨格構造を調節する。不全心では，拡張期に細胞質へのCa^{2+}リークが持続しているが，Ca^{2+}リークには細胞内リイアノジン (ryanodine) 受容体からFK 506結合タンパク (FKBP 12.6) がはずれ，タンパクキナーゼ (protein kinase) Aのリン酸化される機構が関与することが示された。

〔2〕 心筋細胞への分化誘導療法

骨格筋ではMyoDのようにヘリックス-ループ-ヘリックス (helix-loop-helix) を有し，筋の形質転換に重要な因子が知られるが，心臓ではいまだに明らかにされていない。心筋細胞と骨格筋細胞で異なる分化を示す因子として，Pax 7 (paired box 転写因子) が見出された。Pax 7は，幹細胞で発現されることにより，別の発達プログラムを制限してサテライト細胞への分化を誘導する。心筋細胞ではサテライト細胞を欠くため，障害後の再生心筋細胞の補充ができないと考えられていたが，筋原性サテライト細胞と筋肉に誘導される幹細胞は，まったく別の細胞集団であることが示された。また，心臓特異的転写因子群Csx/Nkx-2.5をはじめ，GATA 4, dHAND, Mef 2 cなどは心臓の形態形成には重要だが，心筋細胞への分化誘導に

は不十分であることがわかってきた。さらに上流の分子を見いだすか，転写系について解析を加える必要があるが，今後，幹細胞の分化誘導を含め進展が期待される領域である。この中で，TAK1（トランスフォーミング増殖因子-β活性化キナーゼ）は細胞外刺激を遺伝子転写に結びつけるMAPキナーゼキナーゼキナーゼ・ファミリーの一員で，圧負荷による心肥大では活性が亢進し，またそのトランスジェニックマウスでは，心肥大，間質の線維化，重症心不全，胎生遺伝子発現，アポトーシス，早期死亡を引き起こすことが報告された[5]。さらに，TAK1を誘導したり，発達過程でCsx/Nkx-2.5やGATA4の上流にありこれら分子を誘導し，さらには，Smadなどを介し，心臓の形成に関わる骨格形成タンパク（bone morphogenetic protein：BMP）の意義が知られるようになった。今後，肥大心や不全心における意義解明が待たれる。ちなみに，BMPII型受容体遺伝子変異は，家族性肺高血圧症の原因遺伝子として指摘されている。このほか，カルシニューリンの心臓領域での意義がしだいに明らかにされつつある。もともと，カルシニューリンはサイトカインによるリンパ球活性化に必要なCa依存性ホスファターゼで，中枢神経系で解析が進んでいたが，カルシニューリンの転写因子活性T細胞の核因子（NF-AT）が脱リン酸化され核内へ移動し，心肥大のシグナルとなることが示され，また，カルシニューリンあるいはNF-AT3遺伝子の過剰発現はジンクフィンガー転写因子であるGATA4と連関し，心肥大や心不全を引き起こすことも報告された。カルシニューリン阻害薬FK506はNF-ATcの核内への局在を抑制し，心筋細胞肥大を抑制する。

〔3〕 血管新生

アンジオポイエチン-1（Ang1）をアデノウィルスを用いて遺伝子導入すると，

(a) 血管新生の成り立ち

(b) 骨髄由来幹細胞の分化

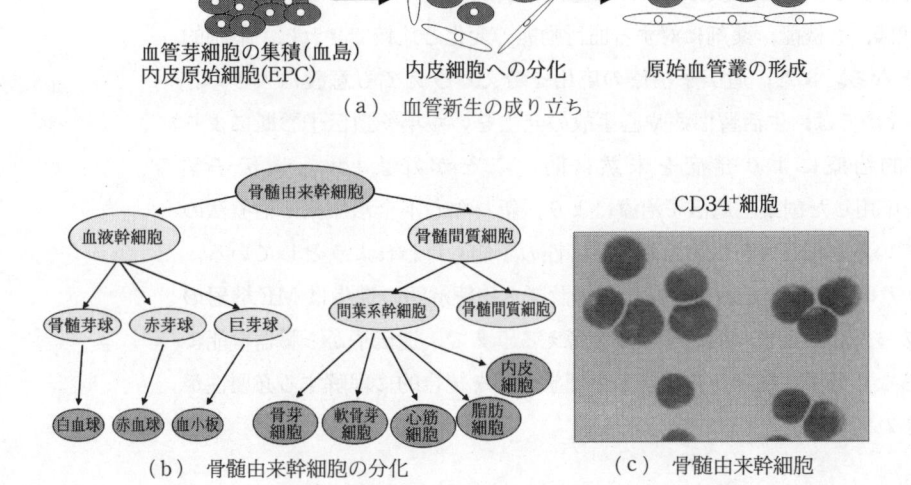

(c) 骨髄由来幹細胞

図2.24 血管新生と細胞移植

成人血管系での血漿漏出を防ぎ，このことから，Ang 1 はいくつかの血管性疾患に対して，VEGF や FGF 以上に画期的な治療法につながる可能性がある。

〔4〕 **細 胞 移 植**

インビトロで心筋細胞へ分化誘導し，それを移植することにより心機能の改善が期待できる（図2.24）。なかでも，ES 細胞は多分化能を有し，効率に心筋細胞へも分化することが知られている。しかし，ES 細胞の利用は倫理的問題から制限されている。その代わり，造血幹細胞（hematopoietic stem cell）などから心筋細胞への誘導が試みられているが，今後の展開が期待される。図 2.24(a) に血管新生の成り立ちをシェーマで示す。また，図(b)に骨髄由来幹細胞の分化，図(c)には実際に骨髄移植で用いられている骨髄由来幹細胞（CD 34 陽性細胞）の顕微鏡写真を示す（200 倍）。

〔5〕 **お わ り に**

コーン（Cohn）は，「心不全とは心・血行動態機能低下の結果，肺うっ血や浮腫などの心不全症状を呈し活動能力が制限されている状態で，これらは心機能低下に神経・体液性因子活性化などさまざまな代償機序が加わり修復された全身的変化であり，しばしば不整脈を伴い，きわめて生命予後の悪い状態」と定義している。心不全は心・血行動態の失調に基づいて発症するが，神経体液性因子や免疫系によって修飾され，しかも，従来は代償的にはたらいていると考えられていた神経体液性因子や免疫系が，むしろ心筋障害的にはたらくこともあると理解されるようになった。しかし，不全心進展の病態が必ずしも解明されたわけではない。同じ疾患に基づく心不全でも，個々により，時間的経過や代償機序発現が異なる。「時」の流れのなかで個々の分子の変化がどのように心機能低下や引き続く臨床状態の変化に対応するか，さらなる病態解明が求められている。その糸口として，DNA マイクロチップを用いたマイクロアレー法の応用がある。これは，例えば患者の心筋生検標本から DNA を抽出し，数万に及ぶ DNA の量的，質的変化を同時にとらえるものである。臨床状態，心機能，薬剤に対する血行動態の変化と比較できれば，個別的な治療も可能となる。また，遺伝子治療の応用を考えるうえでも意義は大きい。「時」の流れのなかでは，生活習慣病や心事故の発生をいち早く遺伝子診断によりとらえ，予防的治療により発症を未然に防ぐことが好ましい。遺伝子学（genomics）を応用した創薬，遺伝子治療により，新たな心不全治療薬，治療法の開発も行われている。SNPs を用いた薬剤反応性の予知も行われようとしている。DNA マイクロアレー法にかかわらず，疾患の診断・病態解明の進歩は ME 機器の進歩とともにあった。ことに，病態や治療を考えるうえで，遺伝子から臓器機能まで，言い換えるなら分子生物学から工学・生理学までを統合的に理解する必要性がますます求められている。

3

心不全のメカノバイオロジーカップリング

3.1 はじめに

　種々の心疾患において，その代償機転が破綻すると左心不全をきたし，自覚症状では労作時の息切れ，起座呼吸など，他覚的症状では頻呼吸，肺野のラ音聴取，胸部レントゲン写真上の肺野の血管陰影増強など，肺うっ血に基づく症状が主として認められる。従来は，左室収縮機能障害に基づく心拍出量低下を防ぐために，フランク-スターリングの法則により左室が拡大し，しだいに左室充満圧が上昇し肺うっ血をきたすものと考えられていた。したがって，心疾患患者の心機能評価を行う際には，左室収縮機能評価に重点が置かれてきた。しかしながら，近年に蓄積された知見から，心不全症状の出現に左室収縮機能障害とならび，あるいはそれ以上に左室拡張機能障害が大きく寄与していることが明らかとなった。この章では，心疾患患者における左室拡張機能障害の重要性につき概説する。

3.1.1 左室拡張機能とは

　左室機能は大きく収縮機能と拡張機能に分けられる。収縮機能がおもに左室から大動脈への血液の駆出動態を規定するのに対し，拡張機能は，拡張期における左房から左室への血液の流入動態を規定する。左室拡張期は，大動脈弁閉鎖から僧帽弁開口までの左室からの血液の流出入のない等容性拡張期，僧帽弁が開口して左房から左室への血液の流入が行われる流入期の二つに分けられる。また，流入期はさらに，僧帽弁開放後にみられる急速流入期，一時的に流入が緩徐となる緩徐流入期と，心房収縮による左房から左室への流入が見られる心房収縮の三つに分けられる（図 3.1）。

　拡張機能を規定する大きな要素は，左室弛緩能と左室スティフネスである。左室弛緩はエネルギーを要する能動的な過程であり，収縮期に増加していた心筋細胞の細胞質内のカルシウムイオンを筋小胞体（sarcoplasmic reticulum）に取り込み，細胞質内のカルシウムイオン濃度を低下させ，収縮期に発生した張力を低下させる過程である。この過程は拡張早期に起こり，左室収縮後における左室圧下降速度および心筋細胞の伸展長を規定する。この左室弛緩の障害は，左室圧下降速度の低下を招き，そのために流入血液のドライビングプレッシャー（driving pressure）で

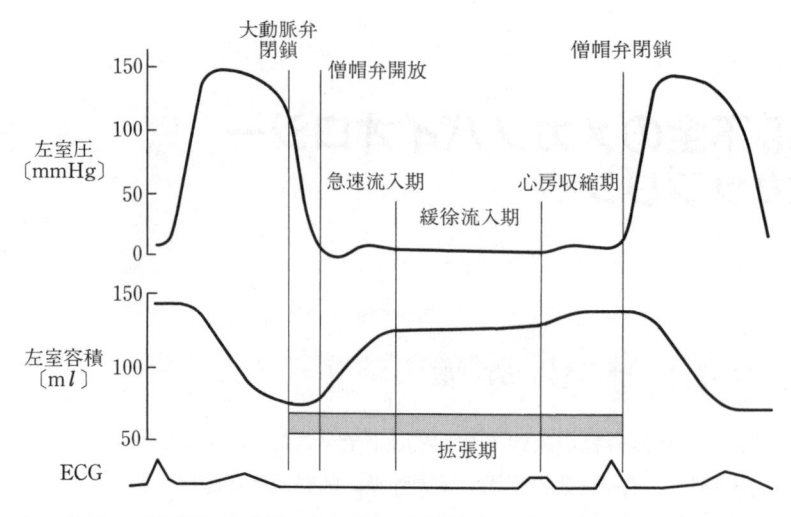

図 3.1 拡張期の左室圧，左室容積，心電図（ECG）の時相からみた関係

ある左房-左室圧較差を低下させ，僧帽弁開放後の急速流入期における左室流入障害を招く。

　一方，左室スティフネスは，いわゆる受動的な左室の"かたさ"を示し，能動的な左室拡張である左室弛緩の過程の後における左室拡張機能を規定する。したがって，急速流入期後期から心房収縮期における左室流入動態に影響を与える。左室スティフネスの上昇により左室が"かたく"なると，一定の血液量が左室に流入した際の左室圧の上昇が大きくなる。すると，血液の流入に伴う左室圧上昇が急峻となるため，左房-左室圧較差が急速に低下することになり，左室流入のドライビングプレッシャーの低下をきたし，左室流入障害を招く。

　このように左室拡張機能が障害されれば，左房から左室への流入障害をきたす。左室に流入した血液が大動脈に駆出されるので，流入障害は心拍出量の低下を招く。したがって，左室拡張機能障害に基づく流入障害を代償し心拍出量を維持するために，流入血液のドライビングプレッシャーを上げて流入量を維持する必要が生じ，二次的に左房圧が上昇する。したがって，左室拡張不全は肺うっ血を招く直接的な要因となりうるのである。

3.1.2 心疾患症例における左室拡張不全の臨床的意義

　1980年代半ばから，心不全症例の30〜40%は左室駆出率（ejection fraction）で評価する左室収縮機能は保持されていることが報告されてきた[1)〜3)]。かかる症例の原疾患は，高血圧症，虚血性心疾患，肥大型心筋症，拘束型心筋症，蓄積疾患（アミロイドーシス，ファブリー（Fabry）病など）などがあげられる。現在，非侵襲的左室拡張機能評価法が確立されていないため，左室拡張機能は超音波やRI法を用いて記録した左室流入動態から，間接的に評価されている[4)]。これまでの知

見から，かかる疾患では左室流入動態異常が認められることが明らかとなっており，このことは，左室拡張機能障害の存在を強く示唆する。したがって，左室駆出率が保持された心不全症例では，心不全症状の原因が左室拡張機能障害によると考えられている (isolated diastolic heart failure)。これを裏付けるように，心不全症状の重症度は左室収縮機能とは関連せず，左室流入動態と深く関連を認めること[5]，心疾患患者の運動耐容能も同様に左室収縮機能とは関連せず左室拡張動態と深く関連すること[6]が示されている。例えば，表 3.1 に示すように，NYHA が I-II の症例群と III-IV の症例群では，内径短縮率でみた左室収縮性には差異を認めないものの，等容性拡張時間，急速流入期ピーク血流速，心房収縮による充填分画 (atrial filling fraction)，急速流入期ピーク血流速 (E) と心房収縮期ピーク血流速 (A) の比などから評価した左室流入動態には，有意な相違を認める。また，これまでに行われた大規模臨床試験から，左室駆出率の低下している症例は予後が不良であることは明らかとされ，このような結果が，心疾患患者における左室収縮機能評価の重要性を裏付けていた。しかし，左室駆出率が同程度低下した症例では，左室流入動態の異常が強いほど予後が不良であることが示された。拡張型心筋症例や慢性心不全例を対象とし，左室駆出率がより低下している群では予後が不良であるが，そのなかでも急速流入期血流速の減衰時間 (deceleration time：DT) で評価される左室流入動態がより異常な群ほど予後が不良であることが示された[7,8]。このような結果は，間接的ではあるが，心不全患者における重症度あるいは予後が左室拡張機能障害の程度と深い関連があることを強く示唆すると考えられる。

表 3.1 NYHA I-II の拡張型心筋症例群と NYHA III-IV の拡張型心筋症群の比較

	NYHA I-II	NYHA III-IV	p 値
年齢	50±7	57±15	NS
心拍数〔beats/min〕	73±22	87±20	NS
左室拡張末期径〔mm〕	68±9	74±9	NS
内径短縮率〔%〕	19±4	17±5	NS
左室重量〔g〕	327±76	374±90	NS
等容性拡張時間〔ms〕	154±17	121±24	$p<0.01$
急速流入期ピーク血流速〔cm/s〕	40±10	72±13	$p<0.001$
心房収縮による充填分画〔%〕	46±8	27±4	$p<0.001$
E/A	0.7±0.2	2.3±0.5	$p<0.001$

E/A：パルスドプラー左室流入血流速波形の急速流入期ピーク血流速 (E) と心房収縮期ピーク血流速 (A) の比

図 3.2 に，うっ血性心不全症状，40% 未満の左室駆出率を呈した連続 100 例の予後を示す。本研究では E/A 比 2.0 以上，もしくは E/A 比 1.0〜2.0 で減衰時間が 140 ms 以下の波形を拘束型と定義している。

また，われわれのグループが 1980 年代前半に初めて明らかにして以来，多くの施設において追認されたことであるが，心疾患が進行し心機能が低下していく過程において，左室収縮機能障害に先立ち，まず左室流入動態の異常が認められる[9,10]。つまり，左室拡張機能障害は左室収縮機能障害よりも，病期の進行をより

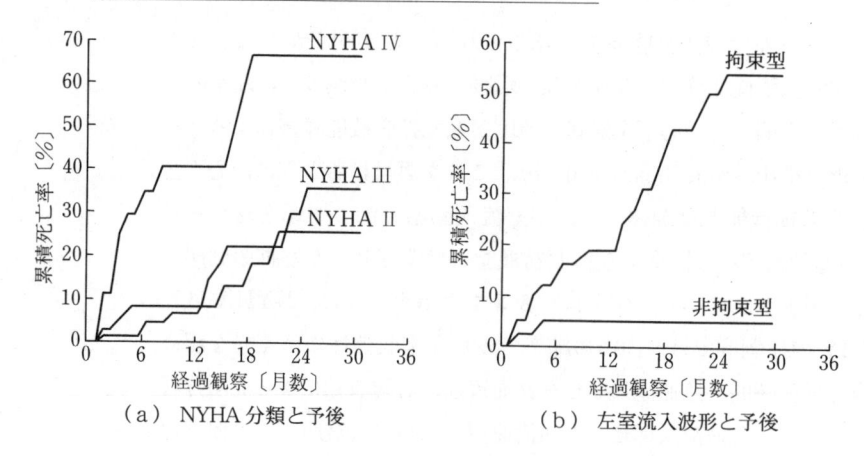

図3.2 心不全の予後推定

(a) NYHA分類と予後
(b) 左室流入波形と予後

鋭敏に反映すると考えられている。したがって，左室収縮機能のみの評価から心疾患患者の病期を評価していると，心機能障害がかなり進行した後でなければ病期の進行を把握できないこととなる。このような観点からも，心疾患患者における左室拡張機能障害の評価は重要な意味をもっていると考えられる。

3.1.3 現在の問題点

このように左室拡張機能障害を評価することは，心疾患患者をフォローしていくうえで重要である。しかしながら，最も信頼されている左室拡張機能評価法は侵襲的なカテーテル法であり，心疾患患者をフォローしていく過程で，このような侵襲的な検査を繰り返すことはできない。現在，臨床的に用いられている非侵襲的左室拡張機能評価法は，上述したように超音波法やRI法を用いて左室流入動態を評価し，その結果から間接的に左室拡張機能を評価する方法であるが，これには多くの限界があり[4]，非侵襲的左室拡張機能評価法の確立が望まれている。心不全患者の30〜40％を占めるとされる左室収縮機能が保持された症例の拡張不全（isolated diastolic heart failure）の予後に関しては，報告により大きな差異が認められる[3]。この原因は，"心不全"の診断基準が一定していないこともあるが，やはり左室拡張機能障害の診断法が確立していないためであると考えられる。非侵襲的左室拡張機能評価法が確立され，左室収縮機能の保持された左室拡張機能障害例を正しく検出することが可能となれば，信頼できる拡張不全の予後評価も行い得るようになるため，左室拡張機能障害のもつ意義についての認識をより深めることが可能となると考える。

また，左室拡張機能障害を検出し得たとしても，現在，左室拡張機能を改善させ得る治療が確立していない。拡張機能障害をきたす機序として，心筋細胞の機能異常や細胞間マトリックスの変化（細胞間質の線維化の増生など）などがあげられるが，これらがいかなるメカニズムで生じているかということがいまだ不明であり，そのために治療法も確立できないことから，その解明が待ち望まれる。

ここで簡単に概説したように，左室拡張機能障害は心疾患患者の重症度，予後を規定する重要な因子であると考えられることから，このような問題が解決されていけば，心不全患者に対するアプローチも変わり，生活の質（quality of life：QOL）の向上，予後改善に寄与しうるものと期待される。

3.2 拡張不全の診断と臨床像

従来，心疾患患者の心機能評価を行う際には，左室収縮機能評価に重点が置かれていた。しかし，1980年代半ばから，心不全症例の30～40％では左室駆出率で評価する左室収縮機能は保持されていることが明らかになってきた（**表3.2**）[11)~14)]。心不全症状の出現に左室収縮機能障害と並び，あるいはそれ以上に左室拡張機能障害が大きく寄与していることは前項で述べた。また，従来拡張不全の予後は良好と考えられてきたが，近年の研究では収縮不全ほどではないが，やはり予後は不良であることが明らかとなってきた[15),16)]。したがって，機能障害の主因が収縮機能障害か，拡張機能障害かによって治療戦略は大きく異なるため，これを的確に診断することは重要である。収縮不全であっても拡張不全であっても，心不全診断へのアプローチ，つまり，詳細な問診・他覚的所見の把握，胸部レントゲン写真，心電図，生化学的検査などによる侵襲度の低い検査による基礎疾患の検索と心原性以外の疾患の除外，必要に応じた特殊検査の施行の必要性は変わらない。本項では，特に収縮不全との相違に重点を置いて記述する。

表3.2 正常収縮機能患者が心不全に占める割合

	心不全診断基準	正常収縮機能(診断手法)	心不全患者に占める割合
Ghali	FHS	FS≧24％(UCG)	28％
Taffet	FHS	EF≧45％(RNV)	43％
Takarada	FHS	FS≧30％(UCG)	24％
Vasan	FHS	EF≧50％(UCG)	51％

FHS：Framingham Heart studyの心不全基準(9)，UCG：心エコー検査，RNV：RI心プールシンチグラム検査

3.2.1 拡張不全の診断

拡張不全の診断は，つぎの手順で進められる（**図3.3**）。まず，拡張不全の存在を診断しなければならない。現在のところ，拡張不全の診断基準として，明確に確立されたものはない。しかし，拡張不全の診断には，つぎの条件を満たすことが必要と考えられている[7)]。

① 肺うっ血に基づく心不全症状・所見の存在
② 収縮機能は正常，またはほぼ正常
③ 拡張機能障害の存在

このなかで一番問題になるのは，③の拡張機能をどう評価するかという問題であ

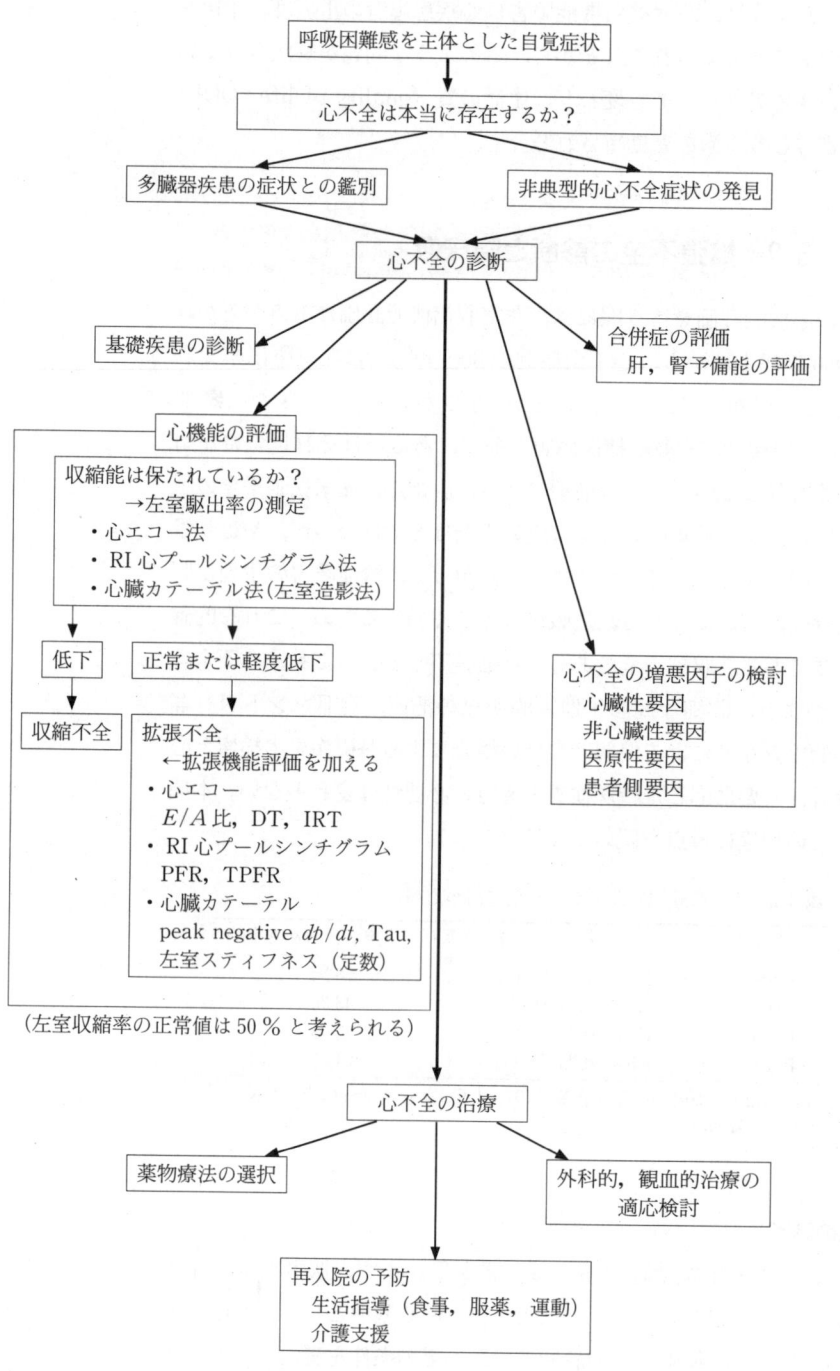

```
                    呼吸困難感を主体とした自覚症状
                              │
                              ▼
                    ┌─────────────────────┐
                    │ 心不全は本当に存在するか？ │
                    └─────────────────────┘
                    ↙            ↓             ↘
      多臓器疾患の症状との鑑別              非典型的心不全症状の発見
                              ↓
                         心不全の診断
              ↙          ↓      ↓           ↘
        基礎疾患の診断                      合併症の評価
                                          肝，腎予備能の評価
              ↓
    ┌──────────────────────────────────┐
    │  心機能の評価                        │
    │    収縮能は保たれているか？              │
    │       →左室駆出率の測定                │
    │       ・心エコー法                     │
    │       ・RI 心プールシンチグラム法        │
    │       ・心臓カテーテル法（左室造影法）    │
    │       ↓              ↓               │
    │     低下         正常または軽度低下      │
    │       ↓              ↓               │
    │   ┌─────┐    ┌──────────────────┐ │
    │   │収縮不全│    │拡張不全           │ │
    │   └─────┘    │  ←拡張機能評価を加える│ │
    │              │  ・心エコー          │ │
    │              │    E/A 比, DT, IRT  │ │
    │              │  ・RI 心プールシンチグラム│
    │              │    PFR, TPFR        │ │
    │              │  ・心臓カテーテル     │ │
    │              │    peak negative dp/dt, Tau, │
    │              │    左室スティフネス（定数）│
    │              └──────────────────┘ │
    └──────────────────────────────────┘
```

心不全の増悪因子の検討
  心臓性要因
  非心臓性要因
  医原性要因
  患者側要因

（左室収縮率の正常値は 50 % と考えられる）

心不全の治療

薬物療法の選択　　　　　　　外科的，観血的治療の
　　　　　　　　　　　　　　　適応検討

再入院の予防
  生活指導（食事，服薬，運動）
  介護支援

図 3.3　拡張不全診断のアルゴリズム

る。拡張機能とは，一つの事象ないしプロセスを示しているのではなく，左室拡張期に認められる複数のプロセスの総称である。大きくは能動的な弛緩能と受動的なスティフネスに分けられるが，それぞれを簡便に低侵襲に明確に評価する方法は確立されていない。また，これらのいずれが障害されても，左室流入の異常をきた

す。しかし，心不全への移行に際してどういう拡張機能が最も関与するかはいまだ不明である。したがって，実際の臨床では，①，②を確実に診断し，③を現在ある方法を用いて補助的に診断することになる。

〔1〕 **肺うっ血に基づく心不全症状・所見の存在**

拡張不全の主病態は左房圧上昇であり，それに伴う症状・所見を診断する必要がある。自覚症状としては，肺うっ血を基礎とした呼吸困難感が主体となる。初期は安静時には無症状，労作時にて軽度の息切れを自覚するのみであることも多い。したがって，その症状が心原性のものであることを確かめるために，詳細な問診をとるとともに，肺機能検査にて呼吸器疾患を否定する必要がある。また，呼気ガス分析を用いた運動負荷試験は，拡張不全症例での運動耐容能低下の客観的指標として有用である。V-HeFT study では，peak $VO_2 < 25\,ml/kg/min$ を運動耐容能低下の基準としている。拡張機能障害の進行につれて，夜間の発作性呼吸困難，起座呼吸が出現する。身体所見として，IV音，肺野湿性ラ音，胸部レ線検査にて肺うっ血・肺水腫所見を確認する。

〔2〕 **正常，またはほぼ正常収縮機能の診断**

拡張不全の診断に，正常（またはほぼ正常）な収縮機能の存在は不可欠である。しかし，「正常な収縮機能」の診断には，①どのような指標を用いて収縮機能を評価するか，②どの値から正常と考えるかを決定する必要がある。一般的には，その簡便性より左室駆出率（LV ejection fraction；LVEF）が用いられ，40〜50％以上を正常と考える。V-HeFT study では，EF＜45％を収縮力低下の基準としている。ただし，LVEF は前負荷・後負荷の影響を受けやすい指標であること，また僧帽弁閉鎖不全症が存在する場合過大評価されることに十分注意することが必要である。僧帽弁閉鎖不全症があるときには，左室後負荷が減じているために，同じ収縮機能でも LVEF は大きくなる。LVEF の評価には，非侵襲的手法として心エコー法，RI心プールシンチグラム法，侵襲的手法として心臓カテーテル法（左室造影）が用いられる。それぞれの長所・短所を表3.3にまとめた。患者の状態，基礎疾患によって使い分ける必要がある。

表3.3 収縮・拡張機能評価における各手法の長所，短所

診断法	長所	短所
心エコー法	簡便で侵襲度が低く，繰り返しベッドサイドで行い得ることより，重症例でも評価できる。	患者の条件にて，データのとれない症例が存在。
RI心プールシンチグラム法	患者の条件（体格など）に左右されにくい。	高価であり，簡便性に欠ける。
心カテーテル法	各機能とも詳細に評価できる。虚血性心疾患の評価が容易。	侵襲度が高いため，繰り返し評価することが困難。

〔3〕 **拡張機能障害の存在**

前述の通り，左室拡張機能は複数のプロセスの総称であり，また，各プロセスは

完全に独立しているのではなく，たがいに何らかの関連を有している（**図 3.4**）。さらに，評価法の技術的限界を考慮すると，拡張機能の評価には複数の指標を用いて多面的に評価するのが妥当である。現在，拡張機能評価には心エコー法，RI 心プールシンチグラム法，心カテーテル法が用いられる。これらは，収縮機能評価にも用いられる方法であり，収縮機能を観察する際に同時に評価することが可能である。それぞれの長所・短所は表 3.3 を参照されたい。これらの手法の中で，ドプラー心エコー法を用いた左室流入血流速波形による左室流入障害の診断は，その低侵襲性・簡便性より広く用いられている（**図 3.5**）。拡張早期波形のピーク血流速(E)と心房収縮期波形のピーク血流速(A)の比(E/A)と，そのパターン変化より拡張機能障害の進行過程を観察することができる（**図 3.6**）。この進行過程については後述するが，拡張機能障害によらずともこの波形が加齢の影響を受けることは承知しなければならない（**図 3.7**）。健常例においては，40 歳台までは E のほうが A

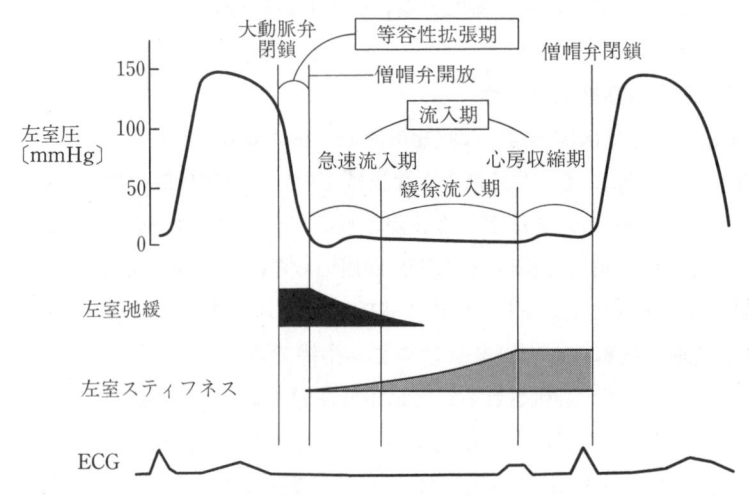

図 3.4 拡張期の時相分類

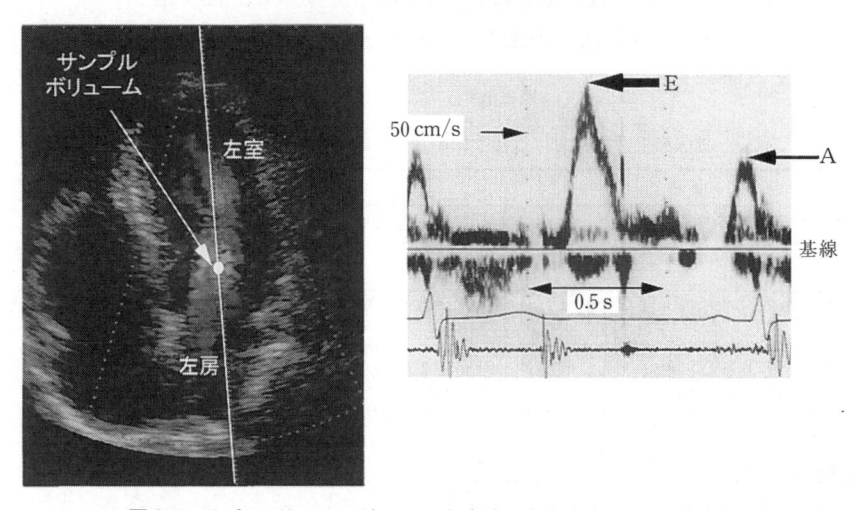

図 3.5 ドプラー心エコー法による左室流入血流速波形からの指標

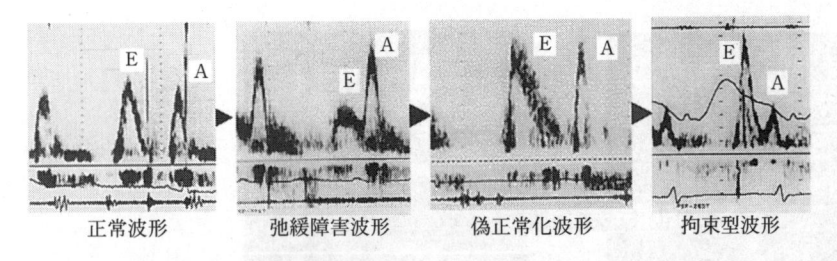

図3.6 拡張機能障害の進行に伴う左室流入血流速波形の変化

（正常波形／弛緩障害波形／偽正常化波形／拘束型波形）

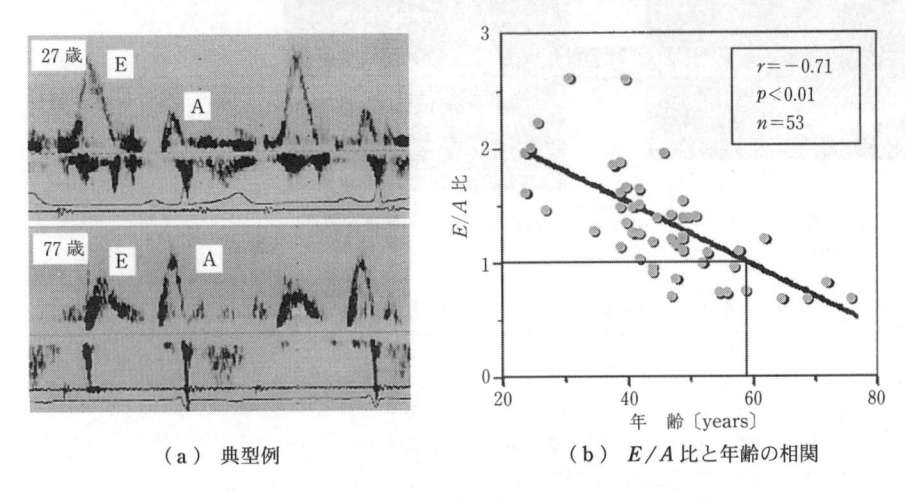

（a）典型例　　（b）E/A比と年齢の相関

図3.7 左室流入血流速波形に及ぼす加齢の影響

よりも大きいが，50歳台でほぼ同じ値をとり，それよりも高齢者においてはEよりAのほうが大きい。この変化が加齢に伴う左室拡張能の低下のみを反映したものかどうかはいまだ明らかではないが，このような大きな変化が生理的な左室拡張能低下のみで説明できるとは考えにくい。

また，実際に左室流入波形を計測する際には，計測部位（サンプルボリュームの位置）に十分留意しなければならない（図3.8）。通常は僧帽弁弁尖部で計測するが，より左房側である僧帽弁弁輪部で計測した場合，Eはより小さく記録される。

II音開始から拡張早期波形開始までの時間（isovolumic relaxation time: IRT）は，能動的弛緩能を反映するとされる。しかし，この時間は大動脈弁が閉じてから僧帽弁が開くまでの時間であることから，大動脈弁が閉じるときの大動脈圧（左室圧）が高くなればIRTは延長し，一方，僧帽弁が開くときの左房圧（左室圧）が高くなればIRTは短縮する。すなわち，左室後負荷や左房圧の影響を直接受けることを知っておかねばならない。実際，高血圧症例でIRTは延長し，左房圧が上昇した心不全例や僧帽弁閉鎖不全症例でIRTは著明に短縮する。急速流入期血流速の減衰時間（DT）は，左室スティフネスと相関するとされている。ただし，これらのいずれの指標も加齢の変化を受けることを考慮し，正常・異常を評価する際には注意しなければならない（表3.4）。表3.4は，50歳前後における診断の目安である。それより若年者では，E/A比の基準を高値に設定し，IRT・DT

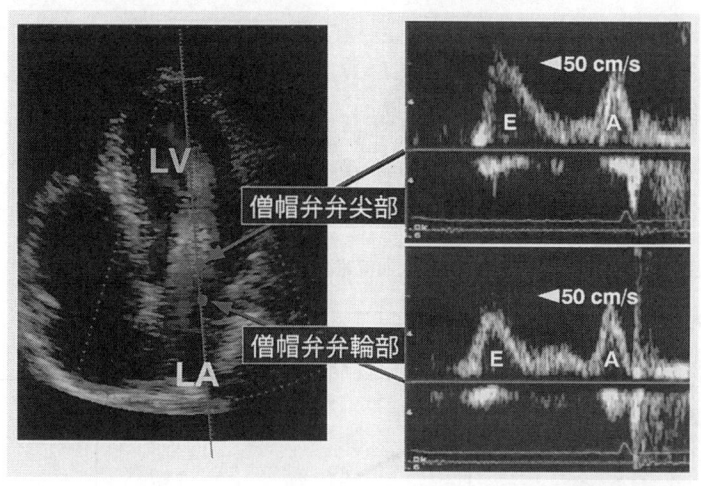

図3.8 計測部位（サンプルボリュームの位置）と左室流入血流速波形の関係

表3.4 パルスドプラ左室流入血流指標の解釈

	左室弛緩障害波形	正常波形	拘束型波形
IRT	$\geq$100 ms	60〜100 ms	$\leq$60 ms
E/A	$\leq$1.0	1.0〜2.0	$\geq$2.0
DT	$\geq$250 ms	150〜250 ms	$\leq$150 ms

IRT：等容性弛緩時間，E/A：拡張早期ピーク血流速(E)/心房収縮期ピーク血流速(A)比　DT：拡張早期波の減衰時間

の基準を若干低めに設定しなければならない。高齢者では，逆にE/A比の基準を低値に，またDTの基準を高値に設定するのが望ましい。

　RI心プールシンチグラム法により，左室急速流入期の最大流入速度を示す最大充満速度（peak filling rate：PFR），弛緩持続時間を表す最大充満速度到達時間（time to peak filling rate：TPFR）を求めることができる。Reduto（1981）らによれば，40±10歳の正常例32人での平均値は3.13±0.85/sであるが[11]，各施設によって報告されている正常値のばらつきが大きく，本指標を診断に用いる施設では，自施設における正常値を求めておく必要があろう。

　心臓カテーテル法は，侵襲的な指標であるが，より詳細に拡張機能障害を診断しうる。左室拡張末期圧（Left ventricular end-diastolic pressure：LVEDP）は，拡張機能障害による左室内圧の上昇を直接的に評価できる。弛緩能の指標として，左室圧下降脚の一次微分の最大値（peak negative dp/dt），左室圧の下降脚の時定数（time constant：tau, τ）が用いられる。左室圧下降脚の一次微分の最大値は，左室収縮期圧や左房圧の影響を受ける。

　また，現在のところ，左室スティフネスとその構成要素である心筋のスティフネスは侵襲的方法を用いなければ正確に評価できない。左室スティフネスは，拡張期圧・容積関係の一次微分の逆数（dV/dP）として求められる。しかしスティフネ

スは瞬時瞬時で変化するため，拡張期左室圧-容積関係を指数関数に近似することにより左室特性としてのスティフネス定数を求め，症例間の比較に用いていたが，この近似も誤差が大きい。カテーテル法による拡張機能の評価は，各時相における拡張機能成分をほかの手法を用いた指標より詳細に評価できるが，他の因子の影響も受けやすいため，評価の際は注意が必要である。

〔4〕 まとめ

拡張機能障害による心不全は，収縮機能障害による心不全と管理方法が異なるため識別しなければならない。その際には，つぎのことに留意する必要がある。

① 左房圧上昇による症状，所見であることを明らかとし，呼吸器疾患等を否定する。

② 収縮・拡張機能の評価にドプラー心エコー法，RI 心プールシンチグラム法，心臓カテーテル法を単独または組み合わせて用いる。それぞれの手法と求められる指標の特徴を十分理解し，個々の患者において適切な方法で適切な指標を用いて診断する。

③ 原因疾患の鑑別を当時に進める。

3.3 拡張機能障害の病態生理と治療

3.3.1 拡張機能障害の病態と基礎疾患

拡張機能障害の基礎病態は，①心室スティフネスの増大，②不完全弛緩，③心外膜の肥厚による心室拡張障害，④右室負荷による左室拡張障害が考えられる。

〔1〕 心室スティフネスの増大

心室スティフネスは受動的な心室の硬さを示し，能動的拡張過程である左室弛緩の後における左室拡張機能を規定する。心室スティフネスが上昇すると，一定の血液量が左室に流入した際の左室圧の上昇が大きくなり，血液の流入に伴う左室圧上昇が急峻となる。そのため，左房-左室圧較差が急速に低下し，左室流入のドライビングプレッシャー (driving pressure) の低下をきたすため，左室流入障害を招く。これは，心拍出量の低下をもたらすため，心拍出量を維持するために流入血液のドライビングプレッシャーを上げて流入量を維持する必要があり，二次的に左房圧が上昇する。つまり，心室スティフネス上昇は，肺うっ血を招く直接原因となる。さらに，肺うっ血により心拍数の上昇，それに伴う冠血流量の低下を招き，心機能障害を助長するものと考えられる。その原因として，心筋虚血，肥大，線維化があげられ，原因疾患として虚血性心疾患，高血圧性心疾患，弁膜疾患（大動脈狭窄症，大動脈閉鎖不全症），肥大型心筋症，拘束型心筋症，アミロイドーシス・サルコイドーシス，さらに糖尿病などの内分泌代謝異常，全身疾患による心筋疾患などが考えられる。また，正常の加齢過程の一部として心室スティフネス増大も寄与する。

〔2〕 **不完全弛緩**

　虚血や細胞内 Ca 過負荷により，心筋の弛緩が遅延することによって拡張末期に至っても左室圧が十分下降せず高値にとどまっている状態を，不完全弛緩（incomplete relaxation）という。しかし，安静時の心拍数における拡張期時間を考えると，拡張末期までに弛緩は十分終了するはずであり，弛緩の遅延のみで拡張不全が生じることはまれと考えられている。したがって，弛緩の遅延に伴って拡張末期圧が上昇するのは，高度の頻拍により拡張末期時間が著しく短縮している場合か，左室スティフネスの増大を合併する場合である。原因疾患は〔1〕と同様である。

〔3〕 **心外膜の肥厚による心室拡張障害**

　心膜の炎症・肥厚・癒着により，心室への血液充満が障害され，前方への血液駆出・後方への静脈圧上昇がもたらされる。原因疾患として収縮性心膜炎が多い。

〔4〕 **右室負荷による左室拡張障害**

　右室負荷により右室からの拍出量低下，心室間相互作用による左室スティフネス上昇の二つの機序が合併して左室充満を低下させ，低心拍出量徴候を示す。原因疾患として，右室梗塞，肺血栓塞栓症があげられる。

3.3.2 拡張機能障害の治療

　拡張機能不全による心不全（拡張不全）は，

① 自覚症状が強く，ときに治療抵抗性であること，

② 利尿剤投与により，低心拍出量症状を起こしやすいこと，

③ 拡張機能障害の原因がさまざまであり，治療方針も一定でないこと[22]，

などの特徴がある。収縮機能不全による心不全（収縮不全）とは異なった治療方針が必要であるが，拡張不全の治療戦略は，いまだ確立されていない。その理由の一つとして，心不全治療に関する大規模臨床試験はすべて収縮不全症例を対象にしており，拡張不全の治療に対する評価が欧米においてもなされていないことがあげられる。ここでは現段階において一般的に考えられている治療法を記載する（**図 3.9**）。

　まず，左室心筋が原因か，左室外からの機械的圧迫が原因かを明らかにする。拡張不全は，病因・病態によって治療法が大きく異なる。まず，拡張不全が，左室心筋が原因か，左室外からの機械的圧迫が原因かにより，長期的のみならず短期的治療の方向性も大きく異なるため，両者を鑑別する。左室外から機械的圧迫をきたす病態として，心膜の炎症・肥厚・癒着により拡張障害をきたす収縮性心膜炎，肺高血圧により右室負荷をきたし左室を圧迫する肺血栓塞栓症など以外が原因である拡張不全は，左室心筋が原因と考えられる。

　左室心筋が原因である拡張不全の治療はきわめて難しい。急性増悪期の治療法を**表 3.5** に呈示する。急性増悪期の主症状は，左房圧上昇による肺うっ血と，低心拍出症状である。どちらの症状がより優位かを的確に把握する。肺うっ血症状が強く，心拍出量が保たれている場合は，利尿薬，硝酸薬が有効である。しかし，拡張

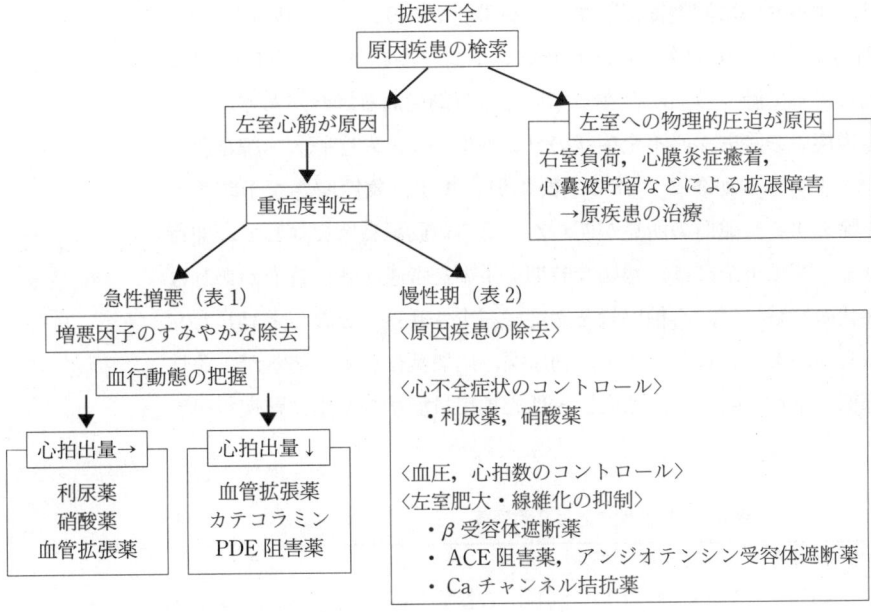

3.3 拡張機能障害の病態生理と治療

図3.9 拡張不全の治療指針

```
拡張不全
原因疾患の検索
├── 左室心筋が原因
│    └── 重症度判定
│         ├── 急性増悪（表1）
│         │    ├── 増悪因子のすみやかな除去
│         │    └── 血行動態の把握
│         │         ├── 心拍出量→：利尿薬，硝酸薬，血管拡張薬
│         │         └── 心拍出量↓：血管拡張薬，カテコラミン，PDE阻害薬
│         └── 慢性期（表2）
│              〈原因疾患の除去〉
│              〈心不全症状のコントロール〉
│                ・利尿薬，硝酸薬
│              〈血圧，心拍数のコントロール〉
│              〈左室肥大・線維化の抑制〉
│                ・β受容体遮断薬
│                ・ACE阻害薬，アンジオテンシン受容体遮断薬
│                ・Caチャンネル拮抗薬
└── 左室への物理的圧迫が原因
     右室負荷，心膜炎症癒着，心嚢液貯留などによる拡張障害
     →原疾患の治療
```

表3.5 急性増悪期における治療薬

薬剤の種類	薬剤例(一般名)	投与量・投与方法	薬剤のおもな効果	注意点
利尿薬	フロセミド	10 mg～病態に応じて静脈内投与	前負荷の軽減による肺うっ血の改善	過剰投与による心拍出量・血圧低下
硝酸薬	ニトログリセリン	0.5γ～病態に応じて静脈内投与	前負荷の軽減による肺うっ血の改善，虚血改善	過剰投与による心拍出量・血圧低下
Caチャンネル拮抗薬	アムロジピン	5 mg/day 経口投与	後負荷の軽減による心拍出量増加	低血圧
ACE阻害薬	エナラプリル	5～10 mg/day 経口投与	後負荷の軽減による心拍出量増加	低血圧
カテコラミン	ドブタミン	2～4γ 静脈内投与	弛緩能の改善，軽度低下した収縮力の増強	頻脈，不整脈
PDE阻害薬	ミルリノン	0.1～0.2γ 静脈内投与	弛緩能の改善，軽度低下した収縮力の増強，血管拡張作用	頻脈，不整脈

不全ではこれらの前負荷軽減薬は容易に心拍出量の低下をきたすため，投与量には十分注意が必要である。

肺うっ血が強く，かつ低心拍出量を呈する場合は，後負荷を軽減し，有効心拍出量を増やす必要があり，ACE阻害剤，Ca拮抗剤による後負荷軽減とともに，カテコラミン，PDE阻害薬を併用する。カテコラミン，PDE阻害薬は軽度低下している収縮機能を改善するだけでなく，弛緩能をも改善すると考えられている[23]。ただし，脈拍・不整脈の増加には注意すべきである。同時に，増悪因子が明らかであり，かつ除去可能な場合，それを取り除くことが有効である。冠動脈狭窄・閉塞による心筋虚血が関与している場合は，血行再建を行う。発作性心房粗細動による頻

脈が原因のときは，すみやかに洞調律に戻すことが重要であり，抗不整脈剤の静脈内投与，直流除細動器の使用を考慮する。頻脈コントロール目的での少量のβ遮断薬使用は，症例によって肺うっ血が存在していても有効である場合がある。

慢性期には，原因疾患の除去，心不全症状のコントロール，左室肥大・線維化の抑制，脈拍数のコントロールが求められる（表3.6）。まず，急性増悪を予防するため，原因疾患を除去する。虚血の所見が明らかである冠動脈狭窄に対して，血行再建，大動脈弁狭窄・閉鎖不全には，適切な時期に手術を考慮する。貧血があれば補正する。自覚症状の軽減には，心拍出量を過度に減少させることなく上昇した左房圧を低下させる必要がある。したがって，利尿薬，硝酸薬は有効であるが，急性増悪期の治療同様低用量から開始し，低血圧・低心拍出量症状を慎重に監視すべきである。

表3.6 慢性期における治療薬

薬剤の種類	薬剤例(一般名)	投与量・投与方法	薬剤のおもな効果	注意点
利尿薬	フロセミド	10 mg～病態に応じて経口投与	前負荷の軽減による肺うっ血の予防	過剰投与による心拍出量・血圧低下
硝酸薬	硝酸イソソルビド	40 mg/day 経口投与	前負荷の軽減による肺うっ血の予防，虚血改善	過剰投与による心拍出量・血圧低下
β受容体遮断薬	メトプロロール	5～10 mg/day 経口投与	心拍数減少による拡張期充満改善，後負荷軽減，心肥大退縮？	徐脈，収縮機能の抑制
ACE阻害薬	エナラプリル	5～10 mg 経口投与	後負荷の軽減，心肥大退縮？	低血圧
アンジオテンシン受容体遮断薬	ロサルタン	25～50 mg 経口投与	後負荷の軽減，心肥大退縮？	低血圧
Caチャンネル拮抗薬	ジルチアゼム	90 mg/day 経口投与	心拍数減少による拡張期充満改善，後負荷軽減，心肥大退縮？	低血圧，徐脈

心筋が原因である拡張不全の主病態は，左室肥大・線維化であり，それらを抑制・退縮させる薬剤が有効と考えられている。近年レニン-アンジオテンシン系が左室肥大・線維化に重要な役割を果たしているという知見が蓄積され，ACE阻害薬，アンジオテンシン受容体遮断薬への拡張不全予防・治療効果が期待されている。高血圧に対する降圧治療にて，左室肥大の退縮がACE阻害薬，利尿薬，β遮断薬，Ca拮抗薬によってもたらされ，そのなかでもACE阻害薬が最も有効であった[24]。また，V-HeFT試験では左室駆出率35％以上の心不全症例でも，エナラプリル群のほうが，硝酸薬とヒドララジンの併用療法より有意に予後を改善した[25]。β受容体遮断薬は，降圧効果，肥大退縮効果とともに心拍数抑制効果にて拡張期充満を改善する可能性があり，心筋が原因である拡張不全には有効と考えられる。収縮機能は，正常または軽度低下にとどまるため，強心薬はあまり有用ではない。しかし，病状の進行に伴い収縮機能障害の起こることがあり，このときは適切

な治療法を考慮する必要がある。

　機械的圧迫による拡張不全は臨床的に低心拍出量症状と右心不全症状を呈し，心筋が原因である拡張不全とは症状が異なる。治療の基本は，原因疾患のすみやかな除去である。以下に早期診断治療が有効な疾患について治療手順を略記する。

　（a）　**収縮性心膜炎**　　心膜剝離術が治療の基本である。症状の軽減にある程度利尿薬は有効であるが，β受容体遮断薬・Ca拮抗薬は無効である。内科的治療を漫然と継続することは手術のタイミングをも逸してしまう。内科的治療に少しでも抵抗する時点が手術時期と考えられる。

　（b）　**肺血栓塞栓症**　　利尿薬，硝酸薬は前負荷をとり，容易に血圧を低下させる，前負荷はむしろ高めに保つ。β受容体遮断薬・Ca拮抗薬は無効である。慢性期には抗凝固療法とともに，外科的肺動脈内塞栓除去術を考慮する。

3.4　拡張機能と神経体液性因子の関連

　心疾患患者において，代償機転が破綻し心不全が重症化する機序として，体液貯留や血管収縮などの心臓外の循環動態の変化と，心肥大，線維化，左室拡大など心臓自身の形態的変化（心臓のリモデリング）の過度な促進があげられる。これまで，交感神経系，レニン-アンジオテンシン系が心不全の進行とともに賦活化され，体液貯留や血管収縮を促進し心不全を重症化するとされてきたが，近年血管収縮作用を有するエンドセリン—1も心不全時に賦活化されていること，ナトリウム利尿ペプチド，アドレノメデュリンなど血管拡張および利尿作用を有する液性因子も活性化されていることが明らかにされている。現在では，これらの相反する作用を有する神経体液性因子（neurohumoral factor）のバランスの破綻が，心不全を重症化させると考えられている。

　また神経体液性因子は，このような循環動態の調節のみならず，心臓にて産生され，オートクリンパラクリン因子（autocrine-paracrine factor）として心臓のリモデリング，心機能調節において重要な役割を担っていると考えられており，現在，心不全治療のターゲットとして注目されている。これまでの知見は，左室収縮機能障害を対象として得られたものが多いが，拡張機能と神経体液性因子との関連について示唆を与える報告も少なくなく，神経体液性因子は拡張機能障害の病態生理に深くかかわっていると考えられている。

3.4.1　レニン-アンジオテンシン系

　心不全症例の血中レニン活性やアンジオテンシンⅡ濃度は，正常例から高度上昇を呈する症例まで幅が広く，必ずしも心不全重症度とは相関しない。大規模介入試験により，血中レニンあるいはアンジオテンシンⅡ濃度と関係なくアンジオテンシン変換酵素阻害薬は心不全症例の予後を改善することが示され[26]，この効果は

降圧作用を示さない低用量でも認められる。一方，心筋組織中にもレニン-アンジオテンシン系が存在し，不全心ではその遺伝子発現が亢進していることから，心不全におけるアンジオテンシン変換酵素阻害薬の効果は全身のレニン-アンジオテンシン系ではなく心筋組織中のレニン-アンジオテンシン系の阻害によるものと考えられる。

アンジオテンシンⅡは，アンジオテンシンⅡタイプ1受容体を介して，心筋細胞の肥大，線維芽細胞の増殖，線維化の亢進を招き，心筋リモデリングを促進する[27]。肥大心筋では弛緩速度が低下しており，心室の拡張機能障害へとつながる。また，線維化の亢進は心室スティフネス（stiffness）の増高，心室の拡張機能障害を招く。われわれは，高血圧に引き続き，左室収縮機能が保持されているにもかかわらず，左室肥大，左室線維化の亢進に引き続き，拡張機能障害をきたし，心不全を発症する動物モデルを作成した[28]。かかるモデルにおいて，高血圧発症後，降圧効果を示さない低用量のアンジオテンシンⅡタイプ1受容体遮断薬を慢性投与したところ，過度の左室肥大の抑制，線維化の抑制効果が認められ，拡張不全の発症が阻止された[29]。したがって，レニン-アンジオテンシン系の活性化は，長期的な作用による心臓リモデリングの促進効果を通じて，拡張機能障害に寄与していると考えられる。

また，ヒトの心筋標本にて，アンジオテンシンⅡが興奮収縮連関の調節に直接寄与していることも報告されている[30]。大動脈弁狭窄症あるいは高血圧症に基づく左室肥大を有する症例において，アンジオテンシン変換酵素阻害薬を冠動脈内に注入したところ[31],[32]，左室弛緩の改善が認められている。かかる効果は，上述のような形態変化を介した長期的な影響では説明困難であり，レニン-アンジオテンシン系が心筋細胞のカルシウム動態などを介した，直接的な拡張機能調節作用を有することを示唆している。

ただし，心臓におけるアンジオテンシンⅡは，ヒトにおいては約10％がアンジオテンシン変換酵素由来で，80％は非アンジオテンシン変換酵素であるキマーゼ由来といわれており，後者を介するアンジオテンシンⅡ産生をアンジオテンシン変換酵素阻害薬は抑制できない。また，不全心におけるアンジオテンシンⅡタイプ1受容体の発現は低下していることも報告されている[33]。したがって，アンジオテンシン変換酵素阻害薬の効果は，組織におけるアンジオテンシンⅡ産生抑制が主作用ではない可能性もある。アンジオテンシン変換酵素はアンジオテンシンⅡ産生作用に加え，ブラジキニン分解作用も有しているため，アンジオテンシン変換酵素阻害薬の投与によりブラジキニンが蓄積しNOが産生される。細胞実験において，NOあるいはそのセカンドメッセンジャー（second messenger）であるcGMPは左室弛緩改善効果を有することが示されている。かかる結果は，アンジオテンシン変換酵素阻害薬によりもたらされる左室拡張機能改善効果が，レニン-アンジオテンシン系の作用阻害を介したものではなく，NOの産生亢進を介したも

のである可能性も示唆する。

近年，アルドステロンの拮抗薬であるスピロノラクトンの長期投与により，心不全症例の予後が改善することを，大規模介入試験である RALES 試験が明らかとした。その機序についてまだ明らかではないが，アルドステロンには線維化亢進作用を認めることが示されている。したがって，アンジオテンシンⅡのみならず，アルドステロンも長期的な作用による心臓リモデリングの促進効果を通じて，拡張機能障害に寄与していると考えられる。

3.4.2 交感神経系

心不全患者では血中ノルエピネフリン濃度が上昇しており，予後と逆相関する。血中ノルエピネフリン濃度の上昇は，心房の圧受容体感受性の低下による交感神経活性の亢進と，ノルエピネフリンの交感神経終末での再摂取（re-uptake）の低下に基づくとされている。血中エピネフリン濃度の上昇も認めることがあり，副腎髄質からの放出亢進も関与する。ノルエピネフリンやエピネフリンは心筋の収縮力を増強したり左室弛緩を速める一方，心室頻拍や心室細動などの致死的不整脈のトリガーとなるため，心不全の増悪因子でもあると考えられる。一方，血中濃度の上昇とは対照的に，不全心では β1 受容体は減少し，β 受容体の脱感作がみられる。これには β アドレナリン受容体カイネース 1,5（β ARK 1,5）の発現亢進が関与するが[34]，これは心筋の自己防衛反応の一つかもしれない。

不全心筋は冠予備能やミトコンドリアなどのエネルギー産生系の機能が低下し，細胞膜や筋小胞体などの Ca 処理系に異常が存在する。このため運動に伴い交感神経活動が活性化すると，容易にエネルギー不足や Ca 過負荷を生ずる。このような病態の慢性化は，心筋酸素需要の増大，フリーラジカルを含む代謝産物の蓄積，心筋細胞機能の維持に重要な細胞骨格の一つである微小管の可逆的な脱重合による細胞構築の破壊[35]，心筋細胞間の接着因子やその関連因子の配列の乱れや断裂とも連動して，拡張機能障害を招く。

β 遮断薬の長期投与は，慢性心不全症例において心機能改善，予後改善効果をもたらし，かかる効果はアンジオテンシン変換酵素阻害薬をすでに服用している症例にも認められる。β 遮断薬投与後，β1 受容体の数が増加し β ARK mRNA が低下することから，当初はこのような変化が β 遮断薬の効果の機序と考えられた。しかし，β1 受容体の増加（up-regulation）は数時間から数日単位で認められ，長期的な心不全の改善とは時相が異なることから，現在では否定的な意見が多い。一方，不全心ではノルエピネフリン含量低下を反映して I 123-MIBG の取込みが減少しているが，β 遮断薬の長期投与により心筋での取込みが改善することが明らかとなり，β 遮断薬は，単に交感神経の作用を遮断するのみならず，交感神経機能の改善ももたらすと考えられている。また，β 遮断薬は，上述した微小管の可逆的な脱重合による細胞構築の破壊や，心筋細胞間の接着因子やその関連因子の配列の乱

れや断裂を抑制することも示されている[35]。したがって，β遮断薬は交感神経興奮によるエネルギー代謝障害，Ca過負荷，細胞内および細胞間構築の破壊から不全心筋を保護し，拡張機能障害の抑制，心不全患者の予後改善に寄与しているといえる。短期的な効果としても，拡張型心筋症では拡張機能障害を反映して，運動により左室拡張期圧-容積曲線が上方にシフトするが，かかるシフトはβ遮断薬により抑制されることが示されている（**図3.10**）[36]。

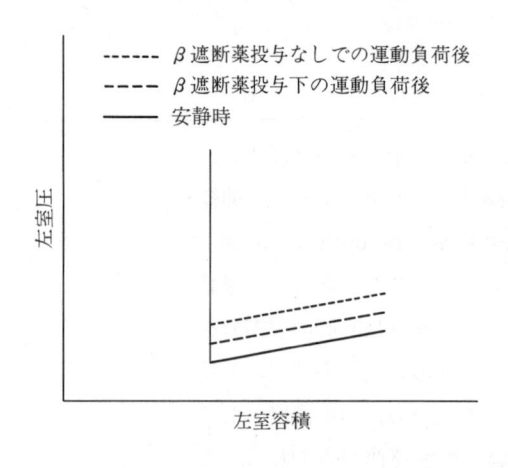

安静時，β遮断薬投与なしでの運動負荷後，β遮断薬投与下での運動負荷後の左室圧容積関係を模式的に示す。β遮断薬投与により，運動負荷による拡張期圧容積関係の上昇が抑制される。

図3.10 拡張型心筋症例におけるβ遮断薬の運動負荷における効果

ただし，β遮断薬による効果は画一的ではなく，薬剤間で差異を認める。例えば，β1受容体の選択的遮断薬であるビソプロロールは拡張型心筋症例の自覚症状，予後を改善したが，心筋梗塞症例の予後は改善しなかった。β遮断薬の非選択的遮断作用とα遮断作用を有するカルベジロールは基礎心疾患を問わず予後を改善した。したがって，β遮断薬投与により改善された点が，すべて交感神経系を通して引き起こされていたとは解釈できない点を留意する必要がある。現在では，カルベジロールなどには抗酸化作用も認められ，かかる機序も，予後改善などに貢献している可能性が示唆されている。

3.4.3 エンドセリン

エンドセリン-1は血管内皮細胞から単離同定された血管収縮物質である。心不全症例では，重症度に比例して血中エンドセリン-1濃度が上昇するが，血中濃度の上昇は，おもに肺循環におけるエンドセリン-1の産生亢進が寄与していると考えられ，肺血管抵抗と肺循環におけるエンドセリン-1産生は相関することが報告されている[37]。心不全症例において観察される血中"エンドセリン-1"濃度の上昇は，エンドセリン-1そのものの血中濃度上昇以上に，エンドセリン-1の前駆体であるビッグエンドセリン-1の血中濃度上昇が寄与しており，ビッグエンドセリン-1が予後推定の指標となりうるとの報告もある[38]。

エンドセリン-1の心臓組織における産生も不全心では亢進しており[39]，タイプA受容体を介して，心筋細胞肥大，線維化亢進，冠微小循環不全を引き起こし，

心筋リモデリングの促進，拡張機能低下に寄与すると考えられている．心筋梗塞モデルラットにおいて，エンドセリンタイプA受容体拮抗薬が，心臓のリモデリング抑制作用，生存率改善効果を示したことは，かかるエンドセリン-1の作用を裏付けるものと考えられる[40]．このような作用は，アンジオテンシンⅡと類似しているが，その受容体の動態には大きな差異がある．ヒト不全心において，心筋リモデリングの促進に関与すると考えられているアンジオテンシンⅡタイプ1受容体は減少しているのに対し，エンドセリンタイプA受容体はむしろ増加していることが示されている[41]．つまり，心不全の進行に伴い，エンドセリン系の役割はさらに増大すると考えられる．

3.4.4 ナトリウム利尿ペプチド

ナトリウム利尿ペプチドとして，現在，ANP，BNP，CNP，DNPの4種類が同定されている．DNPは近年同定されたため，いまだ十分な研究は行われていないが，CNPは血管内皮細胞において産生され，局所において強力な血管拡張物質として作用している．心不全において，CNPの血中濃度上昇は認めないが，ANP，BNPはおもに心臓において産生され，その産生は心不全時に亢進し，血中濃度の上昇を認める．

ANPは，正常心ではおもに心房で産生され，心不全を発症すると心室における産生も亢進する．ANPの心房における産生は，心房の伸展（stretch）により亢進

☕ コーヒーブレイク ☕

近年，種々の神経体液性因子間に存在する相互作用（クロストーク）が注目されている．特に，レニン-アンジオテンシン系とエンドセリン系のクロストークを示唆する所見は多い．例えば，アンジオテンシンⅡにより心筋細胞の肥大，線維芽細胞の増殖が引き起こされ，かかる効果はエンドセリンタイプA受容体遮断薬により抑制されることから，アンジオテンシンⅡによる心筋細胞肥大，線維芽細胞増殖は，エンドセリン系を介していると考えられる[42),43)]．また，ノルエピネフリンによる心筋細胞肥大も，エンドセリン系を介している[44)]．このような，アンジオテンシンⅡ，エンドセリン-1による心筋細胞肥大，線維芽細胞増殖は，ナトリウム利尿ペプチドにより阻害される[42)]．

さらに，細胞間のクロストークにも，神経体液性因子間のクロストークが関与していることが示唆されている．心筋細胞の単独培養系では，アンジオテンシンⅡによる心筋細胞肥大効果が認められず，心筋細胞と非心筋細胞の共培養系では，アンジオテンシンⅡは心筋細胞肥大を亢進するが，この共培養系において，上清中のエンドセリン-1濃度が上昇しており，エンドセリンタイプA受容体拮抗薬の投与によりアンジオテンシンⅡの効果が消失することから，アンジオテンシンⅡが非心筋細胞に作用しエンドセリン-1分泌を促進し，エンドセリン-1が心筋細胞を肥大させると考えられている[45)]．

するため，その血中濃度は左房圧の変化に相関し，血行動態の変化により速やかに変化する．一方，BNP は，正常心，不全心いずれにおいても，ほとんどが心室で産生されるため，ANP よりも心室の状態をより反映すると考えられている．これを反映するように，BNP 濃度は ANP 濃度に比し，左室収縮性低下，左室拡張機能障害，左室肥大の程度とより良好な相関を示し，心機能低下症例のスクリーニングにおける簡便な血液マーカーとして，臨床的に有用であることが示唆されている（図 3.11）[46]．さらに，BNP 濃度は予後と相関するとの報告もある[47]．

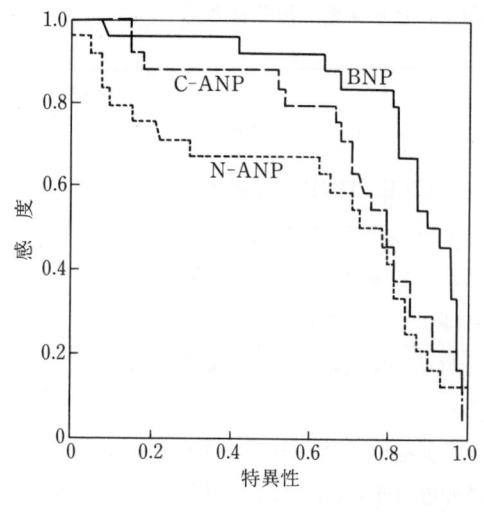

左室駆出率（EF）が 45％未満に低下している症例を，BNP，C 末端 ANP（C-ANP），N 末端 ANP（N-ANP）が検出する能力を，ROC（receiver operating characteristic）曲線を用いて比較検討した．ROC 曲線下の面積は，BNP（0.847）が C-ANP（0.731），N-ANP（0.597）に比し有意に大であり，EF＜45％を検出するうえで，BNP が C-ANP，N-ANP に比し優れていることを示している．現在，泌尿器科領域で前立腺癌のマーカーとして広く用いられている前立腺癌特異抗原（prostate specific antigen：PSA）の ROC 曲線下の面積が 0.81 であることからも BNP の有用性が理解できる．

図 3.11 心機能低下症例検出における BNP の有用性

心不全における ANP および BNP の産生亢進は，その利尿効果や血管拡張作用により心不全の増悪を阻止する代償機転とされてきた．しかし，心臓においても ANP および BNP の受容体の存在が明らかとなり，ANP，BNP はオートクリン・パラクリン因子としても，心臓においてなんらかの役割を果たしていると考えられている．

心不全モデルとして広く使用されている，従来の右室頻拍ペーシングモデルは，血行動態的には心不全状態を呈している．しかしながら，心不全症例の予後規定因子であり，心機能障害などの心不全の病態に大きな影響を与えている心肥大を伴わない．そのため，ヒト不全心に認められる左室での ANP 産生亢進が，認められない．したがって，かかるモデルは，不全心における神経体液性因子のオートクリン・パラクリン因子としての作用を検討するには不十分と考えられる．われわれは，変法右室頻拍ペーシングプロトコールにより，左室肥大を伴う心不全モデルを作成し得た[48]．かかるモデルにおいて，血圧などの全身の血行動態には変化を与えない低用量の BNP を冠動脈に選択的に投与したところ，左室拡張機能障害の改善をもたらした．逆に，ナトリウム利尿ペプチド受容体拮抗剤である HS-142-1 を冠動脈内に投与すると，左室拡張機能障害が増悪することが示された（図 3.12）[49]．ANP，BNP はナトリウム利尿ペプチドタイプ A 受容体を介して心筋細胞に作用

3.4 拡張機能と神経体液性因子の関連

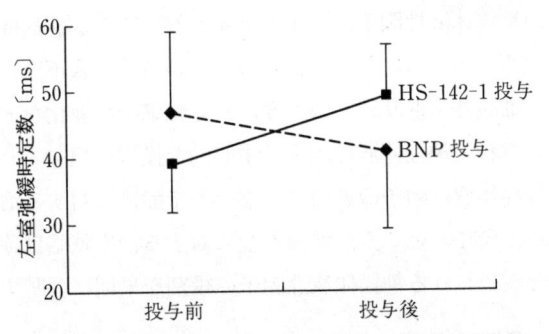

[グラフ: 縦軸「左室弛緩時定数 [ms]」20〜60、横軸「投与前」「投与後」。HS-142-1投与群は投与前約40から投与後約50に上昇、BNP投与群は投与前約47から投与後約41に低下]

心不全犬において，ナトリウム利尿ペプチド受容体拮抗薬 HS-142-1 投与前（control）および HS-142-1 を冠動脈に選択的に投与した際（HS）の左室弛緩時定数の変化。HS-142-1 を投与すると，左室弛緩時定数は HS-142-1 投与により延長していた。BNP を投与したところ，逆の結果が得られており，ナトリウム利尿ペプチドは左室拡張機能改善効果を有すると考えられる。

図 3.12　ナトリウム利尿ペプチドの心機能に及ぼす影響

するとされている。そのセカンドメッセンジャーは cGMP であり，上述したごとく，cGMP は左室弛緩改善効果を有することから，かかる BNP の効果は，細胞内 cGMP 産生亢進を介したものと考えられる。これを裏付けるように，BNP 投与中は血中 cGMP 濃度が上昇し，ナトリウム利尿ペプチド受容体拮抗剤投与中には血中 cGMP 濃度が低下していた。

かかる動物実験を裏付ける臨床データが，近年報告された。左室収縮機能障害を伴わないものの心不全症状を呈しており，拡張不全（isolated diastolic heart failure）と考えられる症例に対して，BNP 投与前後で運動負荷を行ったところ，BNP 投与後，運動に伴う血圧，心拍数，1 回拍出量の変化には有意な相違を認めなかったが，肺動脈楔入圧の上昇が抑制された[50]。かかる結果は，BNP が，運動負荷により顕在化する拡張機能障害を軽減したことを示唆すると考えられる。

ANP，BNP には，アンジオテンシン II やエンドセリン-1 による心筋細胞肥大や線維化を抑制する効果が認められることが実験で示されている[42]。さらに，レニン，アルドステロンの分泌や，交感神経活動を抑制する。逆に，アンジオテンシン II やエンドセリン-1 は，心筋細胞における ANP および BNP の産生を促進する。このような結果は，レニン-アンジオテンシン系，エンドセリン系，交感神経系とナトリウム利尿ペプチドの間に，機能的なフィードバック機構が構成されていることを示しており，ANP，BNP には，ここまで述べたような直接的な拡張機能調節作用のみならず，レニン-アンジオテンシン系，エンドセリン系，交感神経系により促進される心臓リモデリングを抑制する効果を介した，間接的な拡張機能障害抑制作用も有している可能性がある。

ここ 10 年の間に，拡張不全に対する認識が高まり，その病態の背景にある分子生物学的変化について興味がもたれている。これは，これまで多くの研究がなされ

てきた収縮不全において，種々の神経体液性因子，サイトカインが，その病態形成に多大なる寄与をしていることが明らかとされたことに基づいている。拡張不全に対しても，心筋細胞の機能異常，細胞外マトリックスを含めた心臓構築の変化など複数の要因が関与していると考えられ，神経体液性因子は中心的な役割を担っていると推測されており，長期的な神経体液性因子の調節は，拡張不全症例に対する治療目標と考えられる。残念ながら，現在のところ，拡張不全に対する治療戦略は確立しておらず，拡張不全の病態形成における神経体液性因子の役割を早期に解明することが，今後の重要な課題である。

3.5 拡張機能障害の進行過程

拡張機能障害の推移を直接的に評価するには，非侵襲的な評価手段が必要であるが，現在のところ確立された方法はない。拡張機能障害は，拡張期における左房から左室への血液の流入に対する"抵抗"となり，拡張期左室流入動態を変化させ，臨床的な自他覚的心不全症状を惹起する。心臓超音波診断法の開発に伴い，非侵襲的に左室流入動態を評価することが可能となったことから，拡張期左室流入動態の評価を通した拡張機能障害の推移の検討が，多くの研究者によりなされてきた。左室流入動態は，左室拡張機能のみならず多因子間の複雑な相互作用の結果により規定されているため，かつては，その評価にも混乱があり，現在得られている知見からみると，誤った解釈から導かれていた報告も少なくない。しかし，多くの臨床的な知見が積み重ねられ，特に，パルス・ドプラー法により記録し得る左室流入血流速波形の解析は，拡張機能障害の臨床的な進行過程についての概念へと結びついた。

左室流入血流速波形は，通常，急速流入期血流速波形（E 波）と心房収縮期血流速波形（A 波）からなる 2 峰性である（図 3.13）。左室収縮が終わると，左室圧は左室弛緩により急速に下降する。左室圧が左房圧よりも低くなると，僧帽弁が開放し，左室圧はさらに下降を続ける。このため，左房-左室に正の圧較差が生じ，左房から左室への血液の流入が始まる。これが E 波としてとらえられる。この左室圧の下降は弛緩速度とタイミングにより規定される。僧帽弁開放後，左室への血液の流入が続くと，左室圧は上昇を始め，左房-左室圧較差は減少する。この圧較差の減少速度は左室のスティフネスにより規定され，E 波の減衰時間（deceleration time：DT）に反映される[51]。心房収縮期には，心房収縮により左房圧が急速に上昇し，再び左房-左室に正の圧較差が生じ，左房から左室へ血液が流入し，これが A 波としてとらえられる。左房からの血液の流入に伴い左室圧は上昇し，この上昇速度は左室のスティフネスにより規定される。

左室弛緩障害は，左室収縮後の左室圧下降速度を低下させる。したがって，左房-左室圧較差は減少し，E 波の速度も低下する。かかる圧較差の減少は，急速流入期における左室への血液流入量を減少させることから，心拍出量を維持するため

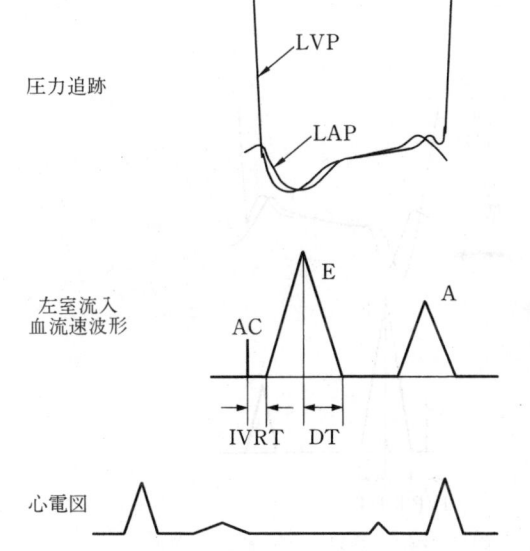

LVP＝左室圧，LAP＝左房圧，AC＝大動脈弁閉鎖，E＝急速流入期血流速波，A＝心房収縮期血流速波，IVRT＝等容性弛緩時間 (isovolumic relaxation time)，DT＝E波の減衰時間

図3.13 左室および左房圧，左室流入血流速波形，心電図の同時記録のシェーマ図

に，心房収縮期における左室への血液流入量が代償的に増加する。かかる結果，左室流入血流速波形において，E波のピーク血流速の低下，DTの延長，A波のピーク血流速の増高が認められる。左室のスティフネスが増大すると，左室への血液流入に伴う左室圧の上昇が急峻になる。すると，心房収縮期開始前の左室圧は上昇し，かつ，心房収縮に伴う左室への血液の流入に伴う左室圧の上昇も大となることから，心房収縮にとっての抵抗が大となり，左室流入を心房収縮で代償することが困難となる。すると，左房圧が上昇し，急速流入期における流入が主となるため，E波のピーク血流速の増高，DTの短縮，A波のピーク血流速が生じる（図3.14）[52]。

左室拡張機能障害の進行に伴う左室流入血流速波形の変化の過程が，これまでの臨床知見から推察され，図3.15に示すような仮説がたてられた[53]。初期には，まず左室弛緩が障害される。するとE波は減高し，上述したように代償的にA波が増高する。この波形は"左室弛緩障害パターン"と呼ばれ，このような波形を呈している患者は，少なくとも安静時にはほとんど症状を認めない。なぜならば，この時期に左房圧が上昇していることはまれであるからである。このような患者が心不全症状を呈するのは，

① 心房細動により代償する心房収縮が消失したとき，
② 脈拍増加などにより拡張期が短縮したとき，
③ 過度の労作（心筋虚血を生じなくても），

などがあげられる。

病期が進行すると，左室スティフネスが増大する（左室が"硬く"なる）。この硬くなった左室において，左房から左室への血液流入量を維持する，つまり左室の拍出量を維持するためには，左房圧は上昇を余儀なくされる。左房圧が上昇する

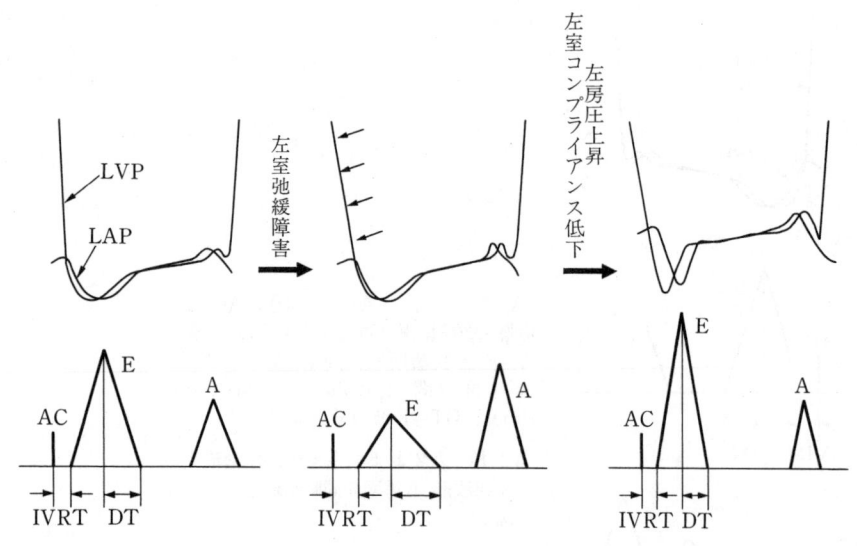

左室弛緩障害を生じると，左室圧下降脚の傾きが緩やかとなり，左室圧波形と左房圧波形の交差，つまり左室流入開始が遅れる。これに伴い，左室流入血流速波形ではIVRTは延長する。そして，E波のピーク血流速は低下，DTは延長し，A波のピーク血流速は増高する。左室コンプライアンス低下に伴い左房圧が上昇すると，IVRTは短縮，E波のピーク血流速は増高，DTは短縮，A波のピーク血流速は低下する。

図 3.14 左室弛緩障害のシェーマ図

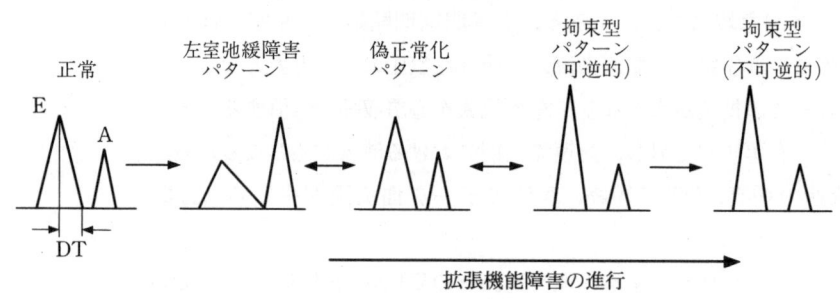

図 3.15 拡張機能障害の進行に伴う左室流入血流速波形の変化

と，急速流入期における左房-左室圧較差が上昇し，E波が増高する[53)~55)]。急速流入期における左室流入血液量の増加と左室スティフネスの増大により，E波のDTは短縮し，A波は減高する。したがって，左室流入血流速波形は，左室弛緩障害が存在するにもかかわらず"左室弛緩障害パターン"を呈さず，一見"正常"に見える。この減少を"偽正常化"という。この病期では，左房圧が上昇しているため，患者の自覚症状はより増悪している。左室スティフネスの増大，左房圧の上昇がさらに進行すると，E波の増高，A波の減高，E波のDTの短縮はさらに進み，このような左室流入血流速波形は"拘束パターン"と呼ばれる。"拘束パターン"を呈する時期には，左房圧の上昇も顕著であり，患者はごく軽度の労作時あるいは安静時においてさえ自覚症状を自覚する[53),54)]。

病期の進行が長期にかけて起こることから，各症例において経時的な変化を観察することは困難である。したがって，ここに述べたように拡張障害の進行と左室流

入血流速波形の関係は，多くの症例の観察から推察された．この仮説を支持する事象として，心疾患患者において自覚症状が重篤な症例は，"偽正常化パターン"や"拘束型パターン"を呈している場合が多いことが示されている[56]．また，複数の施設から，拡張型心筋症や虚血性心筋症では，左室流入血流速波形が"拘束パターン"を呈する患者では，"偽正常化パターン"や"左室弛緩障害パターン"を呈する患者よりも，予後不良であることが示された[57),58]．動物実験では，短時間で拡張障害から心不全へと移行する動物モデルを用いて，この仮説が裏づけされた．上行大動脈結紮により作成した圧負荷モデルにおいて，左室流入血流速波形は心不全の進行とともに"拘束型パターン"へと推移すること，アンジオテンシン変換酵素阻害薬により心不全の発症が阻止されると，かかる血流速波形の変化も認められないことが示された[59]．ただし，このモデルでは，いわゆる"左室弛緩障害パターン"を呈するステージが欠如しているため，完全に，臨床例と同じ現象を再現することはできなかった．

左室流入血流速波形は左房-左室圧較差により規定されるため，心機能のみならず前負荷や後負荷にも影響される．したがって，利尿薬や血管拡張薬などによる治療により，心機能そのものは変化しなくても，前負荷や後負荷が変化すると，"偽正常化パターン"から"左室弛緩障害パターン"へと，あるいは"拘束パターン"から"偽正常化パターン"あるいは"左室弛緩障害パターン"へと変化し得る．しかしながら，これまでのところ，拡張機能障害そのものを正常化する薬剤はなく，"左室弛緩障害パターン"が"正常パターン"となることはない．また，病期が極度に進行している症例では，どのような加療をしても"拘束パターン"のままである．

では，どの時期の左室流入血流速波形をもって，その患者の予後を推測すればよいのであろうか．加療前の波形から判定すべきであろうか．血管拡張薬や利尿薬を用いて加療した後の波形から判定すべきであろうか．

ニトロプルシド（nitroprusside）により前負荷を軽減して，左室流入血流速波形が"拘束型パターン"から"非拘束パターン"となる症例は，"拘束パターン"のままである症例よりも予後が良好であり，逆に，下肢挙上により前負荷を増大すると，左室流入血流速波形が"非拘束型パターン"から"拘束パターン"となる症例は，"非拘束パターン"のままである症例よりも予後不良であることが示された[60]．このような急性変化ではなく，利尿薬など経口薬による治療により慢性的な経過を追跡し，治療後，左室流入血流速波形が非"拘束パターン"となる症例は，"拘束パターン"のままである症例よりも予後が良好であることも示された[61]．したがって，患者の予後を推測するときには，あるワンポイントの血流速波形から評価するのではなく，加療後の波形から評価しなくてはならない．

ただし，ここまでに述べた拡張障害の進行に伴う，左室流入血流速波形のE波ピーク血流速とA波ピーク血流速の比（E/A）の増加，E波のDTの短縮は，い

ずれも，拡張機能障害の進行に伴う左室流入血液量の低下を代償するための左房圧上昇を反映したものであることに留意しなくてはいけない。したがって，このような指標を用いて各症例において，拡張機能障害の重症度を評価する前提として，E/A あるいは DT と左房圧の関係が，個体間（interindividual）に適合しなくてはいけない。左室収縮機能が低下している拡張型心筋症，虚血性心筋症からなる群においては，E/A あるいは DT が左房圧あるいは左室拡張末期圧と良好な相関関係にあることが示されていることから[62),63)]，左室収縮機能障害を認める心疾患患者では，左室流入血流速波形から，拡張機能障害の重症度を評価し得ると考えられる。ただし，左室駆出率で評価した左室収縮機能は保持されており拡張機能障害のみにより心不全を発症している患者（拡張不全）が，心不全症例全体の30～50%という高頻度で認められることが示されており[64)]，このような症例においても，左室流入血流速波形の変化と左室拡張機能障害の進行過程が一致するのであろうか。

　拡張不全の主たる基礎心疾患は高血圧性心疾患であるが，その臨床経過が長いことから，高血圧患者における拡張機能障害の進行と左室流入血流速波形の関係については，臨床的な検討はなされていない。われわれは，ダール食塩感受性高血圧ラットに対し，7週齢から高食塩食を与えると，19～20週齢ころに，左室収縮性は保持されているにもかかわらず，心不全を発症する拡張不全モデルを作成することに成功した[65)]。かかるモデルにおいて，左室流入血流速波形を経時的に記録したところ，高血圧発症後，まず E/A は低下し，その後心不全期にかけて上昇した。DT も心不全期にかけて短縮した。したがって，個体内的には，上述したような，拡張機能障害の進行に伴う左室流入血流速波形の変化が，拡張不全においても認められると考えられる。臨床的には，比較的短期間に，左室収縮性はさほど障害されないにもかかわらず，拡張不全から心不全へと移行するアミロイドーシスというまれな疾患において，左室流入血流速波形の個体内での経時的変化が報告されている（図3.16）。アミロイドーシスにおいても，心不全への移行に伴い，左室流入血流速波形は，"左室弛緩障害パターン"，"偽正常パターン"を経て，"拘束型パターン"となることが示された[66)]。したがって，臨床的にも，拡張不全という病態では，拡張機能障害の進行過程は左室流入血流速波形に反映されると考えられる。

　しかしながら，収縮障害を伴う心不全では認められていたような，個体間にもあてはまる，左室流入血流速波形と拡張機能障害の重症度の相関関係が，拡張不全において，必ずしも認められない可能性を示唆する所見がある。肥大型心筋症患者群において，E/A あるいは DT は左房圧と相関しない[62)]。また，われわれも，虚血性心疾患患者群において E/A あるいは DT は左室拡張末期圧と相関しないことを示した（図3.17）[64)]。拡張機能障害の重症度が左房圧，あるいは左室拡張末期圧の上昇として現れ，これらと左室流入血流速波形の変化に良好な相関関係が認められることが，拡張機能障害の進行を左室流入血流速波形により評価し得る前提であることに留意しなくてはいけない。つまり，拡張機能障害の進行と左室流入血流速

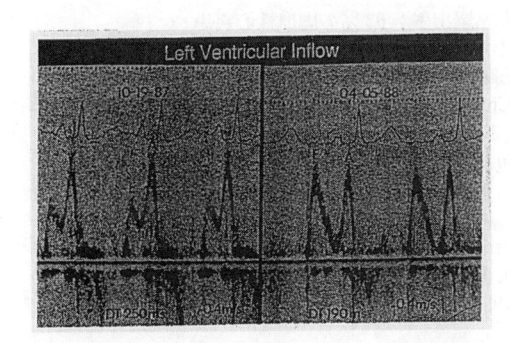

6か月間にE波は増高し，Aは減高し，"左室弛緩障害パターン"から"偽正常化パターン"に変化した。

図3.16 64歳，早期アミロイドーシス症例の左室流入血流速波形の6か月間における変化〔Klein, A. L., Hatle, L. K., Taliercio, C. P., et al.: Serial Doppler echocardiographic follow-up of left ventricular diastolic function in cardiac amyloidosis, J Am Coll Cardiol, 16, pp. 1135-1141 (1990)〕

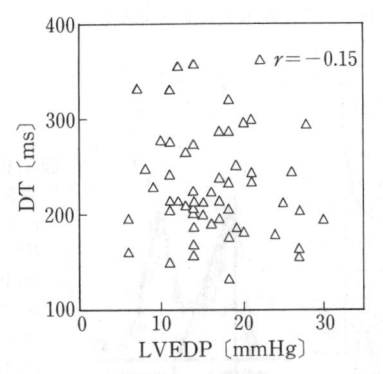

図3.17 虚血性心疾患で左室駆出率が50％以上の症例群におけるE波の減衰時間(DT)と左室拡張末期圧(LVEDP)の相関〔Yamamoto, K., Nishimura, R. A., Chaliki, H. P., Appleton, C. P., Holmes, D. R. Jr., Redfield, M. M.: Determination of left ventricular filling pressure by Doppler echocardiography in patients with coronary artery disease; critical role of left ventricular systolic function, J Am Coll Cardiol, 30, pp. 1819-1826 (1997)〕

波形の関係は，上述した動物実験や，アミロイドーシス症例における観察結果から個体内では成立するが，個体間では，必ずしも成立しないことを示す。

"左室弛緩障害パターン"を呈している症例において，すでに，拡張機能障害がかなり進行し，左房圧が上昇している可能性があり，逆に，"拘束型パターン"を呈していても，拡張機能障害の重症度は，必ずしも最重症ではない可能性がある。ここに一例を示す（**図3.18**）。本症例は74歳の男性で，冠動脈疾患疑いで，心臓カテーテル検査を受けた。心エコーにて，左室駆出率は62％と低下を認めておらず，左室肥大も認めなかった。しかしながら，左室圧を記録したところ，左室拡張末期圧は25 mmHgと著明に上昇していた。本症例における左室流入血流速波形をみると，E/A あるいはDTともに年齢相応であった。臨床では，左室駆出率が保持され，左室肥大も認めない症例において，左室流入血流速波形の指標が年齢相応であれば，通常，心機能は問題ないというレポートになり，このように著明な左室充満圧の上昇，つまり拡張機能障害の進行を指摘することは困難である。

このように，左室収縮機能障害を有する症例では，左室流入血流速波形と，左室拡張機能障害の重症度の関係は，比較的普遍性を有していると考えられるが，収縮機能障害を有さない症例では，あるワンポイントの左室流入血流速波形から，各症例の拡張機能障害の重症度を評価することは困難である。したがって，このような症例では，なんらかの評価手段を併用しなくてはならない。具体的手法については

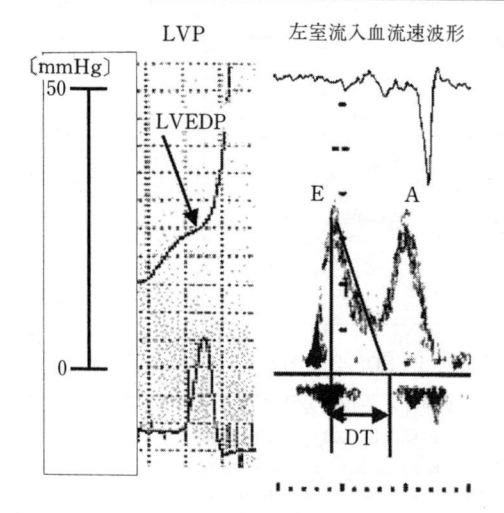

図3.18 左室駆出率が62％の虚血性心疾患患者における左室圧および左室流入血流速波形の記録〔Yamamoto, K., Nishimura, R. A., Chaliki, H. P., Appleton, C. P., Holmes, D. R. Jr., Redfield, M. M. : Determination of left ventricular filling pressure by Doppler echocardiography in patients with coronary artery disease ; critical role of left ventricular systolic function, J Am Coll Cardiol, 30, pp. 1819 –1826（1997）〕

つぎの項で詳しく述べるが，候補として，以下のものがあげられる。

① 経時的に左室流入血流速波形を記録し，個人内の変化を評価し，拡張機能障害の進行を検討する。

② 他の方法から，左室拡張末期圧や左房圧を評価する。

③ 左室拡張末期圧や左房圧から間接的に拡張機能障害の重症度を評価するのではなく，直接的に拡張機能を評価する。

② については，

 a) 左房径の評価[67]
 b) 肺静脈血流速波形の評価[63]
 c) 硝酸薬の舌下や下肢に陰圧をかけるなどによる急性前負荷軽減を行い，左室流入血流速波形の変化を評価する[68]

等があげられる。

③ については，

 a) 僧帽弁逆流血流速波形から，peak-dP/dtや左室弛緩時定数を求める[69]
 b) 大動脈弁済逆流血流速波形から，左室弛緩時定数を求める[69]
 c) カラードプラー等を用いて，左室内における左室流入血流動態を評価する[70]
 d) 組織ドプラ（tissue doppler）法により心筋の弛緩を評価する[71],[72]

等があげられる。

左室拡張機能障害の臨床上の進行経過は，現在のところ，"非侵襲的な評価法である左室流入血流速波形の変化"という視点から検討されたものしかない。しかし，上述したように，左室収縮機能障害を有している心疾患症例と，収縮機能が保持された症例では，左室流入血流速波形と拡張機能障害の重症度の関係に差異があることは留意しなくてはいけない。これを**図3.19**にシェーマとして示した。今後，臨床的に用いうる，非侵襲的で直接的な拡張機能評価法が確立されれば，このように左室収縮機能障害の有無による解釈の相違も不要になると考えられる。また，現

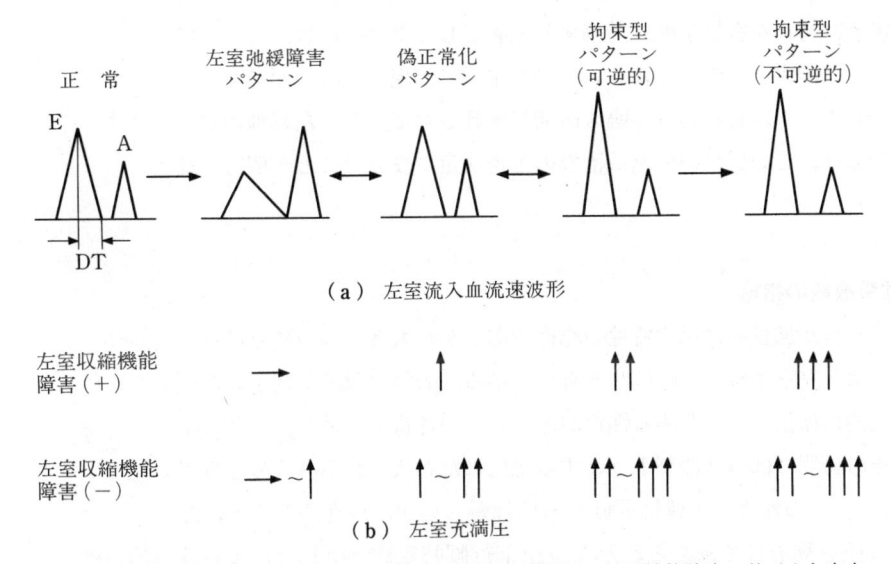

```
          正 常    左室弛緩障害   偽正常化    拘束型      拘束型
                   パターン     パターン   パターン    パターン
                                         (可逆的)    (不可逆的)
     E
        A
       DT
```

(a) 左室流入血流速波形

```
左室収縮機能
障害(＋)       →        ↑        ↑↑       ↑↑↑

左室収縮機能
障害(－)       →~↑      ↑~↑↑    ↑↑~↑↑↑   ↑↑~↑↑↑
```

(b) 左室充満圧

左室収縮機能障害を伴う症例では，左室流入血流速波形が，拡張機能障害に基づく左室充満圧の変化を反映している．しかし，左室収縮機能が保持されている症例では，左室充満圧と左室流入血流速波形の関係が一元的ではない．

図 3.19 拡張機能障害の進行に伴う，左室流入血流速波形の変化

在のように，不可逆的な"拘束型"パターンを呈する最重症の拡張機能障害例とその他，といった患者の分類ではなく，より細かく患者の拡張機能障害の重症度を分類し，その予後等を評価することから，逆に，臨床における拡張機能障害の重要性を一層明らかにすることも可能になると考えられる．

3.6 拡張機能の評価法

心エコードプラー法は，拡張機能の評価法として，その非侵襲性・簡便性から最も広く使われている手法である．実際の臨床で拡張機能を評価する目的はいくつかあげられようが，その最も重要なものは，心不全の評価であろう．ここ数年間で，心不全症状の出現に左室収縮不全とならび，あるいはそれ以上に左室拡張不全が大きく寄与していることが明らかとなった．例えば，高血圧症，虚血性心疾患，心筋症，蓄積疾患（アミロイドーシスなど）などに基づく心不全例の30～40％は，左室駆出率が保持されていることをすでに述べた．また，心不全症例では，収縮不全の有無に関係なく，拡張早期の左室流入が異常であることから，現在では呼吸困難などの心不全症状はおもに左室拡張機能障害によると考えられている．心不全例の予後に関しては，大規模臨床試験において，左室駆出率低下例で不良であることが示されていた．最近，左室駆出率が同程度に低下した症例では，左室流入動態の異常が強いほど予後が不良であることが示された．このように，心不全患者において重症度あるいは予後が左室拡張不全の程度と深く関連しており，日常臨床においても個々の心不全例で左室拡張能を評価することは重要である．

もう一つ，心機能，特に左室拡張能を計測する意義として重要なのは，心機能異常の早期検出である。肥大心や虚血心において最も早期に出現する心機能異常が左室弛緩の遅延であることが，動物実験・臨床研究で実証されている。左室弛緩は左室拡張能の一つであり，この異常の検出は治療の可否決定に役立つことが期待される。

3.6.1 左室拡張機能の指標

左室拡張能とは左室が拡張期に示す特性の総称であるが，大きく二つに分けることができる。一つは「左室弛緩」と呼ばれるものである。心臓は収縮が終了した直後に心臓自ら能動的に拡張しようとする性質がある。この性質は，押し縮めたバネから手を離すとその瞬間にばねは伸びようとする現象にたとえられる。この性質が「左室弛緩」である。この性質を正確に評価するのは難しいが，現在のところ，等容性弛緩期の左室圧を解析して求められた左室圧下行脚時定数（tau：τ）という指標がこの性質を評価するもっともいいものと考えられている（図 3.20）[73]～[78]。もう一つの性質は左室スティフネス，つまり「左室の硬さ」ともいうべきものである。左室弛緩は収縮完了直後すなわち拡張早期の拡張能を代表する特性であり，通常，このような左室弛緩は拡張中期には完全に終了している。拡張中期から後期にかけての左室拡張能は，むしろ左室自身の硬さとでもいうべき性質が重要である。拡張中期から後期にかけて左室を引き伸ばそう，広げようとする力は左房圧であり，また左房から流入してくる血液といえる。左室が硬いときには，わずかな量の血液の流入によって左房圧は大きく上昇する。一方，左室が柔らかいときには少々

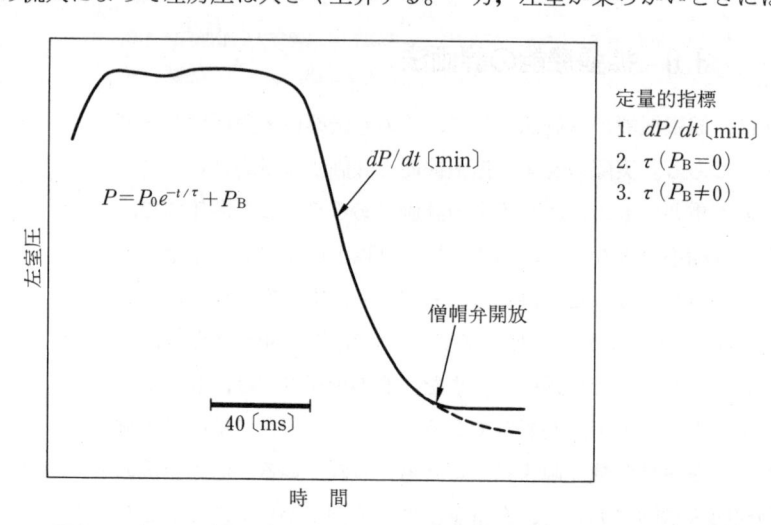

定量的指標
1. dP/dt [min]
2. τ ($P_B = 0$)
3. τ ($P_B \neq 0$)

$P = P_0 e^{-t/\tau} + P_B$

dP/dt [min]

僧帽弁開放

40 [ms]

左室圧

時　間

dP/dt_{min}（または$(-)dp/dt_{max}$）は圧下降の一次微分値の最小値。τ（タウ）は左室圧(P)と時間(t)の関係を $P = P_0 e^{-t/\tau} + P_B$ の式で近似し，dP/dt_{min} のときの圧の値(p_0)が $1/e$ に減ずるまでの時間として求める（$P_B = 0$ の場合）。図中点線は僧帽弁が開放しないときに予測される圧下降曲線で，この漸近線が P_B である。

図 3.20　等容性弛緩期の左室圧を用いた左室弛緩の指標の求めかた

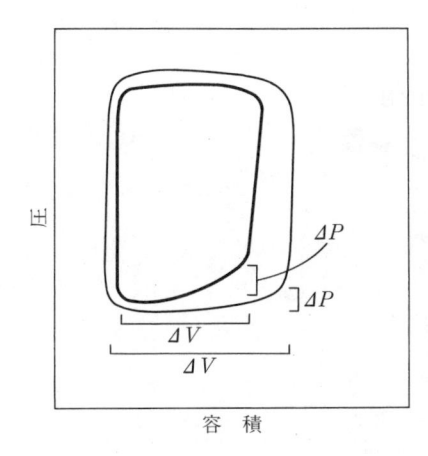

左室圧・容積曲線はスムージングした長方形に近い形を示し，その下辺にあたる部分が拡張期の部分である。この拡張期の部分に注目すると，硬い左室での圧・容積曲線（太線）は，その勾配が急である。拡張期の圧の増分(ΔP)と容積の増分(ΔV)の比，$\Delta P/\Delta V$は左室の硬さを大まかに表す指標である（スティフネス）。

図 3.21 左室圧・容積関係から左室の硬さを評価する方法

の量の血液が流入しても左室圧は上昇しない。このように左室の硬さは左室圧と左室容積の関係から評価される（**図 3.21**）[78)~82)]。

3.6.2 拡張不全は表現する指標

「左室の硬さ」と心臓のポンプとしての機能との関係を考えるには，心臓をパチンコに模擬して考えると，理解しやすい（**図 3.22**）。

このモデルでは，左室の硬さはパチンコのゴムの硬さに，また左室の強さ（収縮性）はゴムの強さにたとえられる。そして，心拍出量が玉の飛ぶ距離である。心臓の収縮・拡張動態との対比においては，左室流入期に血液が入ってきて左室を広げることは，ゴムを引っ張ることにたとえられる。左室拡張末期圧（前負荷）は，このモデルではどれだけゴムを引っ張ったかという力と考えられる。そして，手を離して玉が飛んでいくのが収縮期の血液の駆出である。実際に心筋は弾性体であり，このモデルは実際にかなり近いと考えられる。「前負荷の増大に伴い心拍出量は増える」というフランク-スターリングの法則は，このモデルでは「ゴムを大きく引っ張るほど玉は遠くに飛ぶ」ということを意味し，容易に理解できる。

さて，収縮不全心は，このモデルにおいてはゴムの力が弱ったことを意味する（**図 3.23**）。こういう心臓では普通程度の前負荷（ゴムの引っ張り）では十分な心拍出量が出せない（玉は遠くに飛ばない）。この心臓で正常な心拍出量を出させるにはフランク-スターリングの法則を応用して前負荷を増大させる（ゴムを普通以上に引っ張る）ことが必要である。その結果，心臓は拡大し，左室拡張末期圧が上昇するのである。

一方，収縮性は保たれているが拡張性のみが低下した心臓ではどうであろうか。こういう心臓は実際の臨床では高血圧などに伴う肥大心でよくみられる。肥大心はパチンコモデルでは，通常のゴムを二重・三重にして太くした状態と模擬できよう。弱ってない通常のゴムを用いれば，収縮能は正常といえる。この場合でも，普通の力でゴムを引っ張ろうとしても，ゴムが太く硬くなっているために十分に引っ

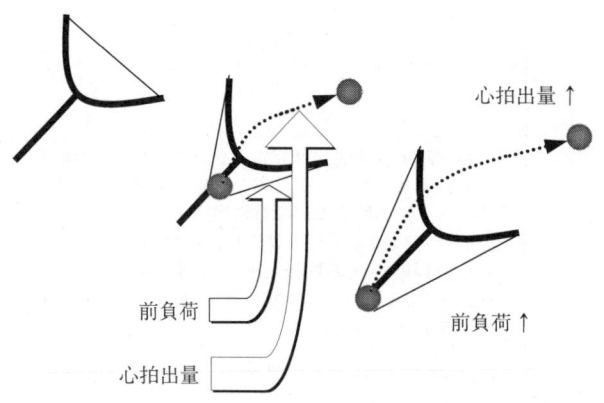

中図においてゴムを引っ張った量が左室の前負荷，玉が飛ぶ距離が心拍出量とたとえられる。右図のように玉を強く引っ張ると玉は遠くまで飛ぶ。すなわち前負荷を増大させると心拍出量が増すというフランク-スターリングの法則が，このモデルで容易に理解できよう。

図 3.22 パチンコ（左図）を心臓のモデルとして考える

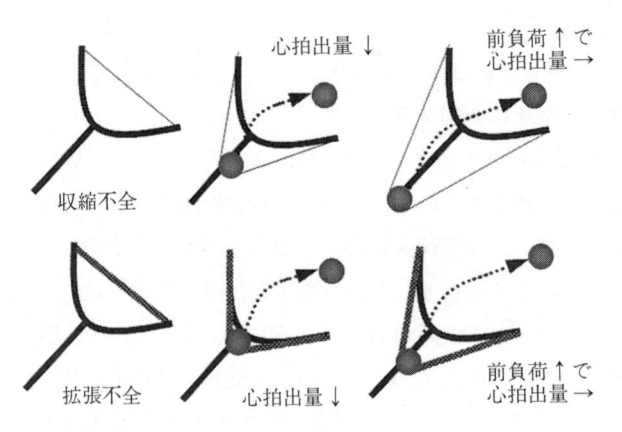

収縮不全はこのモデルでは上図のようにゴムが弱った状態と模擬できる。この状態で心拍出量を正常に保つにはゴムを強く引っ張り前負荷を増大させる必要がある。また，肥大心などにみられる拡張不全はこのモデルでは下図のようにゴムが太くなった状態と模擬できる。この状態でも心拍出量を正常にするには，ゴムを強く引っ張り前負荷を増大させねばならない。この場合，ゴムを引っ張る力は増やす必要があるが，収縮不全モデルとは異なり，引っ張る距離は正常と同じである。

図 3.23 収縮不全と拡張不全をパチンコモデルで考える

張れず，その結果玉の飛びも悪い。普通のパチンコと同じぐらい飛ばそうとすると，やはり大きな力で普通以上にゴムを引っ張ることが必要である。この際，普通のパチンコと同じぐらいの距離まで引っ張るには，普通よりも大きな力がいる。この状態は心臓でいえば，左室拡張末期圧は上昇しているが，左室拡大はないということである。このように，収縮能の正常な拡張不全モデルにおいても，普通の前負荷では心拍出量の低下がみられ，これを代償するために左室拡張末期圧が上昇す

る。すなわち，左室拡大は収縮不全に見られるが，拡張不全には見られない。しかし，左室拡張末期圧は，収縮不全，拡張不全のいずれかが起これば上昇する。

3.6.3 左室拡張末期圧の推定

収縮不全が起こっても拡張不全が起こっても，左室拡張末期圧は上昇する。このことから考えても，左室拡張末期圧を推定することは，心不全が疑われる患者の心機能を評価する際に重要である。実際，左室拡張末期圧は，左心不全の主症状である呼吸困難と密接に関係する肺うっ血の程度を反映することからも，これを心エコー検査で推定する意義は大きい。この左室拡張末期圧は左房圧にほぼ等しい（図3.24）。

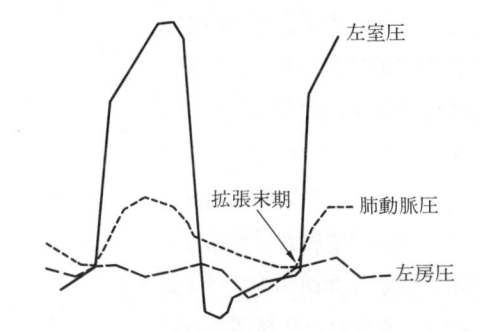

平均左房圧（肺動脈楔入圧）は左室拡張末期圧とほぼ等しい。また，肺血管抵抗が正常な場合には，肺動脈拡張期圧も左室拡張末期圧にほぼ等しくなる。

図 3.24 左室拡張末期圧と等価な圧

また，左房圧の計測は臨床的には肺血管楔入(けつにゅう)圧で代用される。さらに，肺血管楔入圧は肺血管抵抗が低ければ，肺動脈拡張期圧に等しい。

このように，左室拡張末期圧を推定するには左房圧，肺血管楔入圧，肺動脈拡張期圧のいずれかを推定し得ればよく，実地臨床ではスワンガンツカテーテルを用いて肺血管楔入圧または肺動脈拡張期圧が計測される。

〔1〕 肺動脈弁逆流血流速の計測による推定

左室拡張末期圧は臨床的には肺動脈拡張期圧で代用できる。拡張末期肺動脈弁逆流血流速が計測できれば，簡易ベルヌーイ式を用いて拡張末期の肺動脈-右室間圧較差が推定できる[83),84)]。これに右室拡張末期圧または右房圧を加えることにより，肺動脈拡張末期圧が求められる（図3.25）。もし右室拡張末期圧または右房圧が不明であっても，頚(けい)静脈波または下大静脈径より右房圧の推定はある程度可能であるし，また，右房圧を7mmHgで代用することによっても精度の高い推定が可能であることが報告されている[84)]。

肺動脈弁逆流は健常例でも半数例以上で生理的に存在し，心不全例ではその検出率はさらに高い。肺動脈弁逆流の検出に際しては，まず大動脈弁の短軸断層エコー像を描出し，カラードプラーモードにすると，肺動脈弁逆流血流信号は肺動脈弁から右室内に向かう細いモザイク様の信号として描出される。そのカラードプラー信号に，できるだけ平行にドプラービームを設定し，ドプラー計測を行う。肺動脈圧が正常な例では肺動脈弁逆流血流速は2m/s以下であるので，必ずしも連続波ドプ

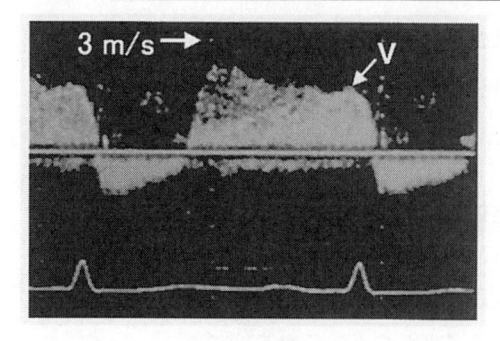

PAEDP＝4 V²＋RVEDP or RAP
(PAEDP＝肺動脈拡張末期圧,
RVEDP＝右室拡張末期圧,
RAP＝右房圧,
V＝拡張末期の肺動脈弁逆流血流速)

図 3.25 肺動脈弁逆流血流速波形からの肺動脈拡張末期圧の推定

ラー法を使う必要がなく，パルスドプラー法での計測が可能である。肺動脈拡張末期圧の推定には拡張末期の血流速を計測する。問題点としては，本手法を用いるには連続波またはパルスドプラー法による明瞭な肺動脈弁逆流信号が必要であるが，左室拡張末期圧・左房圧を知りたい症例で必ずしも肺動脈弁逆流が存在しないことがあげられる。それに加え，超音波ビームが肺動脈弁逆流血流に平行に設定できないことも多い。かかる例では，ドプラービームとカラードプラー信号の間の角度を測り，血流速の算出のときに入射角で補正する必要があろう。肺動脈弁逆流血流がドプラー法にて捕捉されない場合には，三尖弁逆流血流計測から簡便ベルヌーイ式を用いて肺動脈収縮期圧の推定が可能である[85)~87)]。肺血管抵抗の正常な例では，肺動脈収縮期圧は左室拡張末期圧をある程度反映することが期待される。

〔2〕 僧帽弁弁口部血流速の計測による推定

弁逆流血流速からの推定は比較的正確であるが，この手法を用いるには対象例で明瞭な血流信号が検出できなければならない。これに対して，以下に述べる僧帽弁口部および肺静脈血流速波形は，簡便ベルヌーイ式による手法ほど正確ではないが，ほぼ全例で計測可能であるという利点がある。左室拡張末期圧が上昇している症例での僧帽弁弁口部血流速波形は，急速流入期ピーク血流速（E）は増大ないし正常，等容性弛緩時間（isovolumic relaxation time：IRT）および急速流入期血流速波形の減衰時間（Deceleration time：DT）は短縮，心房収縮期ピーク血流速（A）は低下ないし消失という変化を呈する（図 3.26，図 3.27）[88)~92)]。僧帽弁弁口部の血流速は瞬時瞬時の左房と左室の圧較差で規定されており，左房圧の上昇は通常 E の増大を伴う[93),94)]。DT は，左房および左室の硬さを反映すると考えられる。すなわち，左室が硬いとわずかな流入によって左室圧は上昇するために，これが流入に対する抵抗となり，流入が途絶するのである。

実際，心不全・左室拡張末期圧上昇例では左房・左室は硬くなっており，DT が短縮していることが多い。さらに，このような病態では心房収縮直前の左室圧も上昇しており，その結果，心房収縮による左室流入は減少・低下する。これらの変化は，僧帽弁狭窄症を合併しない高血圧性心疾患，心筋症や虚血性心疾患などの左室拡張末期圧上昇例に広く認められる。これらの疾患の病態早期には左室弛緩の低下

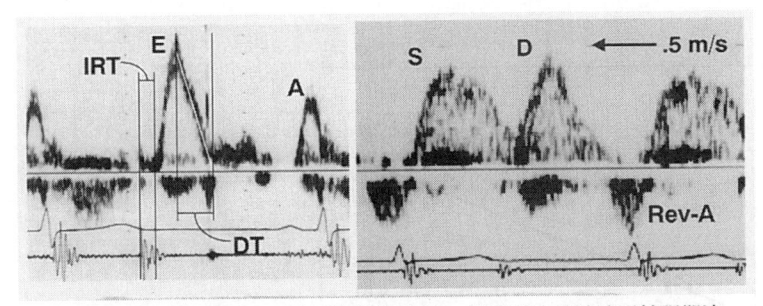

A＝僧帽弁弁口部血流速波形心房収縮期波, D＝肺静脈血流速波形拡張期波, DT＝僧帽弁弁口部血流速波形急速流入期波減速時間, E＝僧帽弁弁口部血流速波形急速流入期波, IRT＝等容性弛緩時間, Rev-A＝肺静脈血流速波形心房収縮期逆流波, S＝肺静脈血流速波形収縮期波

図3.26 健常例の僧帽弁弁口部における左室流入血流速波形および肺静脈血流速波形

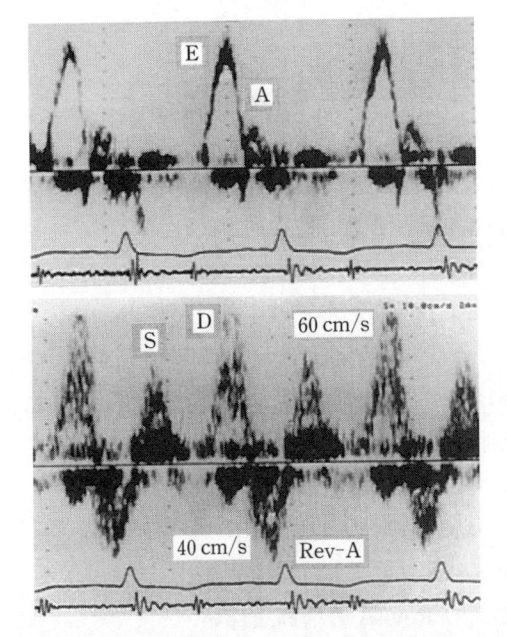

僧帽弁弁口部血流速波形上, IRTは左房圧上昇を, DTは左室スティフネス増高を反映してともに短縮しているが, E, Aは年齢相応で正常である。一方, 肺静脈血流速波形では左室拡張末期圧・左房圧の上昇を反映してDおよびRev-Aの増高が見られ, 正常とは明らかに異なる波形を呈している。図中の略号は図3.26に同じ。

図3.27 心不全例における僧帽弁弁口部における左室流入血流速波形と肺静脈血流速波形

と軽度の左室拡張末期圧の上昇がみられるが, そのときの典型的な僧帽弁弁口部血流速波形の変化はEの低下, DTの延長, Aの増大である[96]。これらの疾患で, Eの増大ないし（偽）正常化, IRTやDTの短縮, Aの低下ないし消失が見られたときは, 左室拡張末期圧の上昇が強く疑われる。心不全例では, EとAの比であるE/A比から左房圧を推定し得るという報告もある（**図3.28**）[97]。しかし, 僧帽弁弁口部血流速波形は左房圧のみならず左室弛緩, 左室スティフネス, 左室収縮性, 右室・心膜などの左室外からの圧迫などの影響をも受ける[91,98,99]。実際の臨床においては, 僧帽弁弁口部血流速波形からの圧の推定は, 左室拡張末期圧が著明に上昇しているか否かぐらいの大まかなことと考えておくほうが無難であろう。

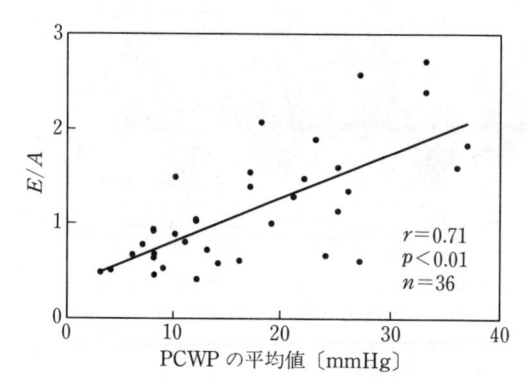

図 3.28 スワンガンツカテーテルにより求めた肺動脈楔入圧（PCWP）の平均値と左室流入血流速波形の E/A 比との関係

〔3〕 肺静脈血流速の計測による推定

僧帽弁弁口部血流速波形から左室拡張末期圧が上昇しているか否かの大まかなことが推定できることを述べたが，同時に肺静脈血流速を計測することにより，圧の推定の精度は高くなる。肺静脈血流速波形は，従来，経食道アプローチにより明瞭に記録され，波形に及ぼす因子が解明されてきた。最近は心臓超音波装置の進歩により，経胸壁アプローチによっても80％以上の症例で記録することが可能である[100],[101]。さらに，経静脈コントラスト剤を用いることにより，ほとんどの症例で記録が可能となる。

肺静脈血流速波形は，収縮期の順行性の一相性(S)ないし二相性の波（S1,S2），拡張期の順行性の波(D)，および心房収縮期の逆行性（左房より肺静脈に向かう流れ）の波（Rev-A）からなる（図3.26）。僧帽弁弁口部血流速波形と同様，これらの計測値も加齢の影響を受ける。加齢に伴い，Sは増大，Dは低下する[102]。この肺静脈血流速波形は左室拡張末期圧・左房圧の上昇により，特徴的な変化を示す。左室拡張末期圧・左房圧の上昇は，DおよびRev-Aの増高を伴い（図3.27），これらの変化は僧帽弁弁口部血流速波形の変化よりも鋭敏であることが最近報告されている[103],[104]。すなわち，僧帽弁弁口部血流速波形が左室拡張末期圧・左房圧の上昇により偽正常化（波形だけからは正常波形と区別できない波形）した例でも，肺静脈血流速波形ではDおよびRev-Aが著明に増高した明らかな異常波形を呈する例が少なからずあることが知られている。

〔4〕 僧帽弁弁口部・肺静脈血流速の計測による推定

左室流入血流速波形のみによる左室拡張末期圧の評価は，左室収縮機能低下例に比べ，収縮機能の保持された拡張不全例では信頼性に欠ける。近年，左室拡張末期圧が上昇すると，Rev-Aの持続時間が，左室流入血流速波形の心房収縮期波（A波）の持続時間より長くなり，その差が，左室拡張末期圧と良好な相関を示すことが示された（図3.29）[105]。さらに，この指標と左室拡張末期圧との相関は，左室

3.6 拡張機能の評価法

(a) 肺静脈血流速波形

← 肺静脈血流速波形の心房収縮期波 →

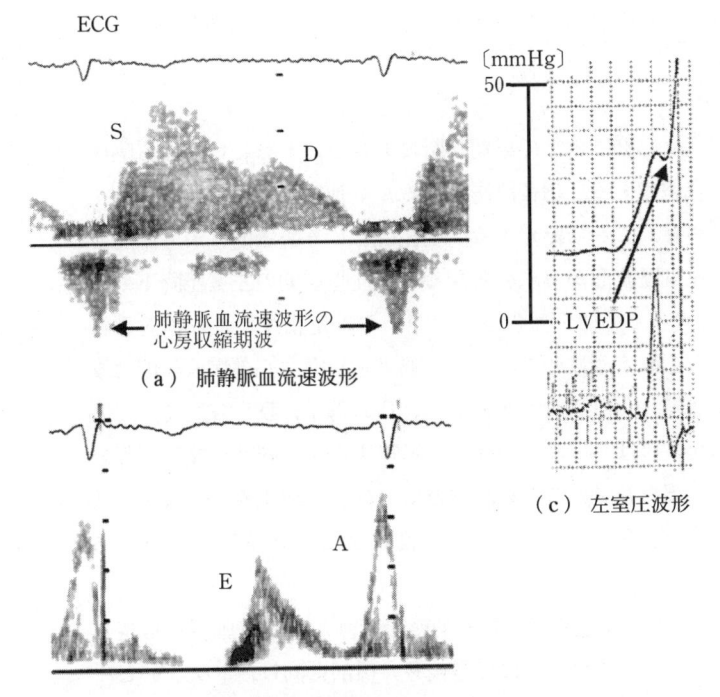

(b) 左室流入血流速波形

(c) 左室圧波形

左室拡張末期圧(LVEDP)は上昇しているにもかかわらず，肺静脈血流速波形の収縮期波のピーク血流速(S)は拡張期波のピーク血流速(D)より高く，左室流入血流速波形の急速流入期ピーク血流速(E)は心房収縮期ピーク血流速(A)より低い．

図 3.29 左室駆出率 70 % の冠動脈疾患例における肺静脈血流速波形，左室流入血流速波形，左室圧波形（LVP）〔Yamamoto, K., Redfield, M. M., Nishimura, R. A.: Analysis of left ventricular diastolic function, Heart, 75 (Suppl 2), pp. 27-35 (1996)〕

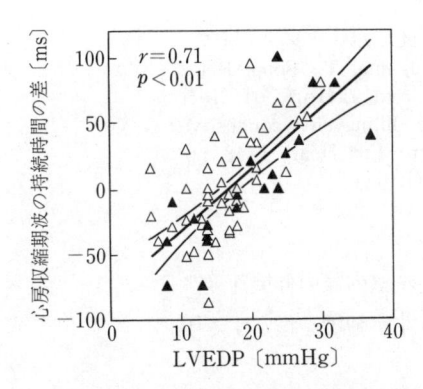

左室駆出率 50 % 以下の群(▲)，左室駆出率が 50 % より大の群(△)，太実線は回帰直線(regression line)，細実線は 95 % 信頼間隔(confidence interval)を示す．

図 3.30 肺静脈血流速波形の心房収縮期波の持続時間と左室流入血流速波形の心房収縮期波の持続時間の差と左室拡張末期圧（LVEDP）の相関〔Yamamoto, K., Nishimura, R. A., Chaliki, H. P., Appleton, C. P., Holmes, D. R. Jr., Redfield, M. M.: Determination of left ventricular filling pressure by Doppler echocardiography in patients with coronary artery disease; critical role of left ventricular systolic function, J Am Coll Cardiol, 30, pp. 1819-1826 (1997)〕

収縮機能不全例，左室収縮機能の保持された症例のいずれにおいても，僧帽弁弁口部または肺静脈血流速波形単独の解析よりも明らかに良好であった（**図 3.30**）[107]。

3.6.4 左室弛緩の推定

左室弛緩を推定する意義は心機能異常の早期診断にあるが，そこにいかなる臨床的応用があるかは今後の課題である。超音波法による左室弛緩推定についてはいくつかの方法が提唱されており，ここで紹介する。現在のところ臨床的に最も確立された左室弛緩の指標は，左室圧波形から求められる等容性弛緩期の左室圧降下の時定数（τ）であり，いままでの多くの研究報告は，このτの推定精度により検討されてきた。まず，僧帽弁弁口部血流速波形であるが，肥大心や虚血心の病態早期にみられる左室弛緩遅延は，僧帽弁弁口部血流速波形上，Eの低下，DTの延長，Aの増大をきたす。このような波形は左室遅延の存在を示唆するが，同時に左室拡張末期圧や循環血液量などの影響をも受けるため，解釈には注意を要する。よって，僧帽弁弁口部血流速波形のみの解析から左室弛緩を推定することは通常困難である[107]。

最近，カラーMモード法による左室流入血流動態の計測から左室弛緩を推定しようという試みがある。心尖部アプローチにて僧帽弁弁口部に向け，ドプラービームを設定すると，左室流入血流のカラードプラーMモード図が記録される。この記録において計測した左室流入カラードプラー信号の傾きは左室弛緩遅延例で緩やかである（**図 3.31**）[108]~[110]。

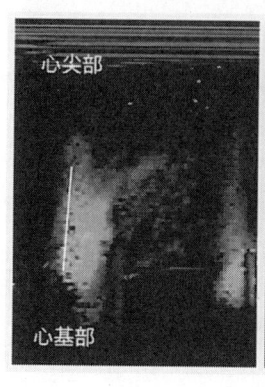

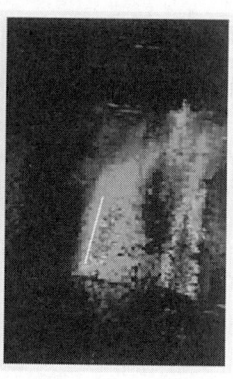

左の健常例に比べ，右の左室弛緩遅延例（肥大心）では，白線で示されるカラードプラー信号の傾きが緩やかであり，これは左室流入の心尖部方向への伝播が遅いことを意味する。

図 3.31 左室流入カラードプラーMモード図〔Masuyama, T., Popp, R. L.: Doppler evaluation of left ventricular filling in congestive heart failure, Eur Heart J, 18, pp. 1548-1556 (1997)〕

さらに最近，組織ドプラー法を用いて左室壁の後退速度，左室内径の伸展速度，僧帽弁弁輪部の拡張早期の動きなどを計測し，その解析から左室弛緩を推定する手法が提唱されている。

定量的にτを推定する方法としては，連続波ドプラー法により計測した僧帽弁や大動脈弁の逆流血流速波形に基づく方法がある（**図 3.32**）[111]~[113]。この方法では，瞬時瞬時の血流速が瞬時瞬時弁間圧較差を反映すること（簡易ベルヌーイ式）を利用し，血流速波形より左室圧波形，さらにその解析よりτを求める。弁逆流

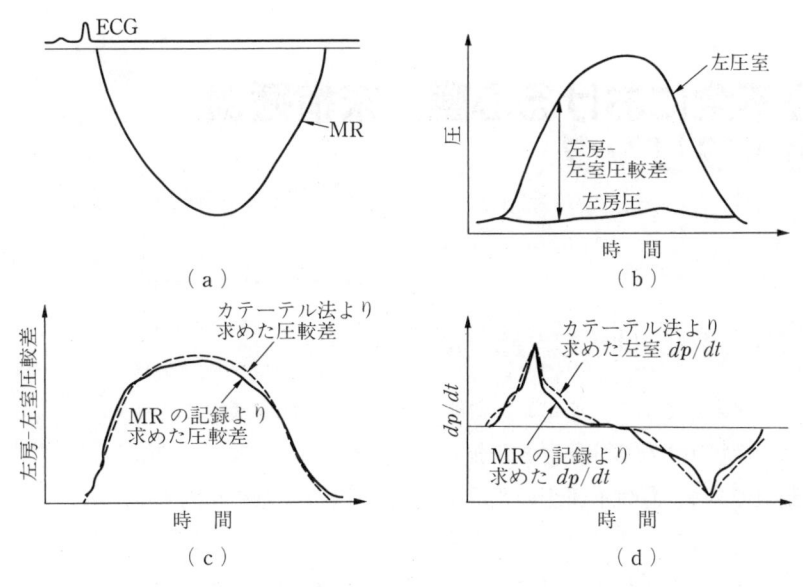

連続波ドプラーで記録した僧帽弁逆流血流速（MR）(a)をトレースして求めた瞬時瞬時の収縮期左房-左室間圧較差と，カテーテル法により侵襲的に求めた収縮期左房-左室間圧較差(b)は，(c)に示すようによく一致する。それぞれの曲線を時間で微分することにより，左室 dp/dt を求めることも可能である(d)。

図3.32 僧帽弁逆流血流速波形からの左房-左室間圧較差および左室 dp/dt の推定
〔Yamamoto, K., Masuyama, T., Doi, Y., Naito, J., Mano, T., Kondo, H., Nagano, R., Tanouchi, J., Hori, M., Kamada, T.: Noninvasive assessment of left ventricular relaxation using continuous-wave Doppler aortic regurgitant velocity profile; its comparative value to mitral regurgitation method, Circulation, 91, pp. 192-200 (1995) より改変〕

信号がきれいに捕捉される場合には，本手法は精度の高い τ 推定法となるが，弁逆流が高度な場合には τ を左室弛緩推定に用いること自身に問題があるため，注意を要する。

　左室拡張能の評価法については，古くからいろいろな方法が提唱されている。しかし，その有用性が左室収縮能の指標ほど明らかでなかったため，いままでは臨床で広く使われるには至っていない。最近，心不全の病態把握における価値や予後との関連などが明らかになってきており，今後，日常の心エコー図検査において重要な評価項目になることが期待される。

4 心不全における心臓，末梢循環カップリング

4.1 はじめに

慢性心不全は心疾患の終末像であり，心ポンプ機能の低下とその代償機構により発現するいくつかの臨床症状からなる症候群と定義できる。基本的な病態は末梢循環不全と心拍出量の制限である。慢性心不全の背景には心筋不全とそれに起因する心収縮力の低下が存在する。基礎疾患の発病から慢性の心筋不全に至るには長期間かかり，その過程でいくつかの代償機転がはたらく。通常代償機転のはたらきにより，初期にはほとんど症状はない。しかし，徐々に心筋不全が進行すると，低心拍出量にともない末梢循環による代償機転による適応も破綻する。末梢循環の破綻の最初かつ重要な臨床徴候は，運動能力の低下である。本節では末梢循環と運動能の観点から慢性心不全における末梢循環とその適応破綻について述べる。

4.2 心不全と末梢循環—適応機序とその破綻

4.2.1 運動耐容能の規定因子

運動の継続には，活動筋におけるATPの再産生が不可欠である。活動筋は好気的代謝と嫌気的解糖によってATPを産生するが，好気的環境が破綻して嫌気的解糖が優位になると乳酸が蓄積し，骨格筋疲労のため運動の継続が不可能になる。したがって，活動筋が最大限どれだけ酸素を利用できるかが，持続的な運動能力の決定因子である。これを最大有酸素性パワーといい，最大酸素摂取量で表す。全身的な運動時には最大酸素摂取量は安静時の10倍以上に達する。活動筋の酸素摂取量は，末梢循環による血流・酸素供給，活動筋における酸素利用，肺の換気機能およびガス交換などが協調して運動に適応して増加するが，いずれかのプロセスに異常があると運動能力が低下することになる。

慢性心不全では最大有酸素性パワーが低下しており，これが運動能力低下の最も重要な機序である。最大有酸素性パワーの低下の原因としては，心予備能および循環予備能の低下に起因する活動筋への酸素供給の減少が重要であり，これを根拠に最大有酸素性パワーによる心不全重症度診断がなされている。また，最大有酸素性パワーの低下には，運動不足，血流の低下に起因する二次的な骨格筋代謝の変化を

介した酸素利用能の低下も関与していることが示唆されている。さらに，肺うっ血に起因する労作時呼吸困難も心不全の運動制限因子として無視できない。運動時の肺うっ血は低酸素血症を起こさず，最大有酸素性パワーには影響しないとされている。しかし，運動時の肺うっ血は，肺の感覚受容器などを介して上位中枢に投射され，労作時呼吸困難として認識されて運動能低下に寄与することは間違いない。

4.2.2 活動筋への血流・酸素供給

活動筋に対する酸素供給は，血流の増加と血液からの酸素摂取率の増加によりもたらされる。このうち，活動筋の酸素摂取率は安静時には約30％程度であるが，運動とともに上昇し，最大では動脈血酸素含量の80％程度を摂取することができる。この機能は慢性心不全患者においても正常に保たれており，運動能力の規定因子としては重要ではない。酸素摂取率を規定するのは単位筋線維当りの毛細血管数，ミトコンドリア数，ミトコンドリアでの酸化酵素活性であり，長期の有酸素運動はこれらを増加させ酸素摂取率を高める。慢性心不全においても，同様のトレーニング効果が認められている。

活動筋血流の増加は，灌流圧である平均体血圧の上昇と活動筋における代謝性の血管拡張を介する。活動筋の血管抵抗は，運動開始直後からすみやかに低下し，最大運動時には安静時の10分の1に減少する。

4.2.3 心不全における血流の再分布

循環調節に関与する神経体液性因子は，心機能亢進，血管収縮，体液貯留作用を発揮する心血管緊張因子と，逆の作用を発揮する心血管抑制因子に大別できる。緊張因子には交感神経，レニン-アンジオテンシン-アルドステロン系，アルギニン-バソプレッシン，エンドセリンなどがあり，抑制因子には副交感神経，心房Na利尿ペプチド，内皮依存性血管拡張因子（NO），プロスタグランジンなどがある。慢性心不全では，緊張因子が亢進し，心機能を維持するとともに重要臓器へ血流を再配分している。抑制因子も亢進していることが多いが，緊張因子を緩和するには至らず，心不全では総末梢血管抵抗は増加している。

図4.1に，健常者，心不全患者の安静時および運動時の心拍出量分布を定性的に示す[1]。健常者でも，安静時の骨格筋血流量は運動時に比較してさほど多くない。運動時には10倍以上に血流が増加しうるが，このとき各臓器に対する血流増加は一様でなく，再分布が生ずることになる。一般に，運動に関与する骨格筋，心筋，呼吸筋の血流は増加，運動に関与しない筋，皮膚，腎，腹部内臓臓器血流は不変ないし減少する。一方，心不全患者では，軽症ないし中等症の場合，安静時血流は保たれているが，運動時には過剰な血管収縮により血流の再分布がもたらされる。さらに，重症慢性心不全では，骨格筋血流は安静時から減少している。これは，基本的には，心拍出量の低下に起因するが，二次的な神経体液性因子の亢進による骨格

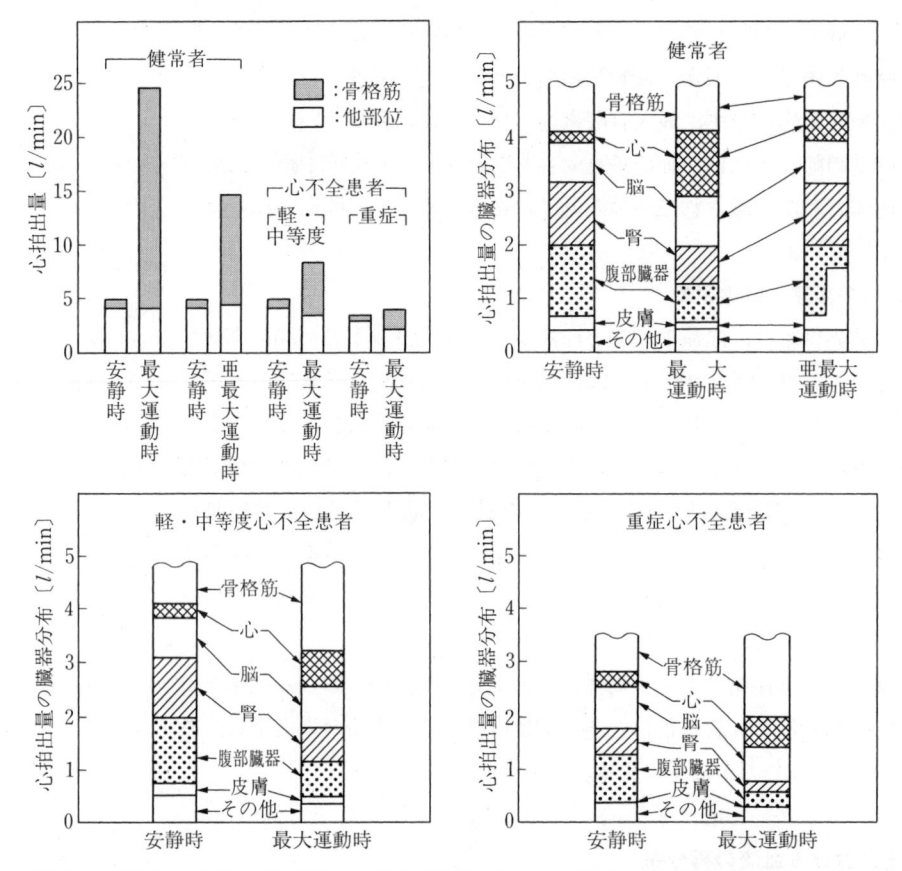

図4.1 健常者および心不全患者における各臓器に対する安静時および運動時の心拍出量の分布〔Zelis, R., Sinoway L. I., Musch, T. I. et al.: Regional blood flow in congestive heart failure ; concepts of compensatory mechanisms with short and long time constants, Am J Cardiol, 62, 2E-8E (1988)〕

筋から重要臓器への心拍出量の再配分も関与している。

4.2.4 再分布の機序

心不全における血管収縮は，主として交感神経活性亢進によりもたらされる。通常，昇圧に伴い，頸動脈洞および大動脈弓の圧受容体を介し，神経反射性に交感神経活性を抑制する。また，心房心室に分布する圧受容体から上行性迷走神経を介し交感神経活性が抑制されるが，心不全ではともに感受性が低下しており，交感神経活性は亢進している。また，交感神経活性亢進以外の機序として，運動時に非活動筋でエンドセリンが増加することにより非活動筋の血管が収縮し，その結果活動筋の血流が増加するという報告がある[2]。さらに，血管拡張反応が心不全患者で低下する機序として，内皮由来血管拡張物質である一酸化窒素NOの局所における産生低下が示唆されている。

慢性心不全では，運動中の骨格筋血流の増加反応は著しく減少している。その基本的機序は心拍出量の制限である[3]。慢性心不全では，ある与えられた運動レベル

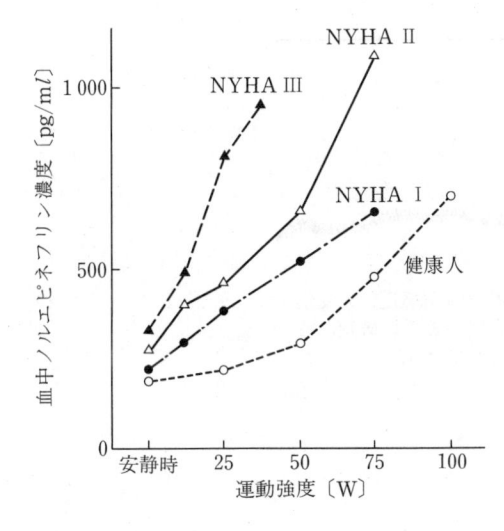

図4.2 健康人および慢性心不全患者における安静時および運動中の血中ノルエピネフリン濃度〔Sato, H., Hori, M., Kitabatake, A., et al.: Adrenergic regulation during exercise in patients with heart failure. In: Hori, M., Suga, H., Baan, J., et al.: Cardiac Mechanics and Function in the Normal and Diseased Heart, Tokyo, Springer-Verlag, 324 (1989)〕

の交感神経活動は亢進しているが[4]（図4.2），心筋交感神経終末におけるノルエピネフリンの枯渇や心筋 β_1 受容体の減少により，交感神経興奮に対する陽性変時および陽性変力反応は低下している[5]。そのため，心拍出量が制限され，最大有酸素性パワーが低下する。また，不十分な血流は活動筋の体性受容体をより強く刺激することになり，さらに交感神経が興奮するという悪循環が形成される。

慢性心不全では，骨格筋内の毛細血管数の減少を認め，これも骨格筋微小循環障害に関与している。この変化は，骨格筋線維の組成変化に起因する二次的変化である。すなわち，心不全では，毛細血管が豊富な type I 骨格筋線維が減少し，毛細血管分布が少ない type IIb 線維が増加している。この変化は，運動不足に起因するデコンディショニング（deconditioning）効果と考えられている。浮腫のない心不全では，骨格筋血管の代謝性血管拡張反応は正常とされ[6]，運動中の骨格筋血流増加反応の低下には関与しないと考えられている。

4.2.5　骨格筋ポンプと心不全

活動筋血流の増加には，心臓のほかに，骨格筋の血液ポンプ作用も重要な役割を果たしている。立位安静時には下肢静脈圧は静水圧を反映して 70 mmHg を超えているが，運動時には骨格筋の律動的収縮により活動筋の静脈血は中心循環へ移動し，静脈弁により血液の逆流が阻止されるため，下肢静脈圧は 50 mmHg 程度下降する（図4.3）。この下降は動静脈圧較差すなわち灌流圧の増加を意味し，さらに，局所神経反射（静脈-細動脈反射）を介して血管拡張をもたらす。正常では骨格筋ポンプ効果により活動筋血流は約5倍に増加し，それにより約3 METS の運動が可能である（図4.4）。

一方，慢性心不全では，中心静脈圧の上昇や骨格筋萎縮により，骨格筋ポンプ依存性の血流が制限されている可能性がある。図4.5 は，拡張型心筋症の一例における運動中の内顆皮静脈を示す。対照運動時には静脈圧は 35 mmHg しか低下しなか

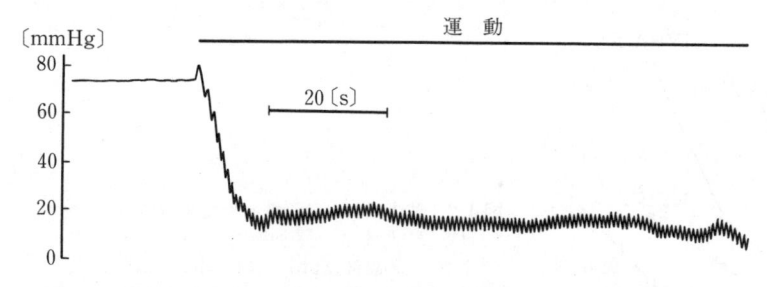

図 4.3 健常人における自転車運動時の下肢静脈圧（内顆皮静脈圧）の変化〔佐藤秀幸，大西洋三：心機能障害と末梢循環適応機序とその破綻，特集；慢性心不全の新しい視点，Prog. Med., 17, pp.2643-2647, ライフサイエンス・メディカ（1997）〕

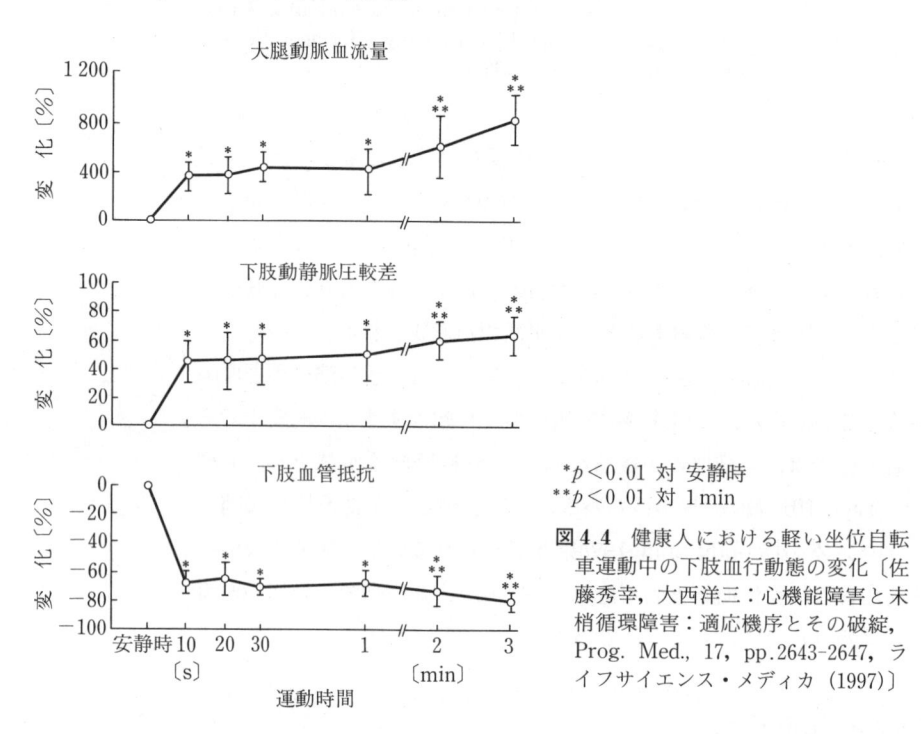

$*p<0.01$ 対 安静時
$**p<0.01$ 対 1 min

図 4.4 健康人における軽い坐位自転車運動中の下肢血行動態の変化〔佐藤秀幸，大西洋三：心機能障害と末梢循環障害：適応機序とその破綻，Prog. Med., 17, pp.2643-2647, ライフサイエンス・メディカ（1997）〕

った。一方，低用量の硝酸イソソルビド（ISDN，2.5 mg）の舌下投与後の運動時には動脈圧は不変であったが，静脈圧下降はほぼ正常化し，それに伴い運動時間，嫌気性代謝いき値および最大酸素摂取量の増加を認めた。この成績は，慢性心不全では骨格筋ポンプ依存性の静脈圧下降（血流増加）が障害され，これが最大有酸素性パワーの低下の一因となっていること，静脈拡張薬は容量血管への血液再分布を介して骨格筋ポンプの後負荷である中心静脈圧を低下させ，骨格筋ポンプ効果を改善することを示唆している。

高用量の硝酸薬の急性投与では，運動能力の改善は認めない[7]。これは動脈圧の低下により静脈圧低下効果が相殺されるためと考えられる。ただし，長期投与時には，動脈圧は回復するが，静脈系の圧は低下したままであり，同時に運動能力の改善が認められている[8]。硝酸薬長期投与時の動脈系と静脈系の降圧効果の解離は，

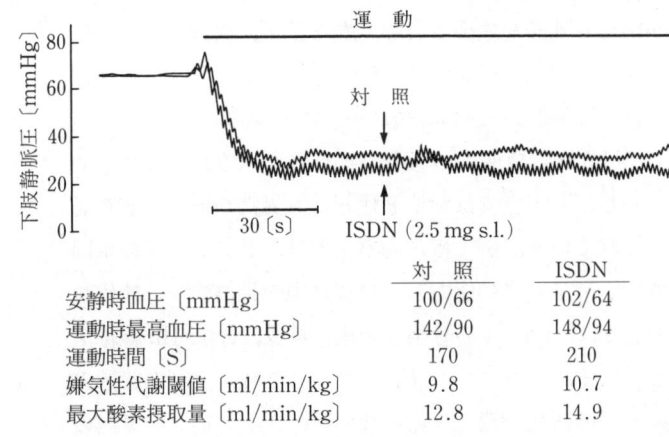

	対照	ISDN
安静時血圧〔mmHg〕	100/66	102/64
運動時最高血圧〔mmHg〕	142/90	148/94
運動時間〔S〕	170	210
嫌気性代謝閾値〔ml/min/kg〕	9.8	10.7
最大酸素摂取量〔ml/min/kg〕	12.8	14.9

図4.5 拡張型心筋症患者における運動時の下肢静脈圧，動脈圧および運動能力と硝酸イソソルビド（ISDN，2.5 mg 舌下投与）の効果〔佐藤秀幸，大西洋三：心機能障害と末梢循環障害：適応機序とその破綻，Prog. Med., 17, pp.2643-2647，ライフサイエンス・メディカ（1997）〕

耐性獲得の差で説明されている。また，慢性心不全の運動能力と右室駆出率の間に正相関を認めるとの報告もある[9)]。この成績も，運動能力の低下に静脈系異常も関与していることを示唆している。

4.2.6 運動時の骨格筋代謝

運動開始直後は，貯蔵されている ATP とクレアチンリン酸がエネルギー源として使用されるが，数秒間で枯渇する。それ以降，酸素需要の増加に循環機能が完全に適応するためには2～3分かかり，その過渡期には活動筋は嫌気的および好気的代謝の両者から ATP を産生する。この間に不足した酸素は，酸素負債として運動終了後に返済されることになる。適応が完了すると定常状態に達し，酸素需要と供給が均衡する。定常状態では，おもに好気的代謝，すなわち貯蔵グリコーゲンや血中からとりこまれたグルコースの好気的代謝，および貯蔵脂肪や血中の遊離脂肪酸の酸化により ATP が産生される。ただし，骨格筋は，好気的代謝を行う持久的な遅筋線維（type I）のほかに，ミトコンドリアが疎で，好気的条件下でも嫌気的解糖を行う速筋線維（type IIb）および両者の中間型を含み，これらも張力を発生する。したがって，定常状態でも一部嫌気的解糖が行われ，徐々に乳酸が蓄積することになる。

最大酸素摂取量の60～70％の運動強度になると，酸素需要に循環機能が完全に追従できなくなるので，嫌気的代謝が優位となり，急速に乳酸が蓄積される。乳酸は血中の重炭酸イオンにより緩衝され，二酸化炭素発生も急激となる。この時点を乳酸いき値または嫌気的代謝いき値（anerbolic threshold：AT）と呼び，動脈血中の乳酸濃度を経時的に測定し求められる。AT は最大有酸素性パワーの一指標であり，これ以下の運動レベルでは乳酸の蓄積が少ないので長時間運動を継続することができる。運動強度がさらに増すと，酸素供給が限界に至り最大酸素摂取量に達

する。また、重炭酸イオンが枯渇し乳酸が緩衝されなくなる結果、代謝性アシドーシスが進行する。代謝性アシドーシスは換気増大により代償されるが（呼吸性代償）、代償が限界に達すると骨格筋が疲労し運動継続が不可能となる。

慢性心不全では、ATおよび最大酸素摂取量の低下が認められ、これらは基本的には循環不全に起因する。しかし、心不全では骨格筋代謝にも異常があり、運動能力低下に関与していると考えられている。例えば、心不全では、ドブタミンの単回投与により、活動筋血流を増加させても運動能力および運動中の骨格筋リン酸代謝は改善しない[10]。また、心不全では、type Iの骨格筋線維が減少、type IIb 線維が増加し骨格筋の性質が変化している。ミトコンドリアのサイズと数、毛細血管数の減少を認める。さらに解糖系酵素の活性の変化は認めないが、ミトコンドリア内の酸化酵素活性が低下している[11]。これらの変化は、薬物治療あるいは好気的運動トレーニングにより改善することから、脱トレーニング効果による二次的変化と考えられている。これらの変化は、心不全のような好気的環境の破綻に際して、嫌気的代謝により必要なエネルギーを産生する代償機転であるが、運動中の酸素利用能を低下させ早期に嫌気的代謝産物の蓄積をもたらすため、有酸素性パワーを低下させる。また、心不全では、骨格筋萎縮のため最大酸素摂取量が低下し、心不全における有酸素性パワー低下にかかわる。このように、心不全における有酸素性パワー低下には、循環不全だけでなく、二次的な骨格筋代謝の変化による酸素利用能の低下も関与していることに留意する必要がある。

4.2.7 労作時呼吸困難の機序

運動時には、骨格筋ポンプにより活動筋内の血液が機械的に押し出されるとともに、交感神経興奮により腹部臓器などの容量血管が収縮し、胸腔内に血液が再分布する。この中心循環への血液再分布は、心拍出量が増した状況で前負荷を維持するのに重要である。しかし、心不全では前方駆出が制限されているため、中心循環への血液再分布は、肺うっ血の原因となる。運動時肺うっ血は、低酸素血症を惹起せず、最大有酸素性パワーの低下には直接関与しない。実際、運動時の肺毛細血管楔入圧と最大酸素摂取量の間には相関を認めない。しかし、肺うっ血は労作時呼吸困難の原因となる。すなわち肺毛細管圧の上昇や肺の伸展性の低下は傍毛細管受容体、肺胞伸展受容体、呼吸筋の筋紡錘などの機械的受容体により感知され、呼吸中枢で呼吸困難感として認識される。

硝酸薬は肺うっ血を軽減し、労作時呼吸困難感を軽減する[12]。すなわち硝酸薬は骨格筋ポンプ作用の改善および労作性呼吸困難の軽減のいずれにも有効である。慢性心不全の運動能力低下の機序として、心拍出量の制限、動脈圧の低下、骨格筋代謝の異常はもちろん重要であるが、静脈系のうっ血も無視できないことが示されたわけである。強心薬は心機能の改善を介して末梢循環を改善するが、心筋障害が危惧される。一方、静脈系の血管拡張薬には、不全心の負荷の軽減と同時に末梢循

環，運動能力の改善を期待することができる（動脈拡張薬は直接的には血圧低下を介して運動能力を低下させる）。慢性心不全における末梢循環障害において，静脈系の役割は再評価されるべきであると考えている。

4.3 心不全の臨床診断

4.3.1 はじめに

心不全の臨床診断では，急性期と慢性期で必要な情報が異なる。急性期においては当然緊急性があるため，比較的すみやかに基礎疾患（心筋梗塞，弁膜症，心筋症，奇形，炎症，感染，腫瘍など）の診断，重症度，合併症の有無を把握し，適切な治療方針を決定する必要があり，診断に要する時間，方法，場所が制限される。一方，慢性心不全の場合，急性期に得られる情報以外に，長期間にわたる心機能の評価が必要で，当然，急性増悪や突然死の予防に加え，QOL（生活の質：quality of life）の評価にも重点がおかれる。

ここでは医師が臨床の場で患者に接したとき，通常行われる順序，つまり，心不全の診断，重症度や治療効果の評価のために臨床で行われる流れに沿って記す。したがって，初診時迅速に行われなければならない検査から，侵襲的専門的検査へと進めていく。心不全に対する診断は，心血行力学的異常の検出によるが，いまだ医師の経験に基づく半定量的指標が数多く用いられており，MEの観点から，診断法，検査法に改良の余地のあるところである。

4.3.2 自覚症状

医療現場において，問診は重要である。患者は通常，多種多様な症状をもって病院へ来る。その症状を整理し，どういった病態を反映しているかを考えながら診察が行われる。心不全に呼吸困難の合併は多いが，ほかにも呼吸困難をきたす疾患は多数あり，呼吸困難であるから，心不全といった短絡的な診断は論外である。

心不全は，大きく，左心不全と右心不全に分けられる。左心不全は左心房，左心室の正常な血行動態の破綻であり，心拍出量の減少と左室拡張期圧（左心房圧）の上昇をきたす。そのため血圧の低下や，肺静脈圧上昇（肺うっ血）を生じる。また，右心不全は右心房，右心室の正常な血行動態の破綻であり，肺血流量の低下と右心房圧の上昇をきたす。そのため全身のうっ血を生じる。

これらの血行動態的特色から，その心不全症状は左心不全症状と，右心不全症状に大別されている。しかし，実際の臨床の場では，左心不全と右心不全が単独に出現することは，急性心不全の軽症例を除いて比較的まれであり，重症例や慢性心不全例では両心不全として症状を呈することが多い。すなわち，左心不全が重篤化すると，左房圧の上昇から肺静脈，動脈へと血管内圧の上昇（血液のうっ滞）が広がり，さらには右心内圧の上昇をきたし，最終的には，右心不全症状を呈することと

なる。また，右心不全が重篤化すると，肺血流量の減少から心拍出量の減少をきたし，左心不全を増悪させる。また逆に左心不全に右心不全が生じると，肺血流量の減少が肺静脈圧の減少を促し，前負荷軽減により，左心不全症状が軽減することもある。

以上のように心不全では，左心不全と右心不全が影響し合いながら患者の自覚症状を形成している。

〔1〕 左心不全

代表的な左心不全症状を表4.1に示す。左心不全の症状は大きく分けて，低心拍出量によるものと，肺うっ血によるものにまとめられる。

表4.1 左心不全の症状

1. 呼吸困難	起座呼吸
	発作性夜間呼吸困難
	労作性呼吸困難
	安静時呼吸困難
2. 咳・痰	
3. 全身倦怠感	
4. 四肢冷汗	
5. チアノーゼ	
6. 動悸	
7. 乏尿，無尿	
8. 不安，錯乱，不眠	

（a） **呼吸困難**　特に，初発症状として呼吸困難（dyspnea）は重要な症状である。初めは，労作性呼吸困難（exertional dyspnea）であり，階段や坂道を昇るときなどの比較的強い労作時に『息切れ，胸苦しさ』として自覚される。重症化するとしだいに安静時にも自覚されることとなる（安静時呼吸困難：dyspnea at rest）。発作性夜間呼吸困難（paroxysmal nocturnal dyspnea）は，心不全患者が就寝し数時間経過したころ，『悪夢をみた，息が吸えてない感じ，酸素が足らない感じ』といった症状で覚醒し，中には部屋の窓を明けて外の空気を吸うといった行動に出る患者もいる。これは就寝することによって静脈還流量の増加，交感神経活性の低下，呼吸中枢の抑制などにより肺うっ血が増悪する結果生じるものである。さらに肺うっ血が重篤化すると，呼吸困難のため臥位になれず，起座呼吸（orthopnea）となる。起座位では静脈還流が減少し肺うっ血が減少するため，多少呼吸が楽になる。

（b） **咳・痰**　咳は一般に，気道内異物に対する機械的反射であり，肺うっ血により肺胞，間質に漏出してきた体液成分に対する反射である。重症となり著しい呼吸困難を伴うようになると，泡沫状喀痰となり，ときに赤血球成分が混じるとピンク色を帯びる。

（c） **その他**　全身倦怠感は多くの疾患に現れてくる症状で特異性に乏しいが，患者の来院動機になるものである。原因は明らかでないが，労作時に全身の骨

格筋の酸素需要増加に見合う酸素供給ができないために生じる，酸素負債に起因すると考えられる。また動悸は，不整脈合併や交感神経亢進によるものと考えられる。その他，四肢冷感，チアノーゼ，乏尿，不安，錯乱は，ショック症状であり，全身各所への血液，酸素の著しい供給低下が原因と考える。

〔2〕 右心不全

代表的な右心不全症状を表4.2に示す。右心不全の症状は全身の静脈のうっ血症状といえる。

表4.2 右心不全の症状

1. 浮腫
2. 体重増加
3. 食思不振
4. 悪心
5. 腹満感
6. 右季肋部痛

(a) 浮腫　右心不全の代表的な症状である。静脈圧亢進に伴う全身の間質への水分の過剰な漏出蓄積である。初めは，下肢特に，足首から前脛部にかけて自覚される。また夕方に顕著に現れることが多く，『靴下の跡がつく』と訴えて来院することも多い。浮腫は顔面にも起こり，家人あるいは久しぶりに会った友人に指摘されて初めて気付くこともある。体全身に浮腫が及べば『体が，腫れぽったい』と感じる。また内臓の浮腫は，食思不振，悪心，腹満感，右季肋部痛という症状を呈することが多い。当然浮腫は体重増加をきたし，比較的速やかに体重増加を認めた場合は，浮腫を疑う所見となる。心不全患者の場合1〜2日で体重が2〜3Kg増加することも多い。

〔3〕 症状の客観的評価

問診で得た症状の重症度を定量的に表す必要がある。そのために現在使用される指標は，

① ニューヨーク心臓病学会（New York Heart Association：NYHA）分類

② 心不全重症度分類

③ 身体活動能力度（Specific activity scale：SAS）

④ METS

が指標として用いられる。

(a) ニューヨーク心臓病学会分類　急性心不全の重症度は，血圧や肺動脈圧，心拍出量などの血行動態指標から判定される。しかし，血行動態は心筋自体の障害のほか心ポンプに対する負荷にも影響されるので，必ずしも運動耐容能や生命長期予後を反映しない。心不全は呼吸困難などを主徴とする症候群であるので，身体活動度を再現性よく定量的に表現できる指標が求められている。

慢性心不全の病態である運動耐容能の低下すなわち身体活動上の機能障害の分類としては，ニューヨーク心臓病学会の分類（1964）が現在でも広く用いられてい

る[13]。慢性心不全患者の日常生活における症状発現強度に注目した評価法であり，循環器分野では広く使われている。しかし，この分類は症状を"通常の身体活動"と比較するもので，具体性，定量性に欠けること，また NYHA II 度が比較的広いという欠点がある。後者の欠点を補うため NYHA II 度を二つに分け IIs，IIm と分類することも多い（**表4.3**）。

表4.3 ニューヨーク心臓学会分類

I 度	心疾患があるが，身体活動は特に制約がなく，日常労作により，特に呼吸困難，胸心痛，疲労，動悸などの愁訴が生じないもの
II 度	心疾患があり，身体活動が軽度に制約されるもの，安静時または軽労作時には障害がないが，日常労作のうち，比較的強い労作（例えば，階段上昇，坂道歩行など）によって，上記の愁訴が発現するもの
III 度	心疾患があり，身体活動が著しく制約されるもの，安静時には愁訴がないが，比較的軽い日常労作でも，前記の愁訴が出現するもの
IV 度	心疾患があり，いかなる程度の身体労作の際にも，上記愁訴が出現し，また，心不全症状，または狭心症症候群が，安静時においてもみられ，労作によりそれが増強するもの
★IIs 度	身体活動に軽度制限のあるもの
IIm 度	身体活動に中等度制限のあるもの

（b）心不全重症度分類 具体的な身体活動度の指標として，心不全重症度分類が提唱され心不全治療薬の治験などに用いられている[14]。この分類は，階段および平地歩行など日常生活上の具体的な身体活動を基準としており，より客観的指標といえる（**表4.4**）。

表4.4 心不全の重症度分類

Class 0	普通に階段を登っても息切れがしない。日常の労作で何ら症状がみられない。
Class I	普通に階段を登ると息切れがするが，途中で休むほどではない。
Class II	普通に階段を登るとき息切れがして，途中で休む，日常の労作の後，夕方になると下腿にむくみがみられる。
Class III	普通に平地を歩いても息切れのため長く歩けない。また，安静時にも多少の呼吸困難がある。あるいはまた，下腿にわずかなむくみを証明する。
Class IV	室内の平地歩行および排尿，排便時に呼吸困難がある。安静時にも呼吸困難がある。あるいはまた，下腿に明らかなむくみを証明する。
Class V	歩行および起立が不能である。安静時にも強い呼吸困難がある（起座呼吸，夜間呼吸困難等）。また下腿に高度の浮腫と腹水，胸水がみられる。

Class 0：心不全なし。Class I：心不全徴候。Class II：軽度心不全。
Class III：中等度心不全。Class IV：高度心不全。Class V：重度心不全。

（c）身体活動能力度 労作に際して消費されるエネルギー量を実測し，どの運動を苦痛なく行えるかの観点から，その患者が何 METS の身体活動度であるかを定量化する方法である。（**表4.5**）。

（d）その他 日常の労作を5段階に分け，身体活動度（METS），酸素消費

表 4.5 身体活動能力質問表（Specific Activity Scale）〔谷口興一編：心肺運動負荷テスト，南江堂〕

- 患者イニシャル _____
- 記入日　　平成　年　月　日　・生年月日　大正／昭和　年　月　日
- この1週間をふり返って患者の症状は主にどれですか。（○をつけて下さい）
　　息苦しさ，疲労感，動悸，その他（具体的に　　　　　　　　　　　）

- 患者の症状について下記の質問をして下さい。（少しつらい，とてもつらいはどちらも「つらい」に○をして下さい。わからないものは「?」に○をして下さい）

1. 夜，楽に眠れますか（1 Met 以下）	はい	つらい	?	IV
2. 横になっていると楽ですか（1 Met 以下）	はい	つらい	?	（〜1 Met）
3. 一人で食事や洗面ができますか（1.6 Mets）	はい	つらい	?	
4. トイレは一人で楽にできますか（2 Mets）	はい	つらい	?	
5. 着替えが一人で楽にできますか（2 Mets）	はい	つらい	?	
6. 炊事や掃除ができますか（2〜3 Mets）	はい	つらい	?	
7. 自分でフトンを敷けますか（2〜3 Mets）	はい	つらい	?	
8. ぞうきんがけはできますか（3〜4 Mets）	はい	つらい	?	III
9. シャワーをあびても平気ですか（3〜4 Mets）	はい	つらい	?	（2〜4 Mets）
10. ラジオ体操をしても平気ですか（3〜4 Mets）	はい	つらい	?	
11. 健康な人と同じ速度で平地を100〜200 m 歩いても平気ですか（3〜4 Mets）	はい	つらい	?	
12. 庭いじり（軽い草むしりなど）をしても平気ですか（4 Mets）	はい	つらい	?	
13. 一人で風呂に入れますか（4〜5 Mets）	はい	つらい	?	
14. 健康な人と同じ速度で2階まで登っても平気ですか（5〜6 Mets）	はい	つらい	?	
15. 軽い農作業（庭掘りなど）はできますか（5〜7 Mets）	はい	つらい	?	
16. 平地を急いで200 m 歩いても平気ですか（6〜7 Mets）	はい	つらい	?	II （5〜6 Mets）
17. 雪かきはできますか（6〜7 Mets）	はい	つらい	?	
18. テニス（または卓球）をしても平気ですか（6〜7 Mets）	はい	つらい	?	
19. ジョギング（時速8 km程度）を300〜400 m しても平気ですか（7〜8 Mets）	はい	つらい	?	
20. 水泳をしても平気ですか（7〜8 Mets）	はい	つらい	?	I （7〜 Mets）
21. なわとびをしても平気ですか（8 Mets 以上）	はい	つらい	?	

患者の印象：前回の診察日に比べてどうですか
　　　　　　よい　少しよい　変らず　少し悪い　悪い

症状が出現する最小運動量 _____ Mets
判断設問項目番号　　　　 _____

担当医 _____

コメント：

表 4.6 活動レベルとエネルギー消費

労作区分	METS	酸素消費量〔ml/min/kg〕	エネルギー消費量〔kcal〕
きわめて軽い労作	3 以下	10 以下	4 以下
軽い労作	3〜5	11〜18	4〜6
中等度の労作	5〜7	18〜25	6〜8
重い労作	7〜9	25〜32	8〜10
きわめて重い労作	9 以上	32 以上	10 以上

量, エネルギー消費量とを対応させて, 定量化する方法である。ここで使われるMETSとは, 安静座位を1とした相対的運動強度の指標である (**表 4.6**)。

4.3.3 身 体 所 見

患者の症状から心不全を推測し, つぎに, 身体所見から心不全による血行動態異常を判定するため診察が行われる。このとき左心不全所見と, 右心不全所見の成立機序を理解しておく必要がある。

〔1〕 **左心不全所見** (表 4.7)

心音の聴診は, 特に弁膜症, 先天性疾患の診断に有用である。心音は, 聴取できる範囲 (**図 4.6**), 雑音の大きさ (**表 4.8**), 心音の特徴 (**図 4.7**) を熟知する必要があり, 疾患の重症度, 合併する他の心疾患との組合せにより変化し複雑となるため, 熟練を必要とする。例えば, 僧帽弁が開放する際の音は正常では聞き取れないが, 僧帽弁狭窄症では僧帽弁が急激に開放するため高調な音が聞かれ, これを開放

表 4.7 左心不全の身体所見

心	心拡大
	奔馬調心音 (III音ギャロップ)
	II音肺動脈成分 (IIp) 亢進
	雑音
脈拍	交互脈
	頻脈, 徐脈
肺	湿性ラ音
	急性肺水腫
	胸水貯留
その他	チェーンストーク (Cheyne-Stokes) 呼吸

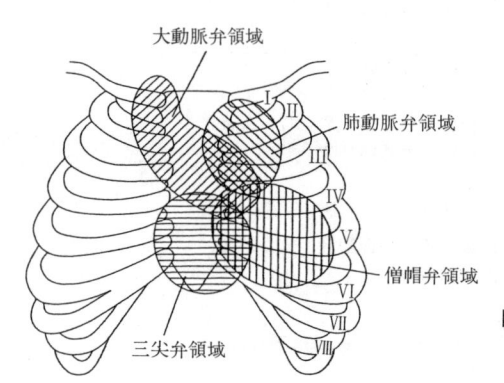

図 4.6 聴診部位〔鎌田武信総編集: 新内科書, p.287, 南山堂〕

表 4.8 レビン (Levine) の心雑音分類

1度	最も微弱な雑音
2度	聴診器をあて1拍目より聞き取れる弱い雑音
3度	中等度の雑音。明瞭に聞き取れる。
4度	耳に近く聞こえる強い雑音。
5度	聴診器で聞こえる最強の雑音だが, 聴診器を胸壁から離すと聞こえなくなる。
6度	聴診器なしでも聞き取れる。

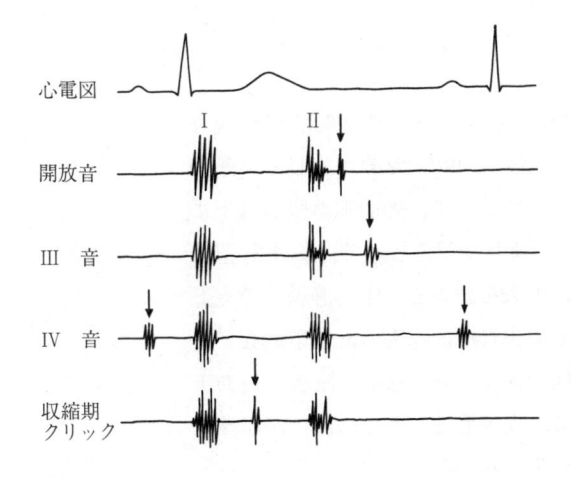

図4.7 心音の特徴〔鎌田武信総編集：新内科書, p.288, 南山堂〕

音という。心室の収縮に伴い，僧帽弁が閉鎖しⅠ音を，収縮が終了し大動脈弁が閉鎖する際にⅡ音を聴取できる。左室機能不全に陥った患者では，拡張早期の心室充満による振動音としてⅢ音が聞かれることがある（ギャロップリズム）。Ⅳ音は，拡張終期の心房収縮による心室の振動音で異常音である。また，肺動脈圧が亢進すると，肺動脈弁音（Ⅱp）が亢進する。収縮期クリックは，僧帽弁逸脱症候群において，収縮期の左室圧上昇に耐え切れず左房内へ反転する際に生じる過剰心音である。以前は，心音図検査が行われ心不全診断に用いられていたが，最近では，超音波検査に代わってきている。

また，急性心筋梗塞に伴う急性心不全では，肺うっ血のため体液が肺内に漏出し，換気を障害し湿性ラ音が聴取される。キリップ（Killip）はこの後方不全に着目し，肺の聴診所見から急性心不全の重症度を4群に分けた（**表4.9**）[15]。

表4.9 キリップの重症度分類

Ⅰ群	心不全徴候なし。
Ⅱ群	軽度ないし中等度心不全 （肺ラ音聴取域は両肺野の50％以下）
Ⅲ群	肺浮腫 （肺ラ音聴取域は両肺野の50％以上）
Ⅳ群	心原性ショック （血圧90 mmHg以下；尿量減少，冷たく湿った皮膚，チアノーゼ，意識障害）

左心不全は一部の疾患（貧血など）を除き心拍出量が低下しており，その結果，四肢末梢温度が低下する。また，肺うっ血によるガス交換障害や，末梢での血液うっ滞により末梢組織の還元ヘモグロビンが5 mg/dl以上に増加すると，チアノーゼが出現する。心不全に伴う交感神経活性の亢進，副交感神経活性の低下により，頻脈が生じる。

また，心筋障害が高度になると心室の収縮，拡張が1心拍ごとに揺らぎ，脈の強さが心拍ごとに変化する交互脈（pulsus alternans）が生じる。老齢者の左心不全時には過呼吸と無呼吸を交互に繰り返すチェーンストーク（Cheyne-Stokes）呼

吸をみることがある。

〔2〕 右心不全所見（表 4.10）

右心不全は全身の静脈環流の障害であり，それにより全身の理学的所見が現れる。静脈血は，うっ滞拡張し，しだいに間質への水分の漏出−浮腫が生じる。頸静脈怒張は，呼吸を吸気で止めて血管の拡張をみる。座位にて，頸静脈怒張が耳下まで達しているときには，中心静脈圧は 25 cmH_2O 以上と考えられる。胸水貯留時には，胸部聴診にて，その部分の呼吸音の減弱，消失を認める。中心静脈圧の亢進から腹部内臓臓器のうっ血が生じると，肝脾腫や消化管機能障害のため下痢などの消化器症状が生じる。浮腫は重力のため結合組織の疎な部分を通過し陰嚢，目の下側，腰，仙骨，下腿などの体の低い部分に溜まる。皮膚毛細血管での血行が緩徐になり，最大限に酸素が摂取されるとチアノーゼが生じる。

表 4.10 右心不全の身体所見

心	右室拡大
頸静脈	怒脹，著明なv波
腹部	肝腫大
	腹水貯留
その他	浮腫
	四肢冷けつ
	チアノーゼ
	黄疸，発汗亢進
	発熱
	体重増加（浮腫），減少（心原性悪液質）

4.3.4 検査所見

〔1〕 血液検査

血液検査は，心不全患者の診断，治療，重症度，合併症の評価には欠かせない。肝機能や腎機能異常，貧血の有無，栄養状態，電解質異常等も，心不全の診察上重要である。

最近，心臓もホルモン分泌臓器であることがわかり，注目されている。1984年，心房性ナトリウム利尿ペプチド（atrial natriuretic peptide：ANP）の化学構造が明らかにされた[16]。ANP は心房筋の伸展により刺激され，冠静脈内にその大部分は放出される。ANP は強力なナトリウム利尿作用，血管拡張作用，レニン−アンジオテンシン系の抑制作用をもつ。その後，1988年，脳性ナトリウム利尿ペプチド（brain natriuretic peptide：BNP）が発見された。当初ブタの脳から発見され，神経ペプチドとしての研究が進んだが，心臓，特に心室より分泌され心不全時に血中濃度が著しく増加することが明らかとなった。ANP,BNP は NYHA 分類ともよく相関する（図 4.8）[17]。血液検査で，心不全の有無や重症度をある程度評価できる意義は大きく，臨床の場では頻用されている。

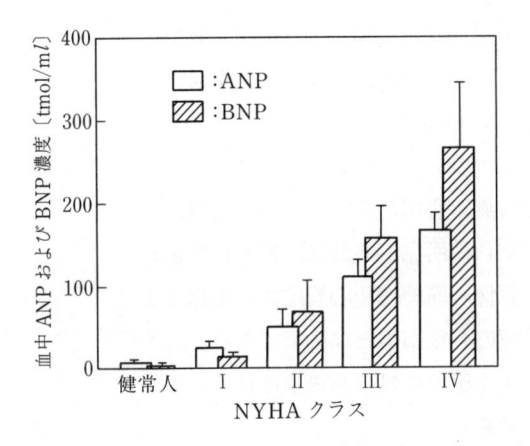

図4.8 心機能別にみた血中 ANP, BNP 濃度

〔2〕 動脈血ガス分析

心不全時には肺うっ血のため肺でのガス交換が障害される。肺胞でのガス交換のうち，二酸化炭素は酸素の交換に比し 20 倍早いため，心不全の初期に二酸化炭素の変化より酸素交換能の低下が顕在化する。そのため，まず動脈血酸素分圧の低下を認める。同時に酸素不足を補うため生体は過換気となり，一時的に動脈血二酸化炭素分圧の低下を認める。さらに心不全が増悪すると，二酸化炭素のガス交換も障害され，動脈血二酸化炭素分圧の上昇，pH 低下すなわちアシドーシスも合併し得る。

心不全や呼吸器疾患その他において，動脈血酸素分圧や代謝異常測定は，非常に有用である。しかし，動脈血採取は侵襲的で患者に負担であり，合併症も危惧される。そこで，非侵襲的に動脈血酸素飽和度を連続測定する器具としてパルスオキシ

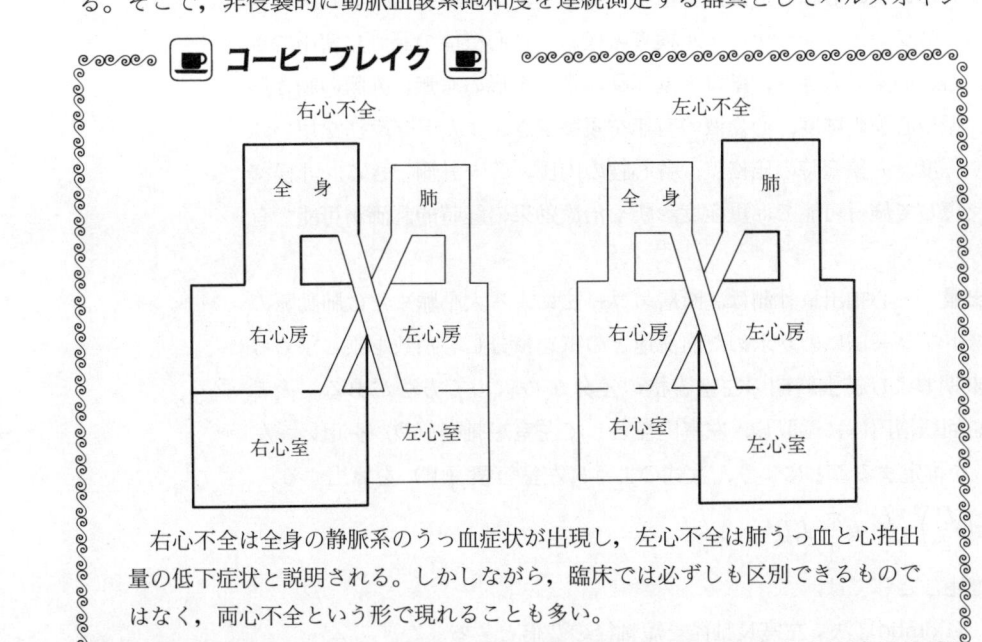

コーヒーブレイク

右心不全は全身の静脈系のうっ血症状が出現し，左心不全は肺うっ血と心拍出量の低下症状と説明される。しかしながら，臨床では必ずしも区別できるものではなく，両心不全という形で現れることも多い。

メータがある。赤色光の吸光度から，酸化型ヘモグロビンと還元型ヘモグロビンの比を推定し動脈血酸素飽和度（SpO_2）を計算する。動脈血酸素飽和度を簡易にしかも連続的に評価でき，臨床の場で頻用されるME機器である。

〔3〕 心 電 図

心不全時には，虚血性変化の有無，不整脈の有無，心房や心室の負荷の有無，電解質異常の有無などを確認する必要がある。左室負荷所見があれば，慢性に経過した心疾患に増悪因子が作用した可能性がある。急性心筋梗塞や心筋虚血の重積による急性心不全は，治療方針が異なるので，初診時の心電図検査は必須である。心不全では，予後に影響する重篤な不整脈の合併が多く迅速な処置が要求されるため，重症例では心電図の連続監視（モニタ）が必須である。

〔4〕 胸部レントゲン

胸部レントゲンも急性期，慢性期を問わず心不全診断時に必要である。この検査で心房，心室の拡大，肺野の異常を確認する。心拡大を注意深く読影することにより，左右の心房心室の拡大の組合せがわかり，心不全の原因疾患を推測することができる。肺うっ血をはじめとする肺野の異常や胸水の有無，量の検出は，臥位では困難であり，座位か立位での撮影が基本となる。しかしながら，少量の胸水の場合，側臥位とすることでその存在を確認することもある。また，病室や，集中治療室で行うポータブル撮影時には，通常とは逆の前後撮影（A-P view）となるため，一般のP-A viewと比べて，心陰影が拡大されることも理解しておく必要がある。

〔5〕 心臓超音波検査

心臓超音波検査は，心不全をはじめ，心疾患の診断と重症度の把握に欠かせない。非侵襲的検査であり，心臓の形態的異常のみならず，血流の方向や心腔内圧も計測できるため，スワンガンツカテーテル検査の代わりに心機能の評価に使用できる。すなわち，心房心室の大きさ，壁厚，壁運動異常，奇形の有無，弁膜の動き形態，弁口面積，壁や心膜の輝度，心囊液の有無を観察でき，またドプラ法を用い，弁逆流の有無や程度，弁狭窄時の圧格差，各心腔の内圧，等を計測できる。非侵襲的検査のため反復して施行可能で，重症度診断や治療効果の経時的評価が可能で有用性が高い。

（a） 心拍出量　　心拍出量計測は，断層エコー法による大動脈または肺動脈の断面積とパルスドプラー法により求めた血流速との積を積分し心拍数を乗じ求める方法と，収縮末期および拡張終期の左室容積の差分から求める方法がある。後者は，左室形態を回転楕円体に近似し，左室内径として左室短軸径（D）を用い，左室長軸径（L）を推定することにより，次式のように左室容積（V）を算出する。

$$V = \frac{4}{3}\pi\left(\frac{D}{2}\right)^2 \cdot \frac{L}{2} = \frac{\pi}{6} \cdot LD^2$$

左室長軸径の推定法としては，

ⅰ）ポンボ（Pombo）法：左室長軸径を短軸径の2倍とする

$$V = \frac{\pi}{6}(2D)D^2 = \frac{\pi}{3}D^3 \fallingdotseq D^3$$

ii) テイクホルズ（Teichholz）法：経験式

$$V \fallingdotseq \frac{7.0}{2.4+D} \times D^3$$

iii) ギブソン（Gibson）法：経験式

$$V \fallingdotseq \frac{\pi}{6}(\text{Ls または Ld})D^2$$

$$\text{Ls} = 4.18 + 1.14\,\text{Ds}\ （収縮終期）$$

$$\text{Ld} = 5.90 + 0.98\,\text{Dd}\ （拡張終期）$$

一口メモ

心不全の胸部 Xp 所見

胸部 Xp は多くの重要な情報を提供しており，単なる肺うっ血の診断だけでなく，肺うっ血の重症度，さらには原因疾患の推測にも役立つ。

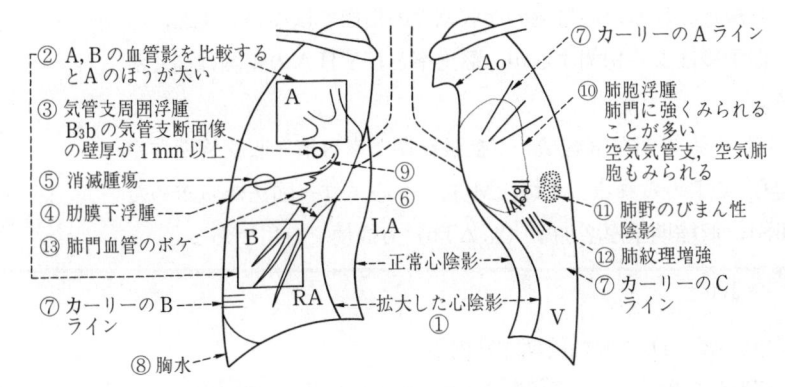

〔三谷一裕ほか：日常検査による心機能の評価と基礎疾患診断。Common Disease Series 心不全，高久史麿監修，杉本恒明編集，南江堂より改変引用〕

間質性肺水腫は③④⑤⑦⑨⑬，肺胞性肺水腫は⑩⑪として出現する。図中の異常陰影は一部を示しているに過ぎない。重症では⑪の陰影は塊状陰影を呈してくる。

①心拡大　　　　　　　　②上部肺静脈（血管の顕性化）
③気管支周囲浮腫（peribronchial cuffing）
④肋膜下浮腫（subpleural thickening）
⑤消滅腫瘍（vanishing tumor）　⑥肺動脈拡大
⑦カーリー（Kerley）の A-, B-, C-ライン（line）
⑧胸水（pleural effusion）
⑨血管周囲浮腫（perivascular cuffing）
⑩肺門部蝶形陰影（butterfly-wing）
⑪肺野のび慢性陰影　　　⑫肺紋理増強
⑬肺紋陰影のにじみ（perihilar haze）

が用いられる。こうして求めた拡張終期左室容積（EDV）および収縮終期左室容積（ESV）から

SV（1回拍出量）＝EDV－ESV

CO（心拍出量）＝SV×HR（心拍数）

EF（左室駆出率）＝$\frac{SV}{EDV}\times 100$

を算出できる。これらの式から求めた値は，著しい拡大心や局所壁運動異常を有する症例を除き，誤差が少ない。

心拍出量は，全身循環を考慮するうえで必須の指標であるが，心収縮性，前負荷，後負荷，心拍数すべてに影響される指標である。したがって，拡張型心筋症等で拡張による代償が十分であれば，心拍出量が正常範囲であることもある。心拍出量は全身循環をつかさどるポンプ機能の指標としては有用であるが，心筋自体の機能-収縮性の指標ではない。

（b）**収縮性**　左室駆出率（Eection Fraction：EF）は最も汎用される収縮性の指標である。しかし，左室駆出率はフランク-スターリング曲線で知られるように，前・後負荷により規定されるため普遍的な収縮性の指標ではない。また，心不全患者の駆出率と長期予後はよく相関するが，駆出率とＮＹＨＡの相関は高くないことが知られている。

駆出率は，1回拍出量/拡張終期左室容積＝（拡張終期左室容積－収縮終期左室容積）/拡張終期左室容積　で求められる。また，Ｍモード心エコー図法から求めた左室内径収縮率（％FS），収縮期壁厚増加率（％ΔTh）も簡便で有用である。

％FS＝$\frac{Dd-Ds}{Dd}\times 100$

Dd：拡張終期左室内径，Ds：収縮終期左室内径

％ΔTh＝$\frac{Ths-Thd}{Thd}\times 100$

Thd：拡張終期壁厚，Ths：収縮終期壁厚

さらに％FSを駆出時間（ET）で収縮率を割った平均円周短縮速度（mean Vcf）

mean Vcf＝$\frac{\%FS}{ET}=\frac{\frac{EDL-ESL}{EDL}}{ET}$

は，心筋収縮力の低下をより鋭敏に反映する。Ｍモード心エコー図法より求めたこれらの指標は，内径や壁厚などのデータを用い，左室収縮様式が一様であるという仮定のもとに算出したものであり，心筋梗塞，肥大型心筋症，重症の弁膜症などでは，心プールシンチや左室造影より求めた収縮率より精度が劣ることもあり，患者間の比較に用いる際には注意を要する。しかし，心エコー図法は，最も非侵襲的であり繰り返して計測可能であるため，同一患者で経過を追う際にはきわめて有用である。

超音波検査による指標は非侵襲的であり，拡張早期急速流入のピーク血流速(R)，心房収縮期のピーク血流速(A)，A/R，R波の減速時間(DcT)などの指標が用いられている。普通A/Rは1以下であり，DcTは200msが正常値である。しかし，左室流入血流速には左室拡張機能だけでなく，左房-左室圧較差も大きな影響を及ぼす。したがって，心不全の著しい例では逆にRが増高し，偽正常化する場合もあり，特に，高齢者には当てはまらない。

（c） 心内圧の測定

心不全の重症度を知るうえで必要なのが，心内圧である。ドプラー法により心腔内の血流速計測が可能となった。流体力学のベルヌーイの定理を簡略化して，狭窄部の血流速 V [m/s] から狭窄部の圧較差 ΔP を

$$\Delta P = 4 \cdot V^2$$

により推定することができる。この狭窄部の血流速計測には，通常連続波ドプラ法が用いられる。これは，パルスドプラ法では計測可能な流速に上限があるため，狭窄部の高流速を正確に測定できないためである。この簡易ベルヌーイ式によって得られた圧較差は，弁狭窄症の重症度評価に用いられている。また，弁逆流もいわば狭窄流であるので，逆流速から求めた圧較差から心腔の圧の推定にも用いられる。例えば，三尖弁逆流の流速から収縮期の右室-右房間圧較差を求め，それに右房圧の代用として末梢静脈圧を加算することによって，右室収縮期圧（肺動脈狭窄がなければ肺動脈収縮期圧と等しい）が推定できる。また，肺動脈弁逆流は，肺高血圧症のない症例でも高率に観察できるので，拡張末期の右室-肺動脈圧較差に推定した拡張末期右室圧を加算し拡張末期肺動脈圧（肺血管病変がなければ左房圧に等しい）も推定でき，実用されている。

〔6〕 心臓カテーテル検査

この検査を行うためには，専門の設備と熟練した医師やスタッフが必要なため，すべての病院で可能であるわけではない。心エコードプラー法に比較すると侵襲的であるが，直接心内圧や血液量を測定できるという利点がある。

（a） スワンガンツカテーテル　フォレスター(Forrester)は，血行動態をより定量的に分類し，心係数(CI)を2.2[l/min/m²]で，肺動脈楔入圧(PCWP)を18mmHgで分け，4群に設定した[18]（図4.9）。本来急性心筋梗塞の重症度分類と予後推定に用いられるが，治療方針の決定上有用であるので，それ以外の心不全にも使用される。スワンガンツ(Swan-Ganz)カテーテルの先端には肺動脈圧測定孔，バルーン，サーミスタがあり，先端より30cmには右房圧測定孔がある。バルーンに空気を注入拡張し先端を肺動脈分枝に嵌入させると，先端孔から毛細管を介した肺静脈圧が記録され，肺血管病変がない場合に限り左房圧として代用できる。心拍出量の測定は，右房圧測定孔から既知温度の生理食塩水またはブドウ糖液を注入し，右心系で混和された血液の温度変化を肺動脈内のサーミスタで計測し算出する熱希釈法による。

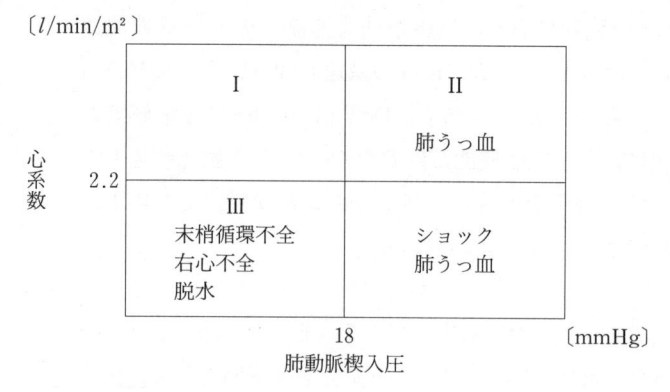

```
                [l/min/m²]
              ┌─────────┬─────────┐
              │   I     │   II    │
              │         │ 肺うっ血 │
   心      2.2├─────────┼─────────┤
   系        │  III    │ ショック │
   数        │末梢循環不全│ 肺うっ血 │
              │右心不全 │         │
              │脱水     │         │
              └─────────┴─────────┘
                       18          [mmHg]
                    肺動脈楔入圧
```

図 4.9 フォレスター分類

この方法は，指示薬希釈（indicator dilution）法の一つで，ある量 I の指示薬を注入し，その遠位での任意の時間 t における指示薬濃度を $C(t)$，流量を Q とすると

$$I = Q \int C(t) dt$$

である．したがって

$$Q = \frac{I}{\int C(t) dt}$$

により心拍出量を求めることができる．最近は，冷水を使わずスワンガンツカテーテルの先端から約 20 cm のところに巻き付けられたコイルを発熱させることにより，心拍出量を測定することができる．この方法であれば，連続して心拍出量が測定できる．また，スワンガンツカテーテルは，心拍出量の計測のみならず，右心系の前・後負荷，血液酸素濃度の計測により，心内シャントの有無の検出，僧帽弁逆流の v 波の検出などに有用である．

（b） **左室造影** 左室造影法では，冠動脈支配領域を想定して左室造影像を 7 区域（segment）に分け，それぞれの区域の運動を，正常（normokinesis），運動低下（hypokinesis），運動消失（akinesis），逆方向運動（dyskinesis），運動亢進（hyperkinesis）として壁運動異常（asynergy）を評価する．これらの壁運動は，目視による評価を行うことが多いが，画像データをコンピュータ処理し，左室重心または左室長軸線に対する壁運動を数値化する方法も行われている．

左室造影法による駆出率の計測は，断面積・長軸長（area-length）法による左室容積から算出する．通常は，左室を回転楕円体と仮定し，その断面積と長軸長から容積を算出する．左室の壁運動異常がある場合には，2 方向からの造影像から算出するべきである．最近では，左室造影画像がディジタル化され，コンピュータ処理により自動的に左室容積，駆出率を算出するシステムが普及しつつある．

（c） **冠動脈造影** 心不全の原因として冠動脈疾患を否定できないときには，冠動脈造影検査により冠動脈の狭窄・閉塞の有無を確認する必要がある．心筋梗塞

による心不全と他の原因による心不全では，治療選択が異なるからである．また，弁膜症などで，外科的処置が必要な場合でも，冠動脈疾患の有無は，必要な情報である．狭窄の程度は 0 %, 25 %, 50 %, 75 %, 90 %などの精度で定性的に評価されているが，画像のディジタル化以来，実測値による評価もなされるようになった．

（d）**心筋生検** 拍動している心臓から，筋肉の一部をとることは，きわめて侵襲的であるが，診断的価値は高い．すなわち，心筋配列異常や肥大の有無，線維化，炎症細胞の浸潤の程度は，疾患の診断，重症度評価，活動度を知るうえで重要である．さらに，最近，再開された心移植においても，拒絶反応の評価は心筋生検によるところが大きい．

〔7〕**運動負荷試験（呼気ガス分析）**

（a）**運動耐容能（最大運動時間，AT，peak VO$_2$）** 活動レベルとエネルギー消費の関係は表 4.6 の通りである．定量的には，トレッドミル（treadmill）運動負荷試験，エルゴメータ（ergometer）運動負荷試験により運動耐容能（運動強度，運動時間，およびその積である仕事量）で評価する．さらに，運動負荷試験に呼気ガス分析を併用し嫌気性代謝いき値（AT），最大酸素摂取量（Peak VO$_2$）を計測する．つまり，酸素輸送能力から心不全の重症度を評価することができる．（ウェーバジャニキィ（Weber-Janicki）分類，表 4.11）[19]．

表 4.11 ウェーバジャニキィの分類

クラス	重症度	最大酸素摂取量〔ml/min/kg〕	嫌気性代謝いき値〔ml/min/kg〕
A	無症状〜軽症	20<	14<
B	軽症〜中等症	16〜20	11〜14
C	中等症〜重症	10〜16	8〜11
D	重症	6〜10	5〜8
E	極めて重症	<6	<4

（b）**6 分間歩行距離** 慢性期に行われる検査の一つであり，患者に 6 分間できるだけ早く歩いてもらい，その到達距離で心不全を評価するものである．しかしながら，患者さんの慣れにより距離が大きく変わるので評価が難しい[20]．

〔8〕**核医学（RI）**

心不全での核医学検査は，心機能評価として用いられる．非侵襲的であるため，重症心不全患者においても検査が可能である．

（a）**心筋血流シンチグラフィー** 心筋血流シンチグラフィーは，^{201}Tl を使用する方法が一般的である．血中での ^{201}Tl は，アルカリ金属イオンのカリウムとよく似た動態を示す．すなわち，静注された ^{201}Tl は，1 回の灌流で Na-K ATPase により心筋に取り込まれる．したがって，十分量の血流がある心筋領域では ^{201}Tl の正常な集積がみられ，冠動脈狭窄部位や，心筋壊死領域では ^{201}Tl の取り込み低下がみられる．また一定時間経過すればウォッシュアウト（washout）されるため，正常部位では ^{201}Tl のウォッシュアウトが完了していても，虚血部位では，ゆっくりと ^{201}Tl の取込みがなされ，排泄もゆっくり行われるため，一定時

間後の撮影では虚血部位のほうが正常心筋よりも ^{201}Tl の集積をみる。また，心筋の壊死領域では，^{201}Tl の取込みも，一定時間後の集積も認めない。これらの特性から，静注後，時間を空けて2回撮像をすれば，正常血流領域，虚血領域，心筋壊死領域の推測が可能となる。また，軽度な灌流障害の領域では，安静時には虚血を検出できないため，運動（自転車エルゴメータ等），薬剤負荷（dipiridamole 等）を行い，正常冠血流と狭窄部位の血流をはっきり区別させる方法がとられる。

（b） **心筋代謝**　正常心筋は，空腹時には脂肪酸代謝によってエネルギーを得ているが，虚血時には糖代謝が優位になる。また，壊死心筋はエネルギー産生を行わない。これらの代謝の変化を利用して，心筋代謝の評価が可能である。実際には，糖代謝には，^{18}F-フルオロデオキシグルコース（FDP），脂肪酸代謝には，^{11}C-パルミチン酸を用いる。FDP を静注すると，ブドウ糖と同じように心筋に取り込まれる。食後すぐでは，虚血領域も，正常領域でも糖代謝が盛んなため区別できないが，空腹時では，虚血領域に強く FDP の取込みがみられる。

^{11}C-パルミチン酸は，血中遊離脂肪酸と同じく心筋で β 酸化を受け，二酸化炭素として排泄される。そのため，正常心筋では取り込みと排泄がすみやかに行われるが，虚血領域では遷延し，壊死領域では集積が認められない。

（c） **心機能計測**　^{99m}Tc を用いて左室収縮率を評価する方法に，心プール法がある。左室収縮率を評価するには有用であり，その計測には，ファーストパス（first pass）と心電図同期型マルチゲート法があるが，心機能計測には後者が用いられている。コンピュータにより自動化された心室輪郭描出法により，1心周期の連続した画像を作成し，関心領域（ROI）内の放射能カウントから，左室時間-容積曲線を描き，駆出率などの指標を求めることができる。体積（変化）をカウントして測定するため，心エコー法と異なり心室壁の壁運動異常の影響を受けにくい。

〔9〕 **CT，MRI**

心不全診断における必須検査ではないが，心のう液，胸水貯留，心膜炎による心膜石灰化の診断に有用である。また，原因不明の心のう液貯留時，心外腫瘍の心臓への浸潤などの鑑別にも利用する。

従来，動いている対象において，CT，MRI など撮影に時間を要する検査は解像度が落ちるため敬遠されていた。そのため，撮影時間を速くしたり，心電図同期といった方法が取られている。前者は，超高速度 CT と呼ばれ，従来のように検出器一つと X 線管一つの対が検査台の回りを回転するのではなく，検査台の回りに円状に検出器と X 線管を配列し回転させることによりきわめて短時間での撮影を可能とした。これにより，容積調査（volume study：アーチファクトの少ない画像），運動調査（cine study：動画編集），流れ調査（flow study：造影剤使用により，血流分布，血流量等の評価）といった新しい評価法が可能となった。MRI は CT とは異なり，X 線に被爆しない，矢状断面，冠状断面，横断面の画像が得られるなど特徴がある。また組織分解能にも優れており心臓周囲臓器との境界も明瞭に

評価できる。

〔10〕 ホルター心電図

24時間にわたり心電図を記録することにより，多くの情報が得られる。特に，日常生活での評価が可能であることに意義がある。不整脈の有無や心不全予後の評価として，おもに慢性期に不整脈の評価目的で施行される。

4.3.5 鑑別診断

心不全類似の呼吸困難や浮腫などの症状を呈する疾患として，以下の項目について鑑別診断が行われる。

① 循環血液量，末梢血管抵抗の急激な変化
② 肺病変
③ 腎病変
④ 肝病変
⑤ 心因性
⑥ その他

疾患により治療法が異なり，対処を間違えば患者の生命予後を大きく悪化させる可能性があるためこれらを比較的迅速に鑑別する必要がある。

① 消化管出血などによる貧血，下痢や発熱などの水分喪失による循環血液量の減少や，アナフィラキシーなどの血管拡張性ショックも心不全と鑑別しなければならないが，病歴や血液検査により鑑別がつくことが多い。

② 肺疾患としては，肺炎（肺感染症）・気管支炎，気管支喘息，肺塞栓症，肺癌・縦郭腫瘍の進展または大静脈の圧迫などがあげられるが，呼吸困難を主訴に来院することが多くなかには突然死の原因となる場合もあり迅速な診断を望まれる。聴診所見や胸部X線像が紛らわしいことがあり，心臓カテーテル検査，CT，MRI，核医学検査などを急性期に施行する必要もある。

③，④ 腎肝疾患は，病歴や血液検査にて鑑別のつくことが多い。
⑤ 過換気症候群は反復する病歴や性格，発作の性状や血液ガス所見で判断する。
⑥ 甲状腺疾患なども心不全を生じる可能性がある。

4.3.6 心不全診断とMEの役割

過去30年の心不全診断の進歩は，著しいものがある。これは，心臓カテーテル検査と心エコードプラー検査の進歩普及によるところが大きい。21世紀の医療の方向として，侵襲的な検査はより非侵襲的に，定性的な検査はより定量的に，さらに患者の負担はできる限り少ないことが求められる。そのため，心不全診断に貢献してきた心臓カテーテル検査や心筋生検は得られる情報が多く有用である反面，侵襲的であり簡易に行われる検査法でない点が問題であり，ME機器による代替が求められている。実際，新たなME機器の登場により，心臓カテーテル検査の中で

行われている心拍出量測定は連続測定が可能になり，動脈血酸素飽和度測定は体表面からの非侵襲的連続測定が実用化され普及している。また，心筋生検でしか得られない情報も超音波組織性状診断等ME機器により測定する試みがなされている。

今後，心不全の領域のみならず非侵襲的で定量的な医療水準を確保するため，各種ME機器を用いた診断法は必要不可欠であり，さらなる発展が期待される。

4.4 内科的治療

4.4.1 急性心不全

急性心不全は急性肺水腫，心原性ショックとして発症することが多く，基礎疾患，病態を把握する時間的余裕は限られていることが多い。したがって，簡単な病歴聴取と理学的所見から初期治療を開始せざるを得ないことがある。一般的に収縮期血圧が90mmHg以上あれば，安静半坐位，酸素吸入とともにループ利尿薬，硝酸薬の投与を行う。初期治療に続いて，それぞれの症例の血行動態に応じた治療を行う。一般に，前負荷の増大によって心拍出量は増加するが，不全心においてはその増加度は正常心に比し小さい。したがって，不全心における前負荷の増大は，心拍出量をあまり増加させず，むしろ肺うっ血の原因となる。逆に，利尿薬や静脈系の血管拡張薬による前負荷の軽減は，心拍出量をあまり減少させずに肺うっ血を改善する効果がある。また，後負荷の増大により，心拍出量は減少する。逆に，不全心においては，動脈系の血管拡張薬による後負荷軽減により，心拍出量を増加させることが期待できる。しかし，心筋不全が進行した状態では，前，後負荷軽減療法による心拍出量の低下が血圧低下を招く場合がある。その際はカテコラミンをはじめとする強心薬により，心拍出量の増加を図る必要がある。つぎに，それぞれの薬剤について概説する。

〔1〕 利尿薬

肺うっ血に対する第一選択薬は，利尿薬である。心拍出量の低下が認められるときは，カテコラミンなどの強心薬の併用が必要である。副作用として血清電解質異常，とくにカリウム低下をきたすことがある。また，ヒト心房性利尿ホルモンは血管拡張作用を併せもつ利尿薬であり，電解質異常をきたしにくいことや血管拡張作用をもつという利点を有するが，過度の血圧低下が生じることもあり，低血圧，血管内脱水の症例に対しては慎重に用いられる。

〔2〕 血管拡張薬

肺うっ血が高度である，もしくは後負荷増大が急性心不全の主因である場合，利尿薬とともに血管拡張薬が使用される。血管拡張薬はその作用部位により静脈系，動脈系，バランス型に分類される。心拍出量の低下が認められるときは，カテコラミンなどの強心薬の併用が必要である。

〔3〕 カテコラミン

肺うっ血に末梢循環不全を伴う場合には，カテコラミンなどの強心薬の併用が必要である．最もよく用いられるのは，ドパミンとドブタミンである．

ドパミンは，β_1受容体刺激作用で心収縮力を増強する．また，低用量（3μg/kg/min以下）では，ドパミン受容体刺激作用により腎血管を拡張し利尿効果を発揮する．効果が不十分であれば10μg/kg/minまで増量するが，それ以上の増量は，末梢血管収縮作用による後負荷増大と催不整脈作用が前面に出てくるため望ましくない．

ドブタミンは，β_1受容体刺激作用とともに，β_2受容体刺激作用により軽度の末梢血管拡張作用をもつ．

それぞれの用量を少なく保ちつつそれぞれの長所を引き出すことができるため，ドパミンとドブタミンが併用されることがある．

〔4〕 ホスホジエステラーゼ（PDE）阻害薬

β_1受容体を介さずにサイクリック（cyclic）AMP分解酵素であるPDEIIIを阻害することにより，強心作用と血管拡張作用を呈する．長時間のカテコラミンの使用で心筋β_1受容体のダウンレギュレーションを起こしている症例にも，強心作用を期待できる．

4.4.2 慢性心不全

1970年代まで，慢性心不全の治療は安静，塩分制限，利尿薬，ジギタリスが四本柱であった．うっ血をはじめとする血行動態異常の軽減という点では，これらの重要性はいまでも変わらない．また，延命も慢性心不全の重要な治療目標であるが，当時はより強力な血行動態の改善で延命も図れるとの考えが一般的であった．この概念に基づき，1970年代後半から，慢性心不全においても血管拡張薬による減負荷療法が検討され始め，また1980年代には新しい経口強心薬が続々と開発された．そして，血管拡張薬，強心薬ともに短期的には期待通りの血行動態と自覚症状の改善をもたらした．一方では，心不全に禁忌とされていたβ遮断薬が，短期的には心不全を悪化させるものの長期的には心機能を改善し自覚症状を軽減するとの報告が相次いだ．1980年代の半ばから，これらの薬剤についてプラセボを対照薬とする大規模長期臨床試験が行われ，延命効果について一応の決着をみたのが最近のことである．現在のところ，延命効果に関して異論のないのは，血管拡張薬のアンジオテンシン変換酵素（ACE）阻害薬とβ遮断薬である．一方，多くの強心薬は有害と判定され，開発が中止された．また，これらの成績から，血行動態の改善は必ずしも延命を意味しないこと，心不全の進展にレニン-アンジオテンシン系（RAS）や交感神経の亢進が中心的な役割を果たしていること，神経体液性因子からの心筋保護が心不全の進展抑制に重要であることなどの新しい概念が確立した．多くの強心薬や，ACE阻害薬以外の血管拡張薬は，神経体液性因子に促進的には

たらくため，予後に悪影響を及ぼすものと考えられている。ただし，すみやかな自覚症状の軽減という点で強心薬は優れており，安全であれば（予後に悪影響を及ぼさなければ）依然有用性は高い。その代表的薬剤はジギタリスであり，最近の大規模臨床試験[21]で安全性が改めて確認された。自覚症状の軽減と心筋保護・延命は独立した治療目標であり，治療目的に応じて薬剤選択の幅が飛躍的に広がったことが，ここ十数年の慢性心不全のおもな進歩と考えている。以下に慢性心不全の治療薬について，QOL（自覚症状，運動耐容能）への効果と延命効果について述べる。

〔1〕 利 尿 薬

サイアザイド系利尿薬，ループ利尿薬，カリウム保持性利尿薬が数十年前からうっ血症状に対して使用されており，その重要性は現在でも変わらない。ただし，利尿薬，特にループ利尿薬は，体液量，ナトリウム，心拍出量の減少や血圧の低下を介して神経体液性因子の活性化を招くため，心障害性にはたらく危険は否定できない。食塩制限を行っても，塩類および水分の明らかな貯留所見がある場合に投与するのが原則である。カリウム保持性利尿薬であるスピロノラクトンは，アルドステロンによる Na 貯留，K，Mg 喪失，交感神経亢進，副交感神経抑制，心肥大，線維化作用を抑制することが実験的に示されており，予後改善効果についての大規模臨床試験（RALES 試験）[22]が行われたが，有効性が認められたため，安全委員会の勧告を受け，途中で中止された。NYHA 3～4 度の重症心不全患者にスピロノラクトンを投与したところ，心臓死が 27 ％低下（特に心不全の悪化による死亡，突然死）し，再入院が 30 ％低下（特に心不全の悪化）した。この効果は，Na 貯留，心筋の線維化による心機能悪化，心筋のノルエピネフリン取込みと K 喪失による不整脈の増加をスピロノラクトンが抑制したことによると考えられている。

また，ACE 阻害薬が併用されているにもかかわらず，スピロノラクトンは予後を改善した。標準量の ACE 阻害薬は，完全にアルドステロンの合成を抑制できないとの報告もあり，アルドステロンの合成を完全に抑制するには，スピロノラクトンの併用が必要であると考えられる。新しいクラスの利尿薬として，ヒト心房性ナトリウム利尿ペプチド（hANP）があり，血管拡張作用をもつため心不全の治療薬として認可されている。しかし，注射薬であり，慢性心不全に投与する機会は少ない。そのほか，hANP の代謝酵素阻害薬である中性エンドペプチダーゼ阻害薬およびバソプレッシン 1（V 1）受容体拮抗薬等も検討されたが，副作用などの問題で中止された。

〔2〕 強 心 薬

慢性心不全の基本的障害は心収縮性の低下であり，強心薬はその意味で合理的である。強心薬としては 200 年以上前からジギタリスが使用されてきたが，本薬剤の強心作用は弱い。そこで，1980 年代に β 受容体刺激薬，ホスホジエステラーゼ III（PDEIII）阻害薬など，サイクリック AMP（cAMP）依存性の新しい経口強心薬が精力的に開発された。いずれも心筋細胞内の cAMP 濃度を増加し，Ca イオンを

動員して強心効果を発揮する薬剤であり，短期的には優れた心機能改善効果を示す。しかし，cAMP 依存性の強心薬の長期成績は概して悲観的であり，多くが無効あるいは有害と判断された。その理由として，心筋酸素消費の増加による心筋不全の進行，cAMP による心筋障害と催不整脈作用が考えられている。ピモベンダンは，PDEIII 阻害作用とともに収縮タンパクのカルシウム感受性増強作用をもつため，cAMP 依存性が低く安全性が高いものと期待されていたが，やはり長期臨床試験（PICO 試験）[23]では，24 週間後の死亡率はプラセボ群より高率であったと報告されている。

ベスナリノン（心障害性サイトカインの抑制作用をもつ PDE 阻害薬）の長期臨床試験（VEST 試験）[24]では，ベスナリノンは心不全患者の死亡率の上昇と容量依存的に関与しており，不整脈による死亡率の増加と関係があると考えられている。しかし，短期的な QOL 改善効果は明らかで，新しい経口強心薬は慢性心不全の急性増悪期などに短期的に使用すべきである。ジギタリスは現時点で予後に悪影響を与えない唯一の安全な強心薬であり，特に頻脈性心房細動を伴う心不全患者では第一選択薬となる。大規模臨床試験（DIG 試験）では，プラセボ群に比しジギタリス群では全死亡率の低下は認めなかったが，心不全死は 25％低下し，心不全の増悪も有意に減少したと報告されている。この機序としては，圧受容体機能の改善や自律神経系および中枢機序を介したレニン-アンジオテンシン系の抑制作用が推測されている。ただし，不整脈死を増加させる可能性があり，投与量は低く設定するほうが安全である。一方，難治性の慢性心不全患者に対して，PDEIII 阻害薬の間欠的静脈内投与により，心筋障害を減らしつつ血行動態の改善が試みられており，PDEIII 阻害薬の新しい使用法として注目されている。

〔3〕 血管拡張薬

血管拡張薬療法の基本コンセプトは，① 前負荷を軽減しうっ血を改善すること，② 後負荷を軽減し心拍出量の増加をはかること，③ ①，② により心筋酸素消費量を減少させることである。硝酸薬，α 遮断薬，Ca 拮抗薬，ACE 阻害薬，アンジオテンシン II 受容体拮抗薬が長期試験で検討されたが，有効性では大きな差があることが明らかになった。

（a） **硝酸薬**　低用量では，動脈系に比べて静脈系の血管拡張作用が強い。おもに静脈系の血管拡張薬は過剰な前負荷のある症例に対して，その減少を期待して用いる。V-HeFTI[25]試験では，硝酸薬とヒドララジンの併用は慢性心不全の死亡率を 34％低下させた。有効性の機序は不明であるが，硝酸薬は NO ドナーであるため，これが心筋保護にはたらいた可能性がある。しかし，V-HeFTII[26]試験で，有効性は ACE 阻害薬に劣るとされている。したがって，本剤は，① 心不全が増悪したときに対処的に追加投与し，② なんらかの理由で ACE 阻害薬が継続投与できないものに限り推奨される。

（b） **α 遮断薬**　α 遮断薬については V-HeFT 試験でプラゾシンの効果が検

討されたが，予後改善効果は認められていない。原因は薬剤耐性と反射性交感神経興奮と考えられている。

（c） **Ca拮抗薬**　Ca拮抗薬は，静脈系に比べて動脈系の血管拡張作用が強い。おもに，動脈系の血管拡張薬は過剰な後負荷の減少を期待して用いる。Ca拮抗薬は心筋細胞へのCa流入を阻害しCaによる心筋障害を抑制するため，慢性心不全に対する心筋保護効果が期待され，さまざまな臨床試験が行われた。陰性変力・変時作用のあるジルチアゼムは心不全の予後を改善せず，むしろ悪化させることが報告された（MDPIT）[27]。しかし，この試験のサブグループ解析では，左室機能障害のない症例では予後を改善した。最近，ジルチアゼムの長期投与が拡張型心筋症の運動能，症状，血行動態を改善し，予後を若干改善したという報告もあり（DiDi）[28]，ジルチアゼムは慢性心不全のある種の病態には長期予後改善効果がある可能性がある。

また，ニフェジピンなどの短時間作用型Ca拮抗薬は，短期投与の著明な血行動態の改善にもかかわらず，長期投与により慢性心不全の予後を悪化させる。これは，本剤の急激かつ著明な血管拡張作用による反射性交感神経興奮によるとされている。一方，新しい世代のCa拮抗薬であるアムロジピンは，薬物血中濃度の上昇が非常に緩やかであり，このため反射性の交感神経興奮を起こさない。アムロジピンは，ACE阻害薬，ジゴキシン，利尿薬をすでに投与されている，NYHAIII度以上で左室駆出率が30％未満の重症慢性心不全に対する長期投与で，運動耐容能および生命予後を改善した（PRAISE試験）[29]。しかし，虚血性の慢性心不全には長期効果は認められていない。同じ世代のCa拮抗薬であるフェロジピンは，NYHAII もしくはIIIの慢性心不全に対する長期効果が認められなかったことから（V-HeFTIII）[30]，アムロジピンの長期効果は，Ca拮抗薬としての作用ではなく，非虚血性の重症慢性心不全に対しての特異的な作用機序（サイトカイン産生抑制作用など）による可能性がある。

DCMなどの収縮不全を主徴とする慢性心不全患者に対しては，アムロジピン以外のCa拮抗薬はむしろ有害であり，これらの薬剤の使用は狭心症，高血圧を合併した場合に限定すべきであろう。最近では，従来のL型Ca拮抗薬に加え，心筋肥大抑制，アルドステロン分泌抑制作用をもつ選択的T型Ca拮抗薬も開発検討されており，今後の動向が期待される。

（d） **ACE阻害薬**　ACE阻害薬の効果は，アンジオテンシンII産生抑制とブラジキニン産生増加に起因するといわれている。アンジオテンシンII産生抑制によって，反射性頻脈を伴わない血管拡張，アルドステロン産生の減少によるナトリウム，水分貯留の抑制，交感神経活性の低下，カルシウム過負荷の抑制による心筋肥大抑制，コラーゲン合成抑制による適切な心筋リモデリングを示す。また，ブラジキニン産生増加によって，血管拡張を示す。現在に至るまで，さまざまな大規模臨床試験が行われてきた。心不全の自覚症状がほとんどあるいはまったくない

NYHA心機能分類1度の患者は，心不全が代償された状態である。自覚症状がほとんどないことから，薬物療法が行われることは多くないが，無症状の心筋梗塞患者を対象としたSOLVD予防試験[31]では，エナラプリルにより心不全発生率および入院率が低下することが示された。また，SAVE試験[32]でも，左室駆出率が40％以下のNYHA1度の心筋梗塞患者における死亡リスクの低下が報告されている。

一方，顕性の心不全患者を対象としたSOLVD治療試験[33]，V-HeFT試験では，NYHAIIからIIIの心不全患者においてエナラプリルによる死亡率の低下が認められている。32の大規模臨床試験のメタアナリシスでは，ACE阻害薬は拡張型心筋症（DCM）の死亡率を約20％，梗塞後心不全の死亡率を約23％低下させると結論されている。延命効果はおもに心不全の進展抑制によるものとされ，突然死の予防効果は少ない。ACE阻害薬により呼吸困難等の自覚症状やQOLの改善も認められている。すなわち，高度の腎機能不全など禁忌のない場合は，左室機能不全患者（左室駆出率35〜40％未満）には，予防的および治療的意味で，ACE阻害薬を基礎治療薬として投与すべきであると考えられる。また，効果は容量依存性とされており，低用量ではアンジオテンシンII産生が十分に抑制されていないことから，徐々に至適量まで増量するか副作用等の理由で困難な場合はアンジオテンシンII受容体拮抗薬の併用も考慮されている。

（e）**アンジオテンシンII受容体拮抗薬**　　ACE阻害薬の効果は，アンジオテンシンII産生抑制とブラジキニン産生増加に起因するといわれている。しかし，実際はアンジオテンシンIIの産生は完全に抑制されておらず，アンジオテンシンII type Iレセプターを介した血管収縮，ナトリウム・水分貯留，交感神経興奮作用は十分に抑制されていない。そこで，アンジオテンシンII type Iレセプターを遮断するアンジオテンシンII受容体拮抗薬の大規模臨床試験が行われた。左室駆出率40％以下の患者でACE阻害薬（カプトプリル）とアンジオテンシンII受容体拮抗薬（ロサルタン）との比較が行われた（ELITE）[34]。アンジオテンシンII受容体拮抗薬群で46％の死亡率の低下を示し，多くは突然死の予防であった。しかし，症例数を増加したELITEIIにおいては，アンジオテンシンII受容体拮抗薬のACE阻害薬に対する優位性は証明できなかった。

また，RESOLVD[35]では，左室駆出率40％未満の症候性性心不全患者を対象に，アンジオテンシンII受容体拮抗薬（カンデサルタン）単独群，アンジオテンシンII受容体拮抗薬とACE阻害薬（エナラプリル）併用群，ACE阻害薬単独群の3群に無作為に割り付け予後，心機能等を比較した。併用群で心機能が有意に改善していたが，予後に差は認めなかった。これも，さらに症例数を増やして試験が進行中である。ブラジキニン産生増加を有しアンジオテンシンII産生を抑制するACE阻害薬とアンジオテンシンII受容体拮抗薬の併用は，合理的と考えられる。ACE阻害薬は，明らかに慢性心不全に対する効果を認める薬剤であるが，低血圧，腎機能の悪化，咳等の副作用があり，投与率，量ともに高値ではない。その解決

に，アンジオテンシン II 受容体拮抗薬の併用が候補としてあげられる．

〔4〕 β 遮 断 薬

1975 年のワーグスタイン（Waagstein）の報告以来，多くの研究者により長期 β 遮断薬療法による慢性心不全患者の自覚症状と心機能の改善が報告されたが，延命効果については信頼できるデータに乏しかった．しかし，最近になり延命効果を証明する大規模臨床試験の成績が相次いで報告されている．おもに DCM 患者を対象とした MDC 試験[36)]では，プラセボ群に比較して，メトプロロール投与群で心移植の適応に至った患者が有意に少なかった．CIBIS 試験[37)]では，心筋梗塞後の心不全患者にはビソプロロールの延命効果は認めなかったが，それ以外の心不全（おもに DCM）では，平均 2 年の観察期間で死亡率は 37 ％低下した．MDC 試験，CIBIS 試験では自覚症状，QOL，運動耐用能および心機能の改善も認めた．また，カルベジロールは心筋梗塞後の慢性心不全，それ以外の心不全（おもに DCM）のいずれにおいても，2 年死亡率を 67 ％低下させたと報告されている[38)]．本薬剤は α 遮断作用，抗酸化作用等を併せもち，そのために優れた延命効果を示すものと考えられている．

米国では，心筋梗塞患者 201 752 人を対象に β 遮断薬の効果がリスク別に検討された．左室駆出率 50 ％以下の症例では，β 遮断薬投与群は非投与群に対し，2 年間で死亡の相対危険率を 40 ％低下させ，左室駆出率 20 ％以下の症例でも 32 ％低下させた．ビソプロロール，長時間作用型メトプロロールを用いた CIBIS-II[39)]，MERIT-HF[40)] では，実薬群で総および心臓死亡の有意な低下を認めた．CIBIS-II では突然死の低下を認め，ビソプロロールの抗不整脈効果によると考察されている．MERIT-HF では突然死および心不全の悪化による死亡の低下を認めた．長時間作用型メトプロロールは，従来の短時間作用型と比較して，24 時間を通じ β 受容体を遮断する．また，維持量において，MDC の平均 108 mg と比較して平均 159 mg にまで増量することが可能であった．

一方，慢性心不全の β 遮断薬療法の問題点は，導入期の循環不全の悪化である．重症例では入院の上少量から開始し慎重に増量する．延命効果の機序として，交感神経興奮からの心筋保護効果が考えられている．その効果を期待して，最近では軽症例から使用する傾向にある．

以上のように基礎疾患にかかわらず，慢性心不全に対する β 遮断薬の有用性は証明されたと結論してよい．また，β 遮断薬の有効性の特徴は，ACE 阻害薬と異なり突然死予防効果があること，ACE 阻害薬投与中の患者にも相加効果があることである（図 4.10，図 4.11）．

〔5〕 抗 凝 固 薬

臨床的塞栓事故は，V-HeFTII 試験では，追跡期間 2.6 年間に 5.7 ％に発生し，SOLVD 試験では，追跡期間 3.2 に 5.3 ％に発生したと報告されている．大規模試験のメタアナリシアスによると，塞栓症は 100 患者当り年間 0.9〜5.5 回発生する．

4.4 内科的治療

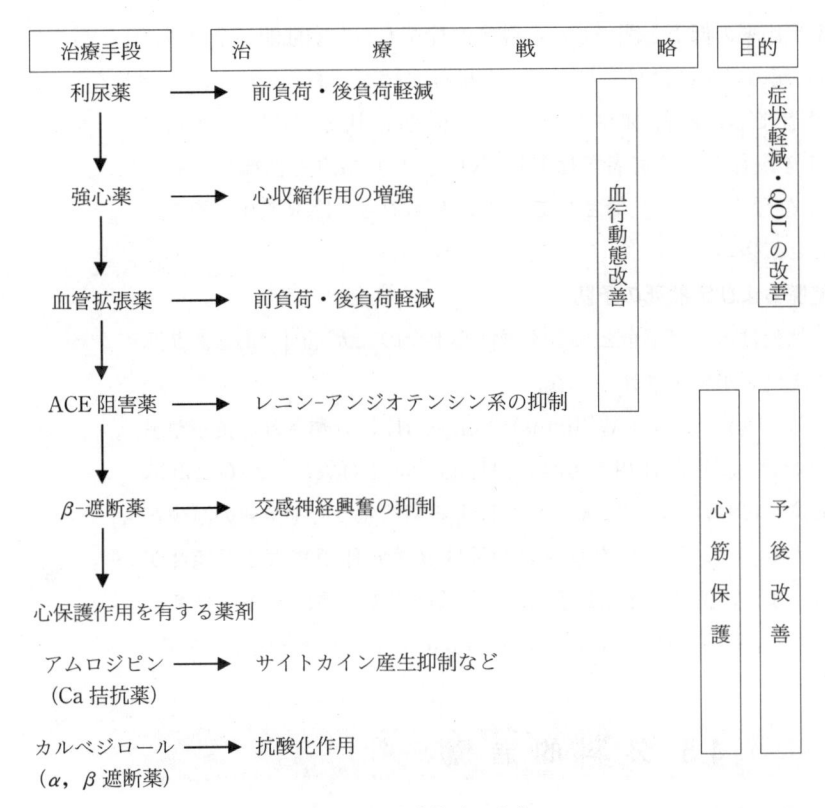

治療手段	治療戦略		目的	
利尿薬 →	前負荷・後負荷軽減	血行動態改善	症状軽減・QOLの改善	
↓				
強心薬 →	心収縮作用の増強			
↓				
血管拡張薬 →	前負荷・後負荷軽減			
↓				
ACE阻害薬 →	レニン-アンジオテンシン系の抑制			
↓				
β-遮断薬 →	交感神経興奮の抑制		心筋保護	予後改善
↓				
心保護作用を有する薬剤				
アムロジピン → (Ca拮抗薬)	サイトカイン産生抑制など			
カルベジロール → (α, β遮断薬)	抗酸化作用			

図4.10 治療戦略の変化

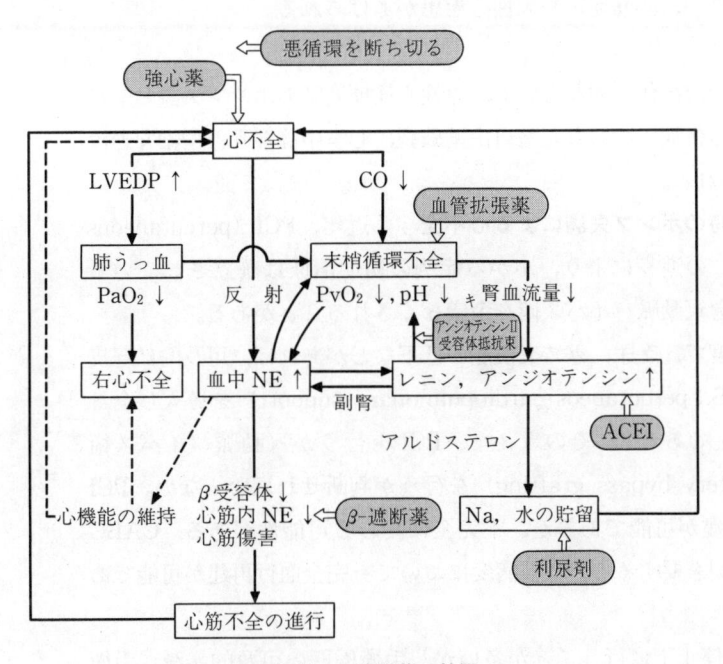

図4.11 β遮断薬の効果

臨床的塞栓症は左室駆出率の低下と関係し，心腔内血栓をもつ左室機能不全患者，駆出率が20〜50％未満の患者にはワーファリンを投与すべきである。特に，心房細動を合併する患者では，国際プロトロンビン標準化比率（PT-INR）で2.0〜3.0に，塞栓症の既往のある患者ではPT-INRを2.0〜3.9を目標にワーファリンコントロールを行うことが推奨されている。本邦でも，INR 2.0前後でコントロールされることが多い。

〔6〕 致死性不整脈および突然死の予防

致死性不整脈・突然死はポンプ不全とならぶ慢性心不全の二大死因である。β遮断薬には突然死の予防効果が証明されている。

ボーガム・ウィリアムス（Vaugham Williams）のclass IIIに分類される抗不整脈薬であるアミオダロンは，β遮断作用ももつ。慢性心不全を対象にしたGESICA試験[41]，EMIAT試験[42]において，アミオダロンによる突然死と心不全死の減少が報告されている。したがって，アミオダロンの効果はβ遮断作用による可能性が大きいと考えられる。また，慢性心不全患者に抗凝固薬を用いた試験でも突然死の減少がみとめられており，突然死の一部は血栓性心事故によることを示唆している。

4.5 外科的治療

4.5.1 急性心不全の原因治療

急性心不全をきたす疾患の代表的なものに，虚血性心疾患，感染性心内膜炎を含む各種弁膜疾患の急性増悪，心筋症，先天性心疾患があげられる。

〔1〕 虚血性心疾患

急性心不全をきたす疾患の代表的なもので，急性心筋梗塞時のポンプ失調および心筋梗塞による機械的合併症すなわち左室自由壁破裂，心室中隔穿孔，僧帽弁逆流（乳頭筋断裂）があげられる。

（a） 急性心筋梗塞時のポンプ失調による心不全　近年，PCI（percutaneous catheter intervention）の進歩により，かかる症例の初期治療は確立されているが，なお少なからず緊急冠動脈バイパス術を余儀なくされることがある。

心原性ショックが高度で，乏尿，ガス交換能の低下などがあれば，可及的に経皮的心肺補助装置（PCPS：percutaneos cardiopulmonary support）を導入し全身状態の安定を図るべきである[43]。そのうえで，PCIを行うか冠動脈バイパス術（CABG：coronary artery bypass grafting）を行うか判断せねばならない。PCIではより早期に血行再建が可能であるが，不完全に終わる可能性がある。CABGは，血行再建までに時間を要するも，多枝病変においても完全血行再建が可能である。

CABGは体外循環心停止下に行うことが多いが，手術侵襲の可及的軽減，手術時間の短縮，体外循環時間や心停止時間の短縮をまず第一に考慮すべきである。そ

のため，ときとして動脈グラフトの使用を断念して，静脈グラフトによりすみやかに血行再建を行うべきである．しかし，最近，人工心肺を使用しないで行うオフポンプ（off-pump）CABG が，このような急性例にも有効であるとの報告もある．もちろん，術前の血行動態が不良な症例では予後は不良である．

（b） 急性心筋梗塞時の機械的合併症

ⅰ） 左室自由壁破裂　　本症の予知は困難であり，発症後心囊内に急速かつ大量に出血が起こることから，急速かつ重篤な心不全状態を惹起する．穿孔型と浸出型に区別されるが，基本的には緊急に気管内挿管や PCPS を用いた循環補助が必要となり，体外循環心停止下に破裂創の閉鎖を行うことが基本である．術式には心筋梗塞の部位や範囲により種々の方法が考案されている．破裂部をフィブリングルー（fibrin glue：線維性のり）や止血材料により圧迫止血する方法，テフロンフェルトを用いて縫合閉鎖する方法[44]，infarction exclusion 法（心内膜パッチによる左室形成術)[45]がある．

ⅱ） 心室中隔穿孔　　心破裂が心室中隔に生じる場合であり，本症の場合にも外科的に穿孔部閉鎖を行うことが基本である．手術時期に関しては，最近ではたとえ内科的治療によりコントロール可能であっても，経過中に血行動態が急激に悪化する可能性もあり，可及的すみやかに手術を施行する方針をとる施設が多い．手術成績はいまなお満足するものではなく，その原因として心原性ショックによる術前状態の悪化，すなわち多臓器不全ないしはその準備状態であることが第一である．

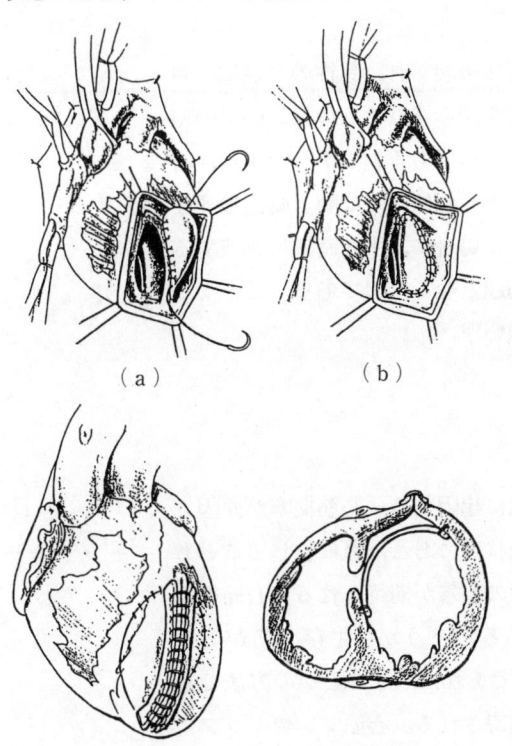

図 4.12　エンドカーディアルパッチリペア手術のシェーマ〔David, T. E., et al.: Postinfarction ventricular septal rapture; Endcardial Patch with infact exclusion, J Cardiac Surg, 110, pp. 1315-1322 (1995)〕

また，右心不全の合併は予後不良因子の一つである[46]。

手術法として，従来は梗塞心筋を切除してパッチで再建する方法が多く用いられた。しかし最近では，心内膜パッチによる左室形成術 (infarction exclusion) 法と呼ばれる梗塞心筋を切除せず穿孔部を放置し大きな心膜パッチにて中隔から自由壁の健常心筋に縫合糸をかけ新たに左室壁とする方法（図 4.12）が広く用いられ成績の向上が報告されつつある[45]。

　iii）**僧帽弁逆流（乳頭筋断裂）**　心筋梗塞発症後数日の間に生じることが多い。急激に僧帽弁逆流が生じ，左心不全に起因する肺水腫を生じることが多い。逆流の程度により内科的治療にても軽快する可能性もあるが，心不全の内科的管理が困難であるならば早急な外科治療が望まれる。手術手技として，僧帽弁形成術か弁置換術が選択される。弁形成術のほうが術後の遠隔成績が良好との報告があるが[47]，患者の状態によっては手術時間の短縮が必要であり，いたずらに弁形成を試みることは危険である。弁置換の場合でも，心機能の維持を考慮に入れて，乳頭筋や腱索，後尖の温存に努めるべきである。

〔2〕 **各種弁膜疾患の急性増悪（感染性心内膜炎を含む）**
（a） **通常の弁膜疾患**　通常の弁膜疾患においては，急性に心不全が生じることはまれである。内科的治療にて回復可能なことが多い。僧帽弁狭窄症では利尿剤投与が，僧帽弁閉鎖不全では強心剤と利尿剤投与が有用である。大動脈弁狭窄症では降圧剤が，大動脈弁閉鎖不全症では強心剤，利尿剤が有効なことが多い。

　心不全回復後に外科手術が望まれる。

（b） **感染性心内膜炎**　感染により弁膜が急速に破壊され，急性の弁逆流に対応しきれずに心機能の破綻をきたすものである。まず試みられるものは，感染の根絶である。起炎菌の同定と有効な抗生物質の投与が基本である。しかしながら，心不全がコントロールできない場合には早期手術を考慮せねばならない。脳血栓塞栓症発生例で心不全が内科的にコントロール不能となる場合に，手術時期に難渋することが多い。ヘパリンの投与や体外循環の使用が問題となるためである。このような症例では，少なくとも 2 週間以上の待機が望ましい[48]。

4.5.2 慢性心不全の原因治療
〔1〕 **虚血性心疾患**
　虚血性心疾患の慢性心不全は，おもに低左心機能に起因する。心筋梗塞が原因であることが多いが，長い間虚血に陥った心筋が冬眠状態にあるために生じることもある。心筋が冬眠状態にあれば冠血行再建で心機能の改善が期待される。心筋梗塞である場合にはその心筋梗塞領域に残存心筋があるかどうか（生存心筋がある (viable) かどうか）が問題となる。心筋が viable であれば，なんらかの方法で冠血行再建がなされればある程度の心機能の改善が期待される。心筋シンチグラフィー等の検査で心筋生存性 (viability) を十分に把握する必要がある。冠血行再建の

方法は冠動脈バイパス術もしくは PCI であるが，その適応は通常通りである。ただし，冠動脈が細く，いままでの方法が使用できない場合，最近になりレーザー心筋内血行再建術（transmyocardial laser revascularization：TMLR）の応用がなされつつある[49]。本法により虚血の改善が望めるとの報告があるが，心機能の改善はいまだ不明である。

一方，心筋生存性がない場合には，冠血行再建術にて心機能の改善が望めない。左室瘤を形成している場合には，瘤切除により心機能の改善が期待される。明らかな左室瘤が認められない左室拡大症例には，従来心移植が最終的な治療法と考えられていたが，心筋梗塞部を縫縮するドール（Dor）手術が近年注目されている[50]（図4.13）。ドール手術後心機能の改善が報告されており，今後遠隔成績が待たれる。

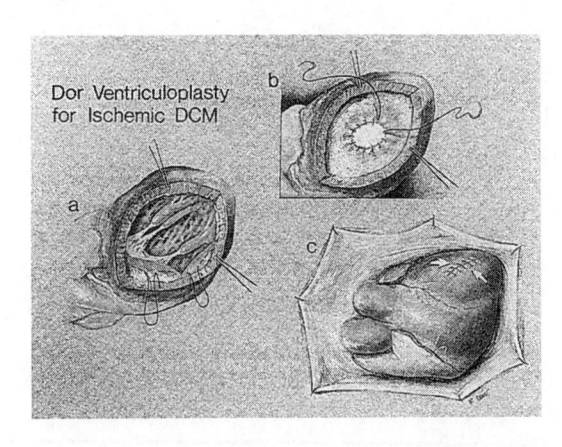

図4.13 ドール手術のシェーマ〔須磨久善 他：心不全に伴う虚血性心筋症に対する左室縮小形成術；ドール手術，J Cardiol, 31, pp. 165-170（1998）〕

〔2〕 弁膜疾患

（a）僧帽弁疾患　僧帽弁狭窄症では，左房圧が上昇し肺うっ血を来し，右室圧の上昇ひいては右心不全に陥る。カテーテルで交連切開を行う PTMC が試みられることもあるが，外科手術が主たる治療法であろう。手術ではできるだけ弁形成が望まれるが，本症ではリュウマチ熱が原因のことが多く，弁置換になることが多い。また同時に，三尖弁閉鎖不全に対する手術も行われることが多い。

僧帽弁閉鎖不全でも，左房圧が上昇し肺うっ血をきたし，それが右室圧の上昇ひいては右心不全となる。狭窄症と異なるところは，容量負荷のため左心不全も混在することである。最近になり，弁形成術が積極的に試みられるようになり，手術時期も従来より早期になる方向にある。また同時に三尖弁閉鎖不全に対する手術も行われることが多い。

（b）大動脈弁疾患　大動脈弁狭窄症，大動脈弁閉鎖不全症ともに心不全は左心不全が主である。狭窄症の場合，左室圧負荷のために左室心筋障害が主である。閉鎖不全の場合，左室容量負荷のための心室拡張による心筋障害に加え，拡張期圧の低下のための冠循環不全のために，さらなる心筋の障害を呈することが多い。治

療の基本は，大動脈弁置換術であるが，術中の心筋保護は重要である．さらに術後の致死的不整脈の発生に留意する必要がある．このためには手術至適時期を逃さないようにする必要がある[51]．

4.5.3　拡張型心筋症に対する外科的治療

拡張型心筋症に対する最終的な外科治療は現在のところ心移植であると考えられる．しかしながら，臓器移植法が施行されているにもかかわらず，本邦ではいまだドナーが少なく心移植の施行は少ない．また欧米においてもドナー不足が大きな問題となっており，心移植の大きな障害となっている．心移植や左心補助装置（LVAS）は別項にあるので，ここでは最近話題になっているバチスタ（Batista）手術や拡張型心筋症に合併する僧帽弁閉鎖不全症に対する外科治療について述べる．

〔1〕　バチスタ手術

バチスタ手術は，左室縮小形成術または左室部分切除術ともいわれ，最近注目されている DCM に対する新しい手術である（図 4.14）．というのは，本手術は移植適応症例のみならず，年齢・身体状況などにて移植を拒絶された患者においても適応可能であり，これらの人々に大きな希望を与え得る．

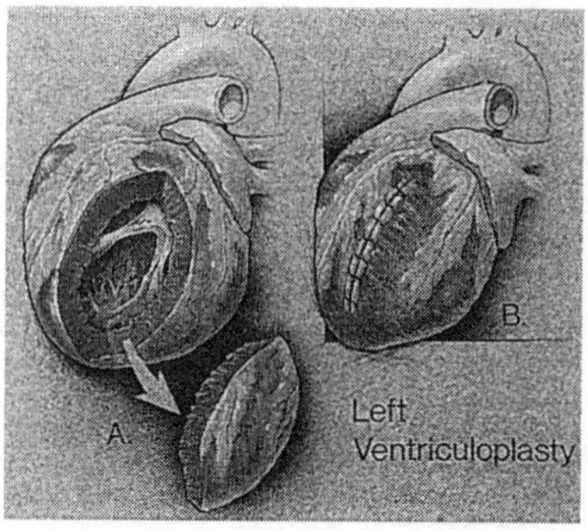

図 4.14　バチスタ手術のシェーマ〔須磨久善他：拡張型心筋症心に対する左室縮小形成術（ドール手術）の早期成績，J Cardiol, 31 (2), pp. 83-90 (1998)〕

本手術の生理学的背景は，心拡大そのものが壁応力を増加させ，心筋の収縮力を低下させると考え，左室壁を切除し左室を縮小させるとラプラス（Laplace）の法則に従って壁応力は減少し，左室収縮力が増加すると考えたことによる．

開発者であるバチスタは 1994 年〜1997 年の 4 年間に 120 例に本手術を施行した（なお 90％の症例に弁置換術ならびに弁形成術を施行している）．術前の左室駆出率は 8〜23％で，術前 95％の症例が NYHA 4 度であった．生存率は周術期 95％，在院期 80％，2 年後 60％，3 年後 57％であった．術後 90％の症例が NYHA 2 度以内であった[52]．本邦においても，須磨らが 1996 年 12 月より 1998 年 2 月までに 20 例に本手術を施行し，14 例の生存を得ている左室駆出率は術前平均 16％より術後には 32％に増加し，NYHA 機能分類は術前 3.8 度より 1.8 度に改善を得ている[53]．

しかしながら，本手術の心機能改善の機序に関していまだ不明な点が多く，クリーブランドクリニックでは予後が期待したほどではなかったため，バチスタ手術を静観中であるとの情報もある[54]。左室縮小後の再拡大は生じるのか。とすればいつごろなのか。今後の検討によらざるを得ない。

〔2〕 合併する僧帽弁閉鎖不全症に対する手術

DCMでは，弁輪拡大，心室拡大や形態変化に伴う収縮期弁尖運動の制限，虚血や繊維化に伴う乳頭筋機能不全のため，しばしば僧帽弁逆流（MR）をきたす。MRは左室の容量負荷をきたし，その結果すでに拡大している左室や弁輪をより一層拡大させ，ますますMRが増大するという悪循環を繰り返す。したがって，MRを治療するとDCMにおける心不全が軽快することが期待される。

MRの治療には弁置換術と弁形成術がある。弁置換術はMRを確実に消失させうるが，弁-腱索-乳頭筋からなる僧帽弁複合体の障害は術後に心機能を低下させる。したがって，弁形成術が望ましい。ボリング（Bolling）らの48例での検討では，2年生存率が71％であり，術前3.9±0.3度であったNYHA機能分類は，術後には2.0±0.6度に減少した[55]。このことより，DCMに合併したMRに対してはMRの弁形成術が有用で，選択肢の一つに加えられ得る治療法である。

4.5.4 閉塞性肥大型心筋症の外科的治療

閉塞性肥大型心筋症において外科治療の対象となるのは，左室流出路の圧較差と僧帽弁閉鎖不全症である。手術適応となるのは，失神，狭心症，呼吸困難，心不全症状が内科的に治療困難な症例である。

手術法としては，心筋切除術もしくは心筋切開術と僧帽弁置換術である。心筋切除術は非対称性中隔肥大例で有効であるが，非定型例やびまん性の肥厚例には困難である。一方，僧帽弁置換術は，上記の場合の以外に，すでに心筋切除術が施行されている場合や僧帽弁自体の病変を有している場合である。

また最近，経カテーテル的に中隔枝を閉塞させる方法も開発され臨床応用がなされており，良好な成績が報告されている[56]。

4.5.5 収縮性心内膜炎の外科的治療

収縮性心内膜炎は，心膜，特に心嚢膜の肥厚，線維化，石灰化による心臓の拡張障害を主たる病態とする疾患で，両心室が同様に罹患する。その原因は50〜80％は不明であるが，放射線治療後や開心術後にも発症する。労作時呼吸困難，下肢の浮腫，腹水貯留による腹部膨満がその主症状である。

胸骨正中切開や肋間開胸にて心膜の広範な切除を行う。不十分な切除では予後不良であり，視野のよい胸骨正中切開が推賞される。術前の心機能が悪い症例は術後も心不全が残る症例が多い[57]。

4.6 補助循環

重症心疾患患者に対して、心臓のはたらきを補助あるいは肩代わりする人工臓器を開発する努力は1960年代から行われてきており、現在では、大動脈内バルーンパンピング（intra-aortic balloon pumping：IABP）から完全置換型人工心臓に至るまで、さまざまな方法が用いられるようになっている。本節ではこれら機械的循環補助法について概説する。

4.6.1 大動脈内バルーンパンピング

簡便に不全心を補助する方法として、カウンターパルセイションの概念を応用した大動脈内バルーンパンピング法がある。カウンターパルセイションとは、心臓の拡張期に血管内の血液を末梢に追いやることによって冠血流量を増加させる（diastolic augumentation）とともに、収縮期には後負荷を軽減させることにより心筋の酸素消費量を減少させる（systolic unloading）方法であり、大動脈内バルーンパンピング法は大動脈内にバルーンカテーテルを留置し、これを心収縮に同期させて拡張収縮させることによりカウンターパルセイションを行うものである。これは通常、経皮的に大腿動脈を穿刺することによって、IABP用のバルーンカテーテルを留置することが可能であり、簡便かつ有効な方法であり、最も普及している。原理的に考えられるIABPの利点は、以下の四つにまとめられる。

① **心仕事量の減少** 心仕事量は、血液拍出に抵抗する血圧（後負荷）と血流量の積分と定義されるが、IABPにより心仕事量の血圧成分を減少（後負荷減少）させることになる。

② **心筋酸素消費量の減少** 心筋酸素消費量の70％は仕事に費やされるものと推定されている。したがって、IABPによる圧仕事量の減少が、心筋酸素消費量の減少に有効に作用する。

③ **冠動脈血流量の増加** 冠動脈血流量は、その約3分の2が拡張期に流れるもので、拡張期圧の上昇は冠状動脈血流量を増加させることになる。また、冠状動脈の側副血行路を早期に開通させる可能性も実験的には認められている。

④ **平均大動脈圧の維持** 拡張期圧上昇によって平均大動脈圧が維持される。

これら四つのメカニズムのうち、"後負荷の減少"と"拡張期圧の上昇"が最も重要な効果である。すなわち、前者は心筋酸素需要を減少させ、後者は冠状動脈血流量の増加による心筋への酸素供給を増加させて、結果において心筋の酸素需給バランスを改善する。IABPは急性心不全を呈する疾病において、圧補助としての補助循環作用を発揮するが、このようなメカニズムからは、特に虚血性病変をベースにした疾患に有利である。

IABPは、内科的治療に抵抗する急性心不全、心原性ショックでまず試みられるべきものである。基本的には、カテコールアミン使用下に左心房圧あるいは肺動脈

楔入圧 18 mmHg 以上，収縮期血圧 90 mmHg 以下，心拍出係数 2.2 l/min/m² 以下の心原性ショックを示すものに適応となるが，このような心原性ショックに至らなくても，最大限の亜硝酸剤投与によっても心電図上虚血性変化を示すものや狭心痛を有するものには，その適応を考える。しかしながら，中等度～高度の大動脈弁閉鎖不全を合併する症例，胸部あるいは腹部に大動脈瘤を有する症例，あるいは大動脈に高度の粥状（かゆじょう）硬化性動脈硬化病変を有する症例に対する使用は慎重に行われなければならない。

また，IABP による循環補助時には，以下のような合併症の発生に留意する必要がある。

① **下肢の虚血**　IABP の挿入により，始入部より末梢側の下肢の血流不全が起こることは，特に動脈硬化により，末梢動脈の閉塞性変化が強い患者にしばしばみられる。下肢の虚血は発見，対処が遅れると重篤な合併症に移行するので，最も注意を要するものである。下肢温，足背動脈の拍動のチェックを怠ってはならない。万が一，下肢の虚血症状が出現した場合は，早期抜去を目指すか，あるいは反対側への再挿入が必要となる。

② **動脈損傷（動脈解離を含む）**　カテーテル挿入時にシースやガイドワイヤーなどで動脈を損傷する可能性がある。このような合併症が発生した場合，程度にもよるが，多くは IABP による補助は困難となる。

③ **神経障害**　一過性の異常感覚や知覚鈍麻などの軽症のものから尖足（せんそく），対麻痺などの重症なものまで報告されている。原因は不明なことが多いが，大動脈の解離と前脊髄動脈の塞栓が原因ともいわれている。

④ **バルーンの損傷**　バルーンが破裂しバルーンの膨張・収縮に用いられているヘリウムガスが漏れると重症な気体塞栓症（gas embolism）を起こすことがある。また，バルーンの中に流入した血液が凝固することにより，大動脈内より抜去不能となることもある（balloon entrapment）。

4.6.2　経皮的心肺補助

経皮的心肺補助（percutaneous cardiopulmonary support：PCPS）とは，一般的に遠心ポンプと膜型人工肺を用いた閉鎖回路の人工心肺装置により，大腿動静脈経由で心肺補助を行うものである。PCPS という名称は日本では統一されているが，同じ装置を使用しても欧米では percutaneous cardiopulmonary bypass や emergent potable bypass system などと呼ばれている。

1983 年に，フィリップス（Phillps）らは，経皮的挿入可能なカニューレと遠心ポンプを組み合わせた閉鎖回路による人工心肺装置を考案し，心停止例に対し緊急心肺蘇生や循環維持を目的に臨床応用を開始した[58]。また，1988 年に，ボーゲル（Vogel）らは，送脱血カニューレを外科的に大腿動静脈から挿入し，重症冠動脈疾患に対する経皮的冠動脈形成術（percutaneous transluminal coronary angioplasty：PTCA）施行時の循環補助としての使用を報告した[59]。本邦でも，1988年ごろより，PCPS が広く臨床使用されるようになり，年々使用数が増加してきた。

PCPS の適応は，表4.12 に示すように，心停止例や心原性ショック例などに対する緊急心肺蘇生のみならず，さまざまな病態に対して循環補助や呼吸補助を目的に，広く臨床応用されている。表は，適正な前負荷，最大限の薬物治療，酸塩基平衡補助後，大動脈内バルーンパンピング使用下での循環動態を示したものである。特に最近の傾向としては，救急医療施設での急性心肺不全に対する使用が急増しつつあり，実際多くの救急例が報告されている。

表4.12 機械的循環補助の適応基準

パラメータ	基準
心拍出係数(cardiac index)	$<2.0\ l/m^2/min$
全身血管抵抗(systemic vascular resistance)	$>2\,100\ dynes/s/cm^3$
心房圧(atrial pressure)	$>20\ mmHg$
尿量(urine output)	$<20\ ml/hr$

緊急心肺蘇生としての PCPS は，1992 年に Hill らが 187 例について検討し，そのうち 57 例（31％）が離脱，64 例（34％）が通常の体外循環またはほかの補助循環に移行し，40 例（21％）が長期生存したと報告している。本邦においても PCPS 症例は年々増加しており，1997 年までに緊急待機症例と合わせて 1 706 例が適用され，今後もさらに症例は増加していくと思われる。一方，急性心肺不全に対する臨床成績は，1993 年以前では 467 例中の生存率は 108 例，23％であったが，1994 年では 133 例中 43 人，32％，1995 年では 215 例中 82 人，38％，1996 年では 271 例中 98 人，36％とその成績も徐々に向上している。これら PCPS 適応の症例は，従来からの薬物療法や IABP では救命できないような重症例であり，PCPS 開始初期当時の成績を考慮するに，この数字は格段の進歩を遂げているといえよう。なかでも，開心術後心不全に対する成績は，当初は人工肺が回路中に組み込まれていることから出血のコントロールが大きな問題であったが，全回路ヘパリンコーティングされた PCPS システムを用いることにより，良好な成績があげられるようになってきている。また，最近では，脳保護も含めた全身の各臓器の保護のため低温管理の併用が有用であり，心肺蘇生後の脳保護のために，PCPS を利用して全身の低体温療法を行う方法も報告されている。また，これまで救命が困難とされてきた左室破裂を合併した心筋梗塞症例の低温 PCPS のよる救命例も報告されている[60]。

PCPS 運転中の合併症としては，出血，血栓塞栓症，下肢の虚血がおもなものである。出血は最もコントロールしにくい合併症であったが，最近，回路および人工肺表面をヘパリン（heparin）にて被覆（coating）したヘパリンコーティング回路の使用により，ヘパリンの使用を減量することが可能となり，出血の合併症は減少傾向にある。逆に，血栓塞栓症特にマイナーな塞栓症に注意を要する。もしそのよ

うな疑いがある場合は，即座に回路を交換するなどの措置が必要である。下肢の虚血は，大腿動静脈からアプローチした場合，発生する可能性はつねにある。下肢の阻血症状がみられる場合には，エラスター針等を用いて，末梢側に血液を送る工夫が必要である。また，外科的に大腿動脈に人工血管を縫着し，ここより，両方向性に送血する方法もある。また，PCPSは基本的に静-動脈バイパスであるため，左心室を減負荷することはできない。したがって，左心室機能が極度に悪い場合には，PCPSにより左心室が過度に拡張し，心機能に悪影響を及ぼす可能性があるので，十分な注意が必要である。

　PCPSによる循環補助中には血栓塞栓症の予防のため，抗凝血薬療法は必要不可欠である。通常はヘパリンの持続静脈内投与を行い，活性化前血凝固時間（ACT：Activated Clotting Time）を約250〜300秒に維持する必要がある。前述したヘパリンコーティング回路を用いれば，ACTを約180〜200秒程度の低値に維持することが可能である。

4.6.3　ECMO

〔1〕　ECMOの定義

　ECMO（エクモ：extracorporeal membrane oxygenation）の定義は，「膜型肺を用いた体外循環で一時的に呼吸補助を行い，その間に機能障害に陥った生体肺の回復を待つ治療法」である。しかし，用語上少し混同されており，一般的に呼吸補助をおもな目的としたものを狭義のECMO，呼吸・循環補助を目的としたものを広義のECMOと呼んでいる。ECMOという用語には種々の異論がありECLA（extracorporeal lung assist），ECLS（extracorporeal life/lung support）などという呼び方も提唱されているが，一般的にはECMOという用語が広く使われている。

〔2〕　ECMOの形式

　（a）　V-Aバイパス（veno-arterial bypass）　　静脈より脱血し，人工肺によりガス交換した血液を動脈へ送血する方法で，現在一般に使用されている。本法では，呼吸だけでなく循環補助も行うことができ，PCPSもこの方式である。ただし，循環不全がなく呼吸補助をおもな目的としている場合にはその送血部位が重要であり，頭部を酸素加された血液が灌流するように送血管は原則として右側の頚動脈か腋窩動脈へ挿入する。この場合，PCPSと同様に大腿動脈からの送血では自己心の拍出があるので，頭部へは低酸素加血が灌流されることになる。

　（b）　V-Vバイパス（veno-venous bypass）　　大腿静脈より下大静脈に挿入したカニューレより脱血し，酸素化した血液を右房に送血する方法である。酸素化血が肺循環と心臓を通過して体循環に出るので，酸素化血の生体内分布は均一である。PCPS用のカニューレとセットを用いて行うことができる。

　（c）　A-Vバイパス（arterio-venous bypass）　　動脈より脱血し，それを酸

素加し静脈へ送血する方法である．ポンプを必要とせず簡便であるが，心負荷が増大し流量におのずと制限があるので，一般的ではない．

〔3〕 ECMOの現況と成績

ECMOは新生児の呼吸不全において最も多く使用されており，その成績も良好である．最近の欧米の集計によると，合計8 419例の新生児（neonatal）ECMOにおいて6 823例（81％）の生存が報告されている．また，小児（pediatric）ECMOでは629例中309例（49％）が生存，呼吸不全に対する成人（adult）ECMOでは59例中27例（46％）の生存であった[61]．

4.6.4 補助人工心臓

近年，補助人工心臓（ventricular assist system：VAS）の進歩には目覚ましいものがあり，現在の埋め込み型左室補助人工心臓はなおさまざまな問題を有しているものの，1年程度の循環補助には十分耐えうるものとなってきている．ことに欧米においては，こういった埋込型左室補助人工心臓が心臓移植待機患者が内科的治療に反応しないような重症の心不全に陥った場合に，心臓提供者があらわれるまでのつなぎ（ブリッジ）として用いられ，好成績をあげている[62]．補助人工心臓をブリッジ使用することにより，重症心不全により全身状態が悪化している移植待機患者の全身状態を改善し，その後の心移植手術の成績を向上させ得ると報告されており[63),64)]，最近では，補助人工心臓によるブリッジには，ただ単にドナーが現れるまで循環を維持するだけではなく，より積極的な治療的意味があると考えられている．

〔1〕 末期的重症心不全治療における補助人工心臓と心臓移植

末期的重症心不全患者の治療に関して，米国を例にとると，年間約400 000人が新たにうっ血性心不全と診断されている．したがって，心臓移植の待機患者は年々増加傾向にあるが，心臓提供者の不足のため，実際に心臓移植をうけている患者は年間約2 500人で，この数は最近数年間変化がない．したがって，多くの患者が，心臓移植を待ちながら，心臓移植を受けることなく亡くなっているわけである．1996年を例にとると，746人の移植待機患者が心臓移植を受けることなく死亡している．この心臓提供者が不足している状況は，米国以外の国でもほぼ同様であり，心臓移植再開後のわが国においてもこれ以上の心臓提供者不足が発生することが予想される．このような心臓移植待機患者の重症心不全に対して，補助人工心臓などを用いて心臓移植までのブリッジとして用いることは，大きな意味をもつと考えられる．

〔2〕 末期的重症心疾患における補助人工心臓による機械的循環補助の適応

心筋症などによる末期的重症心不全患者に対する機械的循環補助の適応は，基本的に移植待機患者であるか，あるいはそれに相当する状態であることが必要である．循環動態的には，表4.12に示されるようなものが適応基準として用いられて

いるが，要約していえば，最大限の内科的治療，大動脈内バルーンパンピングによる機械的循環補助にもかかわらず，低心拍出量症候群を示すNYHA IV度の状態である。このような状況が続けば，当然，肝臓，腎臓などの心臓以外の重要臓器にも低心拍出量症候群による悪影響がみられるようになる。補助人工心臓による機械的循環補助の適応外となる因子を表4.13に示すが，この表から明らかなように，補助人工心臓装着の適応となるには，循環動態が上記の条件を満たすだけでなく，他の重要臓器の障害の程度が可逆的であり，補助循環治療により全身の循環動態が改善すれば，他の臓器不全も改善する状態でなければならない。これがすなわち，心臓移植待機患者であるか，あるいはそれに相当する状態という意味である。

表4.13 機械的循環補助の適応外となる条件（適応上問題となる因子）

- 感染症（活動性）の存在
- 多臓器不全
- 重症肝機能障害（血清総ビリルビン値5.0 mg/dl 以上）
- 脳神経障害
- 予後不良と考えられる悪性腫瘍の存在

など

しかしながら，現在においてはいかなる状態が可逆的であるのか，どういう状態となれば不可逆的と考えられるのかというような有効な指標はない。気管内挿管による人工呼吸，人工透析を要するような急性腎不全を伴う重症心不全の患者でさえ，補助人工心臓装着により，完全に臓器機能が回復することが，ときに可能な場合もある。したがって，臨床的経験に基づく患者の状態の総合的評価によるところが多いが，正井らは血清総ビリルビン値が3.0 mg/dl 以上となるような肝機能不全は左室補助人工心臓を装着しても，低下しないことが多いと報告している[65]。また，単一の指標のみではこのような患者の全身状態を評価することは困難であるという観点から，オズ（Oz）らは呼吸不全，感染，肝機能，腎機能などをスコア化して評価する方法を報告している[66]。いずれにしても，他臓器の機能不全が不可逆的になってしまった時点では，左室補助人工心臓を装着しても手術死亡率が高くなるので，最大の内科的治療にも反応せず，肝臓，腎臓などの機能不全が顕在化しはじめる前に，期を逸することなく，補助人工心臓装着を考慮すべきであろう。

〔3〕 ブリッジに用いられる補助人工心臓の種類

機械的循環補助装置としては，圧補助装置である大動脈内バルーンパンピングが広く知られている。心臓移植待機患者における心不全の急性増悪においてもこれが用いられるが，圧補助のみであるため補助効果が十分でないことと，ベッド上での安静を必要とするためQOLの改善が望めないことから重症の心不全に対する長期の補助には不向きである。したがって，数日のIABP補助により心不全が回復しないもの，あるいはIABP程度の循環補助では不十分と考えられるより重篤な心不全には，心室をバイパスして血液を駆出する流量補助を行うことが必要となる。流量補助のためのポンプとしては，開心術後など2日から3日の比較的短期の使用

が予想される場合には簡便な遠心ポンプが用いられることもある．しかし，遠心ポンプは安価で操作性に優れるという利点があるものの，耐久性に劣り約2～5日ごとにポンプの交換を要すること，抗血栓性に劣ることなどの点から長期使用には不向きである．したがって，数日以上の補助が予想される場合には，体外式あるいは体内埋込型のいわゆる左室補助人工心臓（Left Ventricular Assist System：LVAS）が用いられる．

一般的には，体内埋込型人工心臓は，体外式人工心臓と比較し，血液ポンプが体内に埋め込まれるため，感染の危険が少なく，さらに抗血栓性，耐久性にも優れていることから，数か月以上の長期補助により適していると考えられる．これら各種補助人工心臓の特徴を表4.14にまとめる．

表4.14 各種補助人工心臓の特徴

	おもな機種	特徴
体外設置型 （体外式）	・東洋紡-国立循環器病センター型 ・Thoratec	・体格が小さくても使用可能 ・埋込型に比して長期の補助に際してのQOLに劣る
体内埋込型 （埋込型）	・HeartMate-IP （空気駆動型） ・Novacor HeartMate-VE （電気駆動型）	・ポンプを腹壁あるいは腹腔内に埋め込むため，小さな体格の人には困難（体表面積 $1.5m^2$ 以上） ・長期補助に際してのQOLは良好（特に電気駆動型では自宅での日常生活も可能）

現在，欧米で心臓移植へのブリッジ目的で多く用いられている補助人工心臓は，体内埋込型の左室補助人工心臓である Thoratec HeartMate LVAS と Novacor LVAS である．HeartMate LVAS には，さらに，空気駆動型であるIPと電気駆動型であるVEの2種類がある．体外式の空気駆動型補助人工心臓としては，Thoratec LVAS，東洋紡社製国立循環器病センター型LVAS，ゼオン社製東京大学型LVASがある．これら体外式LVASは，先にも述べたごとく，数か月から1年といった長期の補助には体内埋込型に比してQOLが劣るため不向きであるが，両心補助を必要とする患者には有用である．これは，現在用いられているHeartMate LVASやNovacor LVASといった埋込型LVASは，その構造上，左室補助用に設計されており両心に用いることが難しいためである．また，症例数はまだ少ないが，完全置換型人工心臓も心臓移植へのブリッジとして使用されており埋込型左室補助人工心臓に匹敵する好成績をあげている．現在，臨床応用されている完全置換型人工心臓は，世界で初めて用いられたJarvik-7の改良型であるCardiowestで，空気駆動型である．

〔4〕 **心臓移植待機患者に対する埋込型左室補助人工心臓使用の臨床成績**

日本では，埋込型左室補助人工心臓はいまだ保険認可されていないため，心臓移植待機患者の末期重症心不全には用いにくい状況にある．ここでは，現在，欧米を中心に行われているこのような患者に対する埋込型左室補助人工心臓の臨床成績を

表 4.15, 表 4.16 に示す. 表 4.15 は Novacor LVAS, 表 4.16 は HeartMate LVAS の最近の臨床成績である. Novacor LVAS, HeartMate LVAS 合わせて, 現在まで 2 000 例以上植え込みが行われているが, その約 60％ が耐術し, 約 3 か月程度で移植へのブリッジ (bridged transplantation) にまで至っていることがわかる. また最長補助期間はいずれのポンプも 1 年以上である. 耐久性テストでは, これらのポンプは 2 年以上の耐久期間があることが示されているが, 臨床使用においてもこれらのポンプが 1 年以上の循環補助に十分耐えうることがわかる. 現在, こういった埋込型補助人工心臓の永久的治療の可能性を考えた臨床テスト (prospective randamized trial) も米国で FDA の指導のもと進められている. これは REMATCH (Randomized Evaluation of Mechnical Assistance for the Treatment of Congestive Heart Failure) Trial と呼ばれ, 1996 年に電気駆動型 HeartMate LVAS と内科的治療を死亡率, QOL, 医療費などの面から比較する目的で開始され, 現在, 進行中である.

表 4.15 埋込型補助人工心臓 (Navacor LVAS) の成績

症例数	820
ブリッジ成功率	59 %
平均補助期間 〔day〕	89
最長補助期間 〔day〕	1 027

(〜1997.12)

表 4.16 埋込型補助人工心臓 (Thoratec HeartMate LVAS) の成績

	空気駆動型	電気駆動型
症例数	1 157	777
ブリッジ成功率	71 %	59 %
平均補助期間 〔day〕	90	114
最長補助期間 〔day〕	726	735

(〜1999.10)

〔5〕 ブリッジを用いた心臓移植の利点

1960 年代から, 人工心臓を移植へのブリッジに用いるという考え方はあった. 1969 年, クーリー (Cooley) らは, 完全置換型人工心臓をブリッジとして移植待機患者に使用した[67]. 以後, 機械的循環補助を移植待機患者に応用する試みが続けられてきたが, その基本的な考え方は, 人工心臓はドナーが現れるまでの単なるつなぎであり, 人工心臓を装着した後もできるだけ早く, 移植しなければいけないというものであった.

HeartMate LVAS を用いたフレージャー (Frazier) らの報告によると, LVAS によるブリッジの後, 心臓移植された患者は, LVAS を必要とするような重症の状態であるにもかかわらず, ブリッジしなかった患者と比較すると, ブリッジを施行した患者のほうが有意に移植の成績が良かったとしている[62),63)]. この移植の成績が向上した原因として, 補助人工心臓装着により全身状態が改善し, そのために成績が良くなったのであろうと考察している. このような研究では完全なランダム臨床テスト (randamized trial) は困難である. つまり, 補助人工心臓装着が必要なぐらい重症な患者をその時点で移植ができずにおれば, 2, 3 か月中に多くは死亡するので, その時点で補助人工心臓を装着した患者との移植後の成績を比較することはできないわけである. したがって, そういう意味での科学的な立証はで

きていないが，少なくとも，放置すればおそらく死亡する患者が，移植するまで生存することができ，移植にまでたどり着くことができるという意味で，現在の補助人工心臓によるブリッジ治療は非常に有用であると考えられる。

現在までの諸家の報告によると，埋込型補助人工心臓の装着をうけた患者の耐術率が約80％，ブリッジ後の心臓移植の成功率が約80％である[68),69)]。現在の心臓移植の1年生存率の約90％と比較すると，低率ではあるが，補助人工心臓装着の適応となるような非常にプアリスク（poor risk）の患者ばかりが対象となっていることを考えるとリーズナブル（reasonable）な成績であろうと考えられる。

また最近，補助人工心臓を使用して心臓の負荷を軽減することにより，心筋症の心臓の機能が回復し，補助人工心臓からの離脱した症例がいくつか報告されている[70)]。末期重症心不全に陥った心筋症患者のすべてにこのような治療が可能であるかは疑問であるが，適応症例を選ぶことにより，補助人工心臓の新しい応用方法となり得るのではないかとして注目されている。

〔6〕 **補助人工心臓装着中の合併症**

補助人工心臓装着中の最も注意すべき合併症は，感染および血栓塞栓症である。慢性期の感染は，体外式補助人工心臓の場合は流入側（inflow）および流出側グラフト（outflow graft）から，埋込型の場合は駆動線出口部位（drive line exit site）からの逆行性感染が多い。これらの部位の管理には十分すぎるほどの注意が必要である。

補助人工心臓を装着している限り，血栓塞栓症が発生する可能性は必ず存在するわけであり，その予防である抗凝血薬療法には細心の注意が必要である。特に，経口摂取を開始する前後の時期が，栄養状態や肝機能が回復してくる時期と重なって，ワーファリンによるプロトロビン時間の管理が変動しやすい。経口摂取開始，ワーファリン開始の時期にはヘパリンを十分にオーバーラップさせ，ワーファリンによるプロトロビン時間のコントロールが安定するまでヘパリンの持続静注を続行するなどの配慮が望ましい。

〔7〕 **補助人工心臓についての今後の展望**

心臓移植再開後においてもドナー不足が懸念されるわが国においては，心臓移植までのブリッジとしての補助人工心臓の役割が諸外国に比してより大きいと考えられる。現在，欧米で使用されているHeartMate，Novacorといった埋込型左室補助人工心臓は欧米人の体格を想定して設計されたものであり，欧米人に比し体格がやや小さい日本人の体格にマッチした埋込型補助人工心臓はいまのところない。体格に比し不釣り合いに大きい補助人工心臓を使用することは，埋め込みによる腹部圧迫症状や埋込部の痛み，表面の皮膚壊死などの合併症を来す可能性が考えられ，最大補助流量を少し犠牲にしてでも日本人の体格にマッチした小型の埋込型循環補助装置の開発が急務であると考えられる。補助人工心臓の小型化という点においては，拍動流にこだわらなければ，理論的には，軸流ポンプを用いることにより，画

期的な小型補助循環装置を開発することが可能であると考えられる。実際，生体を無拍動流で循環した場合の生体に及ぼす影響についてはいくつかの研究がなされているが，1年程度の補助では無拍動流でも大きな影響はないとされている。現在のところ，軸流ポンプの問題点はその耐久性であり，より耐久性に信頼のある高流量の軸流ポンプの開発が期待される。

現在，末期重症心不全の治療として確立されたものは心臓移植しかない。心臓移植の問題点の第一は，先にも述べたごとくドナー不足であるが，それ以外にも感染，拒絶反応など，免疫反応と免疫抑制による合併症の存在も問題である。将来的には，心臓移植に代わりうる治療法として，人工心臓の永久使用と異種移植の二つが期待されている。異種移植に関しては，人工臓器というテーマから逸脱するので詳述は避けるが，遺伝子導入により豚やヒヒの心臓を人間に対して拒絶反応の少ないものに変化させ，人間の心臓移植に用いるという考え方である。分子生物学，細胞工学が飛躍的に進歩している現在においては，こういった構想も現実味を帯び，臨床応用に向けて精力的な研究が続けられている。一方，人工心臓に関しては，現在使用されているような補助人工心臓のみならず，完全置換型人工心臓をさらに改良し，耐久性の改善とともに，血栓塞栓症や感染症を克服したものにしていく必要があると考えられる。米国においては，NIHの主導のもと2002年の臨床応用を目指して，完全置換型人工心臓の開発が行われている。

このような研究が末期的心不全に苦しむ多くの患者にとって，21世紀に向けての福音となることを期待してやまない。

4.7 心臓移植

4.7.1 はじめに

心臓移植とは，現在考えられる限りの内科的治療や外科的治療を施しても治療・延命できないような心不全をもった患者に，脳死になった人から提供された心臓を植え込む手術のことをいう。拒絶反応，感染症を予防するためにさまざまな薬剤を服用する必要があるが，患者の余命が延びるばかりでなく，運動機能や生活水準（QOL）が向上し，社会復帰が期待できる外科的治療である。臓器移植をうける人をレシピエント，臓器を提供する人をドナーという。1967年12月3日に南アフリカ共和国のバーナード（Barnard）ら[71]が世界で最初の同種同所性心臓移植を行い，その翌年8月8日にわが国で最初（世界通算30例目）の心臓移植を札幌医科大学の和田教授が行った。欧米では1970年後半から脳死の合意をつくる努力がなされ，1981年に米国で，1983年に英国で脳死の判定基準が認められ，脳死下の臓器提供が合法化された。心移植へのシクロスポリンの応用（1980年，シャムウェイ（Shumway）ら）や心筋保護法の進歩に伴って心移植の成績は著しく向上し，心移植は末期的心不全患者の外科治療法として確立されるに至った。

わが国では1997年10月16日にようやく臓器移植に関する法律が施行され，心臓移植適応患者の日本臓器移植ネットワークへの登録が開始された。ついにわが国でも1999年2月にようやく脳死臓器移植が実施され，以後3年あまりの間に20例の臓器提供があり，心臓14例，肺11例，肝臓18例，腎臓30例，膵腎同時7例，膵単独移植1例，小腸1例の計82例の臓器移植が成功裏に施行された。

4.7.2 心移植の適応基準

1980年代前半までは，スタンフォード大学基準"左室駆出率（EF）が20％以下"や"ニューヨーク心臓学会分類でIIIまたはIV度の既往"が適応基準の基本されていた。しかし，内科的治療法の向上に伴い，その条件を満たす患者でも1年生存率が60％以上になってきたため，心臓移植の適応基準が再検討され，わが国では後述する基準が定められた。これをもとに各施設内検討会と日本循環器学会心臓移植適応評価小委員会で2段階的に審査し，日本臓器移植ネットワークに登録するための心臓移植の適応を決定している。

〔1〕 **心臓移植の適応疾患**

従来の治療法では救命ないし延命の期待がもてない重症心疾患で，① 拡張型心筋症，および拡張相の肥大型心筋症，② 虚血性心筋疾患，③ その他，日本循環器学会および日本小児循環器学会の心臓移植適応検討会で承認する心臓疾患である。

〔2〕 **心臓移植の適応条件**

適応条件として，不治の末期的状態にあり，① 長期間またはくり返し入院治療を必要とする心不全，② β遮断薬およびACE阻害薬を含む従来の治療法ではNYHA III度ないしIV度から改善しない心不全，③ 現存するいかなる治療法でも無効な致死的重症不整脈を有する症例で，年齢は60歳未満が望ましい。

〔3〕 **心臓移植の適応除外条件**（表4.17）

① 心機能が回復しても改善が期待されない心臓以外の重症疾患（肝腎機能障害，慢性閉塞性肺疾患，悪性腫瘍，重症自己免疫疾患など）のある場合，② 移植後患

表4.17 心臓移植の適応除外条件

① 絶対的除外条件	a）肝臓，腎臓の不可逆的機能障害	
	b）活動性感染症	
	c）肺高血圧症（肺血管抵抗が血管拡張薬を使用しても6 WU以上）	
	d）薬物依存症（アルコール性心筋疾患を含む）	
	e）悪性腫瘍	
	f）HIV抗体陽性	
② 相対的除外条件	a）腎機能障害，肝機能障害	
	b）活動性消化性潰瘍	
	c）合併症を伴ったインスリン依存性糖尿病	
	d）精神神経症（自分の病気や病体に対する不安を取り除く努力をしても何ら改善がみられない場合）	
	e）肺梗塞症の既往や肺血管閉塞病変	
	f）こう原病などの全身性疾患	

者は免疫抑制剤（ステロイド，シクロスポリンなど）を服用するので，活動期の消化性潰瘍や感染症，重症糖尿病，重度の肥満および重症の骨粗鬆のある場合，③移植後患者自身が健康管理すること（薬剤の規則的な服用，健康状態のチェックなど）が大切なので，アルコール・薬癖，精神神経疾患のある場合，および，④重度の肺高血圧があると，移植心（特に右心室）が不全状態となり死亡することがあるため，重度の肺高血圧を伴う場合（最近生じた肺梗塞，高度の不可逆性肺血管病変などで，薬剤（プロスタグランディン，ニトロプルシド），酸素，一酸化窒素などを使用しても肺血管抵抗係数が6単位以上，または経肺動脈圧較差が15mmHg以上）は適応とならない。

可逆的であっても重度の肝腎機能障害のある場合には心臓移植手術に耐えられないので，心臓移植前に治療する必要がある。また心臓移植の適応があると判断された場合にも，心臓移植までの待機中に感染症や肝腎機能障害などを定期的に検査し，心臓移植の適応の再評価を行うのが一般の手術と異なる。

また移植後の健康管理を円滑にするためには，患者本人の資質だけでなく，社会的環境（移植後の生活，治療には本人の努力以外に家族や周囲の人の理解と物心両面での協力を必要とする）等を考慮して移植の適応があるか否かを評価することが重要である。

4.7.3 日本臓器移植ネットワークへの適応患者の登録

臓器が公平・公正に分配されるために，心臓移植適応患者の移植手術を受ける同意（インフォームドコンセント）が得られしだい，日本臓器移植ネットワークに登録する必要がある。登録までの一般的な手順（図4.15）としては，心不全患者を診療している施設内で心臓移植と判定された場合，移植実施施設に心臓移植の適応評価を依頼する。移植実施施設の心移植適応評価委員会で心移植の適応と判定された場合には，移植実施施設担当医はレシピエント診療施設主治医とともに，脳死者からの心移植について十分な資料を用いて患者とその家族に対して説明を行い，移植手術を受けることに同意を得る。これに併行して日本循環器学会心臓移植適応検討小委員会にレシピエント診療施設から評価を依頼し，本委員会でも適応と判定されれば，レシピエントの選択に必要なデータを日本臓器移植ネットワークに登録する（登録料3万円）。これにより，初めて患者は心移植を受けることができる（レシピエント候補となれる）のである。

4.7.4 わが国における心臓移植待機患者の推計と予後

わが国の心臓移植適応患者数は，米国の臓器移植ネットワークの年次統計に基づいた推計では年間1800人くらい，二つのモデル病院の患者調査をもとにした推計[72]では年間228～670人になると考えられている。これまでに全国レベルの心臓移植の希望者・待機患者に関する集計が行われていないが，諸家の報告を要約する

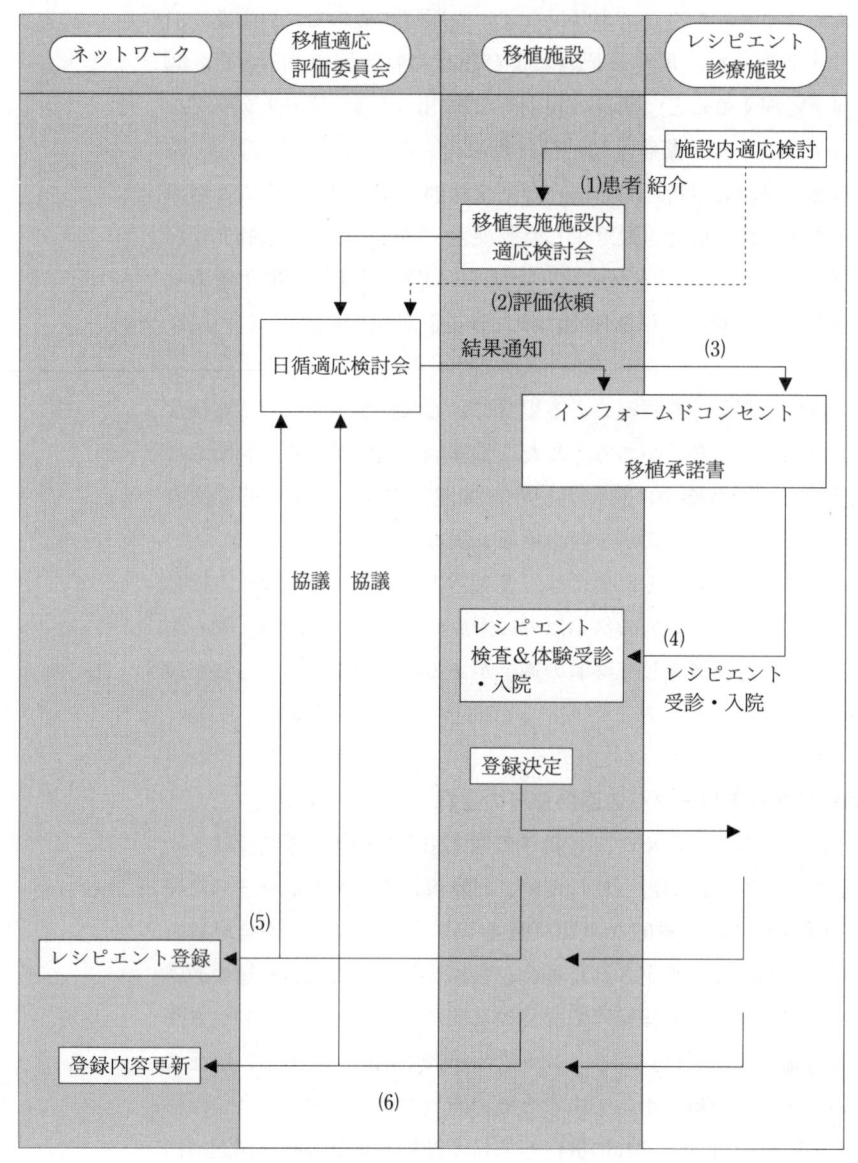

146   4. 心不全における心臓，末梢循環カップリング

図 4.15　日本臓器移植ネットワークへの登録の手順

と，内科的治療，特に β 遮断剤，アンジオテンシン転換酵素阻害剤などの使用により，心筋症症例の予後は向上したが，それらの薬剤に抵抗性の心不全患者は予後不良で，1年生存率は 50% 前後[73]である。

4.7.5　心臓ドナーの適応基準

〔1〕 基本条件

「臓器移植に関する法律」およびこれに関連する厚生省令に従い，① 本人が臓器提供の意思及び脳死判定に従う意思を書面により表示し，② 家族の同意のもとに法令の定める脳死判定を受け，脳死と判定され，かつ，③ 家族が臓器提供に同意

しているという条件を満たしていることが必要である。

〔2〕 絶対的禁忌

悪性腫瘍（原発性脳腫瘍および治癒したと考えられるものを除く），全身性または活動性の感染症（HIV抗体陽性，HBs抗原陽性者，HCV抗体陽性者，HTLV-1抗体陽性者を含む），心疾患を有する（ただし，修復可能なものは除く），心臓外傷，開心術の既往がある場合は適応とならない。

〔3〕 適応条件

年齢の上限を60歳とし，男45歳，女50歳以上の場合，冠状動脈疾患がないことを冠状動脈造影等にて確認することば望ましい。カテコラミンの質および量としてDOA $10\mu/kg/min$ 相当以下を基準とし，収縮期血圧90 mmHg以上が望ましい。

4.7.6 ドナー・レシピエントの適合

適合条件としては，血液型が一致または適合，体重差が－20％～＋30％，前感作抗体のないこと［パネル（panel reactive antibody；PRA）テスト陽性患者は直接クロスマッチを実施］，CMV抗体の適合などがあげられる。レシピエントの選択における優先順位は，虚血許容時間，医学的緊急度，血液型の適合度，待機期間の順に勘案して決定する。

心臓の虚血許容時間は4時間とされているが，航空機を用いれば札幌・沖縄から東京・大阪まで4時間以内に搬送できるので，わが国を一つのネットワークとしている。医学的緊急度は，補助人工心臓，IABP，人工呼吸を必要とするか，ICUやCCU等の重症室に収容され，カテコラミンの持続点滴注射が必要な状態をStatus 1，待機中の患者で上記以外の状態をStatus 2とし，待機中，除外条件（感染症等）を有する状態になったときはStatus 3とし，原則としてStatus 1を優先してドナー心を分配する。Status 3になった場合は選択対象からはずれるが，除外条件がなくなりレシピエントとして問題がなくなれば，再び待機患者として選択対象となる。同順位内に複数名の候補者がいる場合は待機期間の長い者から優先する。

4.7.7 心臓移植手術

心臓移植手術には，① 自分の心臓を取り除いて提供者（ドナー）の心臓を植え込む手術（同所性心臓移植術），② 自分の心臓を残したままで，ドナーの心臓を右胸腔内に循環補助のために植え込む手術（異所性心臓移植術），の二つがあるが，おもに同所性心臓移植術が行われるので，その術式を述べる。

〔1〕 ドナーの手術

胸骨正中切開で開胸した後，上行大動脈から心筋保護液を注入してドナーの心臓を停止させて摘出し，心保存液に浸けて保存する。心臓の入った容器をアイスボックスに入れて移植を行う施設または部屋に搬送する。一人のドナーから他臓器（肝，腎，膵など）が摘出されることがあるので，この場合は他臓器の摘出準備が

終了後，心臓を停止させる．

〔2〕 レシピエントの手術

全身麻酔・人工心肺下にレシピエント心を心房を残して摘出する．ドナーの心臓を，左房，右房，大動脈，肺動脈の順に連続吻合する（図4.16）．一般に大動脈を吻合した時点で，大動脈遮断を解除し，心臓の阻血時間を短縮する．最近ではレシピエントの左房後壁だけを残して，右房は上下大動脈で吻合するバイケイバル吻合（bicaval anastomosis）を行う施設も多い．心臓が十分に体循環を維持できるようになれば体外循環を終了し閉胸する．

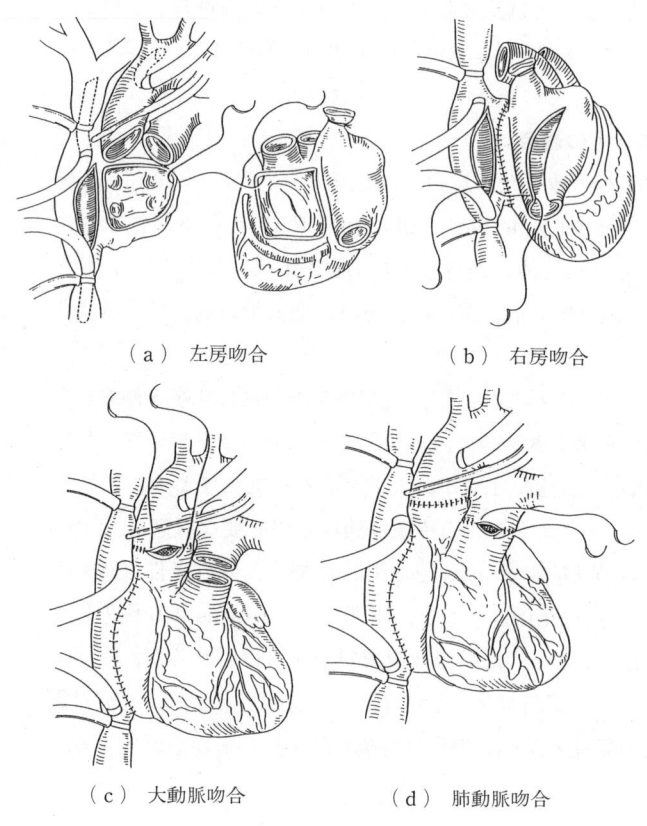

（a） 左房吻合　　　　（b） 右房吻合

（c） 大動脈吻合　　　（d） 肺動脈吻合

図4.16　心臓移植手術

4.7.8　心臓移植後の管理 (follow-up)

心臓移植の成績を最も左右するのは早期死亡であり，その原因は移植心機能不全，急性拒絶反応および感染症が各々30％程度である．他の臓器移植後と同様，拒絶反応や感染症は一般的に移植後早期に（3か月以内）に起こってくることが多いので，この間は特に注意を要する．

〔1〕 免疫抑制療法

心臓が拒絶反応のために不全に陥ると，レシピエントの死を意味するため，免疫抑制剤は腎移植に比較して通常多く用いられる．最近は，シクロスポリン，プレド

ニゾロンアザチオプリンまたはミコフェノール酸モフェティルの3剤を併用する施設が多い。心臓移植の場合，拒絶反応が発症しても特異的な症状や臨床所見を示さないため，最終診断は心筋生検によって行っている。つまり，かりに臨床的に異常がなくても，定期的に心筋生検を行う必要がある。拒絶反応の症状は，一般炎症症状（発熱，CRP上昇など）と心不全症状（倦怠感，浮腫，体重増加など）があり，そういった症状があれば適宜精査が必要である。炎症症状のある場合は感染症との鑑別が重要である。拒絶反応の診断の補助手段としては，心臓超音波検査，心電図（R波高，不整脈），末梢血リンパ球の形態などがある。

感染症を予防するには，抗生剤の服用に加え，感染症の有無の検査（胸部レ線，細菌検査，ウイルス抗体検査など）を行う必要があり，患者自身が心臓移植のことをよく理解し，自分で健康管理できることが大切である。感染症の予防法として，動物との接触を避け，なまものの摂食を控えることが肝要である。また，外出時のマスクの使用，手洗いおよびうがいなど，日常生活での注意が重要である。

4.7.9 心臓移植に必要な費用

心臓移植に必要な費用は，① 臓器提供病院での経費（ドナーの検査，治療，臓器摘出手術），② 摘出チームの経費，③ コーディネーター派遣費，④ 組織適合検査費，⑤ 臓器保存の経費，⑥ 輸送経費，⑦ 損害保険費など，⑧ 移植患者の手術と治療費，の総和で，移植を受けた患者の初年度の医療費は約900万から1200万円であった。わが国で心臓移植が実施された場合，当面は移植実施施設の努力でこの費用が捻出されるが，早期に高度先進医療として認可されるものと考えられる。

現在，拡張型心筋症と拡張相肥大型心筋症については心臓移植が国内で13例実施され，大阪大学と国立循環器病センターでは心臓移植手術が高度先進医療と認可されている。2001年7月以降は心臓移植手術（各264万円，298万円）が患者負担となったが，移植後の治療費（免疫抑制剤・諸検査を含む）は保険でまかなわれている。なお，他の疾患については，移植実施施設の努力でこの費用が捻出されている。また，チャーター機の費用などのドナー心搬送費（100〜400万円）は患者負担となっている。

4.7.10 海外渡航移植者の現況

2002年8月までに，海外にて心臓移植を受けた患者は65名を超えており，原疾患はおもに拡張型心筋症で，術前NYHA機能分類は全例IV度を示していた。うち7例[74),75)]は術前の血行動態の維持が困難であったため，わが国で左心人工装置を装着した後渡米し，心臓移植を受け，術直後に多臓器不全で死亡した1例を除き6例は現在も健在である。手術死亡はなく，遠隔死12例を認め，実測生存率は1年生存率96.7％，3年生存率84.4％[76)]であり，欧米での成績に遜色なかった。

4.7.11 わが国における心臓移植の現況

わが国ではこれまで14例の心臓移植が実施された。症例の年齢は8〜49歳,診断は拡張型心筋症9例,拡張相肥大型心筋症4例,心筋炎後心筋症1例で,全例がstatus 1の症例であった(**表4.18**)。特筆すべきはLVAS装着例が第一例を含め14例中11例(Novacor型2例,TCI-IP型2例,国循型7例)を占め,待機期間が1年を越す症例が9例も認められる。

表4.18 心臓移植症例のまとめ

症例数	14例
男:女	11例:3例
年齢	8〜49歳(15歳未満2例)
原疾患	拡張型心筋症 9例,肥大型心筋症拡張相 4例
	心筋炎後心筋症 1例
待機中のStatus	全例status 1
人工心臓装着	Novacor型 2例,TCI-IP型 2例,国循型 7例,
人工心臓装着期間	20〜1087日(1年以上6例)
待機期間	29〜977日(1年以上9例)
基本療法	10例 Pred, CyA, MMF*
	4例 Pred, FK**, MMF
	*:3例がAZAから変更,**:3例がCyAから変更
抗胸腺抗体療法	6例(ATG 3例,OKT3 3例)
	cf. 1例:拒絶反応に対する治療(症例9)
	cf. 5例:術後腎機能障害のため
拒絶反応	
症例2,3,9,14:	細胞性拒絶 ステロイドパルス療法で治癒
症例9:	液性拒絶 血漿交換,ステロイドパルス療法,ATG治癒
感染症	
症例1,8,11:	肺炎
症例8:	サイトメガロウイルス胃炎
症例9:	サイトメガロウイルス肝炎

Pred:プレドニン,CyA:シクロスポリン,AZA:アザチオプリン,
MMF:ミコフェノール酸モフェティル,ATG:アンチ-シモサイトグロブリン

臓器提供施設の所在地は九州から東北まで各地に及び,空路を使用して搬送時間は2時間くらいまで,総虚血時間は2例を除いて4時間未満になっている。

14症例共に免疫抑制療法はいずれも3者併用療法を基本としている。3例がアザチオプリンからミコフェノール酸モフェティルに変更された。術後腎機能障害が懸念された6症例で抗胸線細胞抗体製剤が使用された。治療を要する拒絶反応を認めたのは4例で,1例は血漿交換,ステロイドのパルス療法で,3例はステロイドパルス療法で治癒した。複数回の細胞性拒絶を認める2例と肝障害の1例で,シクロスポリンがタクロリムスに変更されている。治療を要する感染症として肺炎3例,サイトメガロウイルス胃炎1例,サイトメガロウイルス肝炎1例を認めたが,抗菌剤の使用で治癒できた。現在13例が外来通院し,8例が社会復帰している。

4.7.12 欧米における心臓移植の現状

2001年の国際心肺移植学会の統計では,2000年末日までに57 818例の心臓移植

が行われた。1982年にシクロスポリンが導入されて以来，年次移植症例数は1988年までは指数関数的に増加してきたが，ドナー不足のためにこの十数年間は3500ないし4000例で大きな変化がない（図4.17）。心臓移植の適応疾患は，心筋症45.2％，虚血性心疾患46.1％，弁膜症3.6％，再移植2.1％であった（図4.18）。心臓移植後の生存率はシクロスポリンが導入された1982年を境に向上し，3剤併用療法が基本となった1991年以降，さらに生存率の改善がみられるようになった。1981年以前では，1年生存率56％，3年生存率39％であるのに対し，1991年以降は1年生存率81.6％，3年生存率74.3％である（図4.19）。心臓移植後の死因については，移植後30日以内では，移植心機能不全が42.2％，感染症が14.5％，急性拒絶反応8.9％，超急性拒絶反応3.3％，多臓器不全6.1％，移植後30日から1年以内では，感染症が32.7％，急性拒絶反応が16.2％，移植後3年以上ではGCASが20.5％，悪性腫瘍が15.9％，急性拒絶反応が4.7％を占めている。

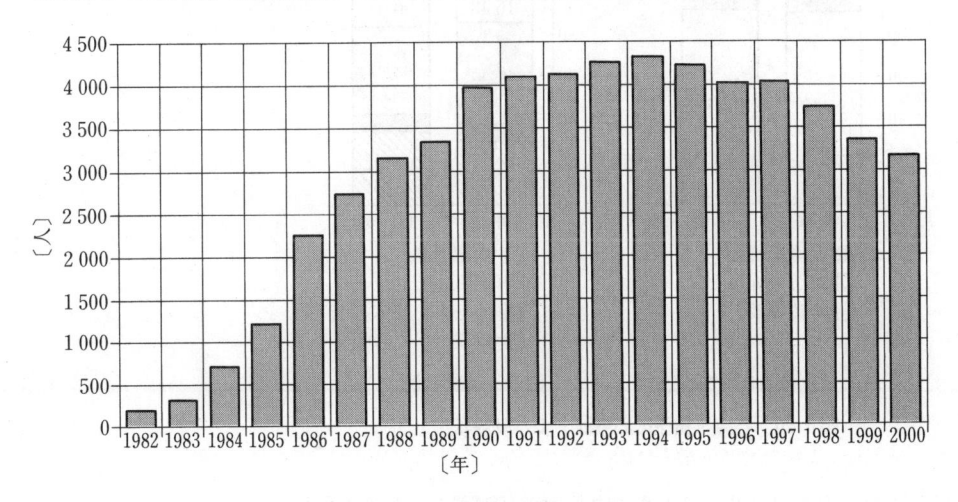

図4.17 心臓移植症例数の推移

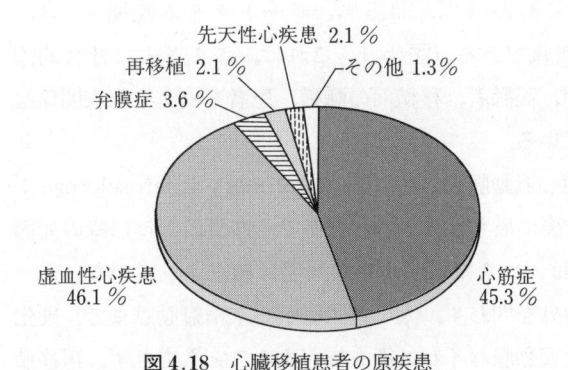

図4.18 心臓移植患者の原疾患

　心臓移植の目的は，単に生存期間を延長させることにあるのではなく，その人達のQOLを向上させるためにある。1997年国際心肺移植学会の報告（図4.20）によると，心臓移植後1，3年後の心機能は，活動制限のない症例が90.8％，91.4％，

図 4.19 心臓移植の生存曲線（成人）

(a) 介護の必要性　　(b) 就職状況

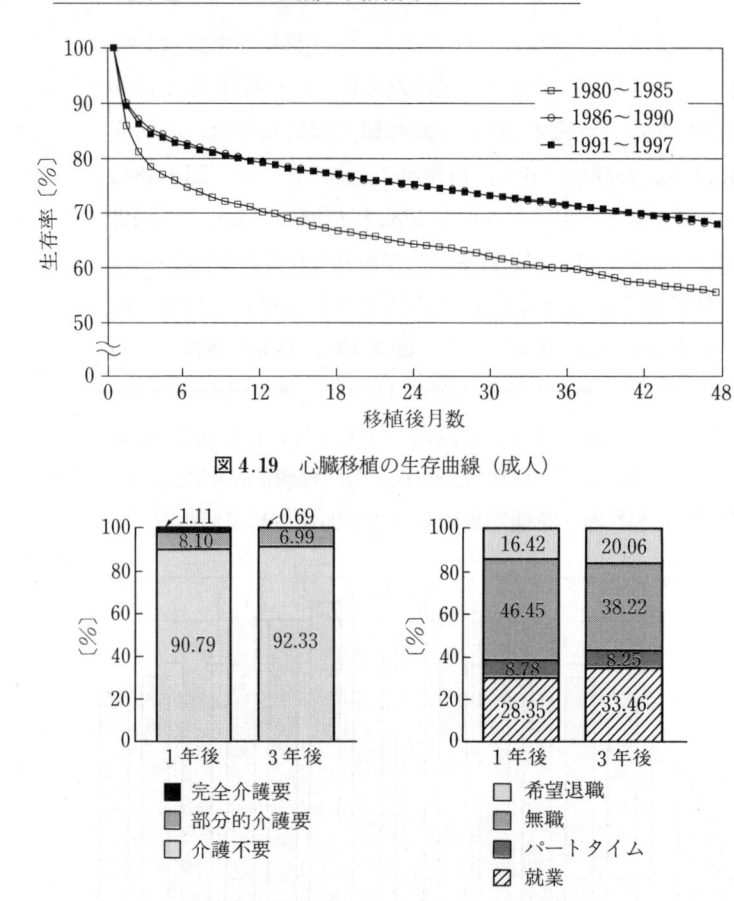

図 4.20 心臓移植後の心機能および就職状況

部分的介護が必要な症例が 8.1％，7.0％であった（図(a)）。また，移植後 1，3 年後の就職状況については，常勤 28.4％，33.5％，パートタイム職種 8.8％，8.3％で，50％以上の症例が無職である（図(b)）。これは，さまざまな社会的因子（移植前に無職であった期間，高齢者，移植前の職種，患者を支える家族関係など）のためであると報告されている。

移植後遠隔期に発症する移植心冠動脈硬化症（graft coronary atherosclerosis：GCAS）は，長期性存生例の予後に最も影響する合併症で，移植後 1 年以降の死因の 18.1％を占める。この疾患は，いまだに明らかな原因は確立されていないが，冠動脈はびまん性に（心室壁内外を問わず，太い冠動脈から末梢冠動脈まで）硬化するため，いったん発症すると冠動脈バイパス術を施行することもできず，再移植しかないとされている。したがって，予防的処置が重要で，抗凝血薬療法（ワーファリン），抗血小板療法（ペルサンチン），脂肪制限食，適正体重の維持，適度の運動，高脂血症，高血圧の予防，ウイルス感染症の予防の重要性が報告されている。胸心痛を生じないため，定期的な冠動脈造影や血管内超音波検査（intravascular ulrasonography：IVUS) を行うことが大切である。

4.7.13　心臓移植までの機械的循環補助（ブリッジ）

　心臓移植症例数は年間約3000例であるのに対し，移植待機中の患者数は年々増え続けており，2万人を超えるといわれている。したがって，移植待機中に心不全が憎悪した場合，ドナーが現れるまでの間，機械的な循環補助が必要となる場合がある。移植につなげるために機械的循環補助を行うことをブリッジという。このブリッジの目的は，ただ心不全患者を心臓移植まで延命させるだけでなく，循環補助することによって心不全に続発する多臓器障害を回復させることにある。

　補助人工心臓の詳細については4.6項を参照いただきたいが，本邦においても国立循環器病センター型と東大型の二つの人工心臓が市販され，400例以上臨床応用され，心臓移植へのブリッジとしての試みも1991年から始められ，1992年に国循型人工心臓を装着した患者が渡米し，心臓移植を受け10年後の現在も健在である。わが国でも心臓移植が再開され，7例が国循型人工心臓からのブリッジ例である。しかし国産の人工心臓は拍出量に限界があり，感染症・血栓症に罹患しやすいため，人工心臓装着後400日以上の待機を余儀なくされるわが国では，ブリッジに至ることは困難である。そこで当院では2000年8月以降，埋込型補助人工心臓をブリッジの第一選択としている。

　国際的には，埋込型補助人工心臓が開発・応用されているのを反映して，2001年末までに2000例近いブリッジが行われ，ブリッジ後の心臓移植の30日生存率は90.6％まで向上した。本邦でも空気駆動式のTCI-IP型人工心臓，電気駆動型のTCI-VE型またはNovacor型の埋込型人工心臓が導入され，長期間の補助が可能であることが立証されてきている。当院では7例にNovacor型，11例にTCI-IP型，2例にTCI-VE型の人工心臓を装着し，Novacor型の2例とTCI-IP型の2例が心臓移植を受けた（装着期間は125～1087日（平均580日））。

　最後に，わが国でも14例の心臓移植が成功裏に実施されたが，待機患者に比してドナー数は著しく少なく，きわめて長い待機期間を余儀なくされているのが現状である。わが国でも心臓移植が一日も早く医療として定着し，多くの心不全患者への重要な治療法の一つとして広く認められるようになることを切望するものである。

引用・参考文献

第1章

1) Opie, L. H.: The Heart. Physiology and Metabolism, Raven Press (1991)
2) Cheng, H.: Calcium sparks ; Elementary events undrelying excitation-construction coupling in heart muscle, Science, 262, pp. 740-744 (1993)
3) Fabiato, A.: Calcium-induced release of calcium from the cardiac sarcoplasmic reticulum, Am J physiol, 245, C1 (1983)
4) Kentish, J. C., ter Keurs, H. E. D. J., Ricciardi, L., Buck, J. J. J., Noble, M. I. M.: Comparison between the sarcomere length-force relations of intact and skinned trabecaulae from rat tight ventricle, Circ Res, 58, pp. 755-768 (1986)
5) Chidsey, C. A.: Calcium metabolism in the normal and failing heart. In Braunwald, E.(ed.): The Myocardium ; Failure and Infarction. New York, HP Publising Co., p.37 (1974)
6) Sonnenblick, E. H.: Force-velocity relations in mammalian heart muscle, Am J Physiol, 202, pp. 931-939 (1962)
7) Huxley, A. F.: Muscle contraction, J Physiol, 243, pp. 1-43 (1974)
8) Daniels, M., Noble, M. I. M., ter Keurs, H. E. D. J., and Wohlfant, B.: Velocity of sarcomere shorterning in rat cardiac muscle ; Relationship to force, sarcomerelength, calcium and time, J Physiol (London), 355, pp. 367-381 (1984)
9) Verrier, R. l., Thompson, P. L., Lown, B.: Ventricular vulnerability during sympathetic stimulation ; Role of heart rate and blood pressure, Cardiovasc Res, 8, p. 602 (1974)
10) Braunwald, E.: Heart Disease (4th ed.), W. B. Saunders (1992)
11) Lompre, A.: Expression of the cardiac ventricular α-and β-myosin heavy chain genes is developmentally and hormonally regulated, J Biol Chem, 268 (1993)
12) Izumo, S.:Myosin heavy chain messenger RNA and protein isoform transitions during cardiac hypertrophy, J clin Invest, 79, pp. 970-977 (1987)
13) Anderson, P. A. W.: Troponin Tisoform expression in humans, Circulation, 69, pp. 1226-1233 (1991)
14) Gwathmey, J. K.: Abnormal intracellular calcium handling in myocardium from patients with end-stage heart failure, Circ Res, 74, pp. 555-565 (1994)
15) 永井良三：心筋収縮と心不全の分子機構，日本内科学会雑誌（1994）
16) Nagai, R.: Regulation of myocardium Ca^{2+} ATPase and phospholamban mRNA expression in response to pressure overload and thyroid hormone, Proc Natl Acad Sci USA, 86, p. 2966 (1989)
17) 大津欣也：心不全の病態生化学，メディカルレビュー社
18) Sato, H., Hori, M., Kitabatake, A., Inoue, M.: Adrenergic regulation during exercise in patients with heart failure In ; Cardiac Mechanics and Function in the Normal and Diseased Heart, Hori, M., Suga, H., Baan, J., Yellin, E. L., eds, Springer-Verlag, pp. 325-334 (1989)
19) Lindpainter, K.: Selective activation of cardiac angiotensinogen geneespression in post-infarction ventricular remodeling in the rat, J Mol Cell Cardiol, 25, pp. 138-143 (1993)

20) Hirsch, A. T.: Tissue-specific activation of cardiac angiotensin convertingenzyme in experimental heart failure, Circ Res, 69, pp. 475-482 (1991)
21) Reiss, L.: Ang II receptors, c-myc, and c-jun in myocytes after myocardialinfarction and ventricular failure, Am J Physiol, 264,pp. H760-H769 (1993)
22) Baker, K. M.: Angiotensin II stimulation of protein synthesisand cell growth in chick heart cells, Am J Physiol, 259, pp. H610-618 (1990)
23) Villarreal, F. J.: Identification of functional angiotensin II receptors on rat cardiac fibroblasts, Circulation, 88, pp. 2849-2861 (1993)
24) Anan, R.: Prognositc implications of novel β cardiac myosin heavy chain gene mutations that cause familial hypertrophic cardiomyopathy, J Clin Invest, 93, pp. 280-285 (1995)
25) Nishi, H.: A myosin missense mutation, not a null allele, causes familial hypertrophic cardiomyopathy, Circulation, 91, pp. 2911-2915 (1995)
26) Watkins, H.: Mutations in the genes for cardiac troponin T and α-tropomyosin in hypertrophic cardiomyopathy, N Engl J Med, 332, pp. 1058-1064 (1995)
27) Watkins, H.: A de novo mutation in α-tropomyosin that causes hypertrophiccardiomyopathy, Circulation, 91, pp. 2302-2305 (1995)
28) Nakajima-Taniguchi, C.: Novel missense mutation in α-tropomyosin gene found in Japanses patients with hypertrophic cardiomyopathy, J Mol Cell Cardiol, 27, pp. 2053-2058 (1995)
29) Watkins, H.: Mutations in the cardiac myosin binding protein-C gene on chromosome 11 cause familial hypertrophic cardiomyopathy, Nature Genet, 11, pp. 434-437 (1995)
30) Kass, S., MacRea, C., Graber, H. L., Sparks, E. A., McNamara, D., Boudoulas, H., Basson, C. T., Baker, P. B., 3rd, Cody, R. J., Fishman, M. C.,: A gene defect that causes conduction system disease and dilated cardiomyopathy maps to chromosome 1p1-1q1, Nature Genet, 7, pp. 546-551 (1994)
31) Anan, R.: Cardiac involvement in mitochondrial diseases ; a study on 17 patients with documented mitochondrial DNA defects, Circulation, 91, pp. 955-961 (1995)
32) Ahn, A. H.: The structual and functional diversity of dystrophin, Nature Genet, 3, pp. 283-291 (1993)
33) Starling, E. H. : Linacre lecture on the law of the heart, Longmans, Green and Co. Ltd. (1918)
34) Gordon, A. M., Huxley, A. F., et al.: The variation in Isometric tension with sarcomere length in vertebrate muscle fibers, J Physiol (London), 184, p. 170 (1966)
35) 高木 都，菅 弘之，ほか：心不全治療，p. 35，メディカルレビュー社 (1997)
36) Suga, H.: Ventricular energetics, Physiol Rev., 70, p. 247(1990)
37) 広瀬 健，飯塚昌彦，ほか：心不全治療，p. 45，メディカルレビュー社 (1997)
38) Braunwald, E., Grossman, W.: Heart disease (4th ed.), p. 393, W. B. Saunders (1992)
39) Cohn, J. N.: Current therapy of the heart failure, Circulation, 78, p. 1099 (1988)

第2章

1) Okamoto, H., Kawaguchi, H., Minami, M., Saito, H., Yasuda, H.: Lipid alterations in renal membrane of stroke-prone spontaneously hypertensive rats, Hypertension, 13 (5), pp. 456-462 (1989)
2) Okamoto, H., Kawaguchi, H., Togashi, H., Minami, M., Saito, H., Yasuda, H.: Effect of coen-

zyme Q10 on structural alteration in the renal membrane of stroke-prone spontaneously hypertensive rats, Biochem Med Metabol Biol, 45, pp. 216-226 (1991)

3) Kawaguchi, H., Okamoto, H., Kudo, T., Yasuda, H.: Inositolphosphatides metabolism in cardiomyopathic hamster, cardiomyopathy up date Tokyo University Press, 4, pp. 121-134 (1991)

4) Kawaguchi, H., Okamoto, H., Sano, H., Iizuka, K., Kudo, T., Sakata, Y., Yasuda, H.: Inositoltriphosphate stimulates calcium release from sarcoplasmic reticulm in cardiac myocytes, J Mol Cell Cardiol, 23, pp. 353-360 (1991)

5) Kawaguchi, H., Syoki, M., Sano, H., Sawa, H., Kudo, T., Okamoto, H., Sakata, Y., Yasuda, H.: Phospholipid metabolism in cardiomyopathic hamster heart, Circ Res, 69, pp. 1015-1021 (1991)

6) Kawaguchi, H., Mikako, S., Sano, H., Kudo, T., Sawa, H., Mochizuki, N., Okamoto, H., Endo, Y., Kitabatake, A.: Polyphosphoinositide metabolism in hypertrophic rat heart, J Mol Cell Cardiol, 24, pp. 1003-1010 (1992)

7) Shoki, M., Kawaguchi, H., Okamoto, H., Sano, H., Sawa, H., Kudo, T., Hirao, N., Sakata, Y., Yasuda, H.: Phosphatidylinositol and Inositolphosphatide metabolism in hypertrophied rat heart, Jap Circ J, 56, pp. 142-147 (1992)

8) Kawaguchi, H., Shoki, M., Sano, H., Kudo, T., Sawa, H., Mochizuki, N., Okamoto, H., Endo, Y., Kitabatake, A.: The studies of cell damaging and cell growth factors which induce cardiomyopathy, Jap Circ J, 56, pp. 1037-1044 (1992)

9) Kawaguchi, H., Sano, H., Iizuka, K., Okada, H., Kudo, T., Kageyama, K., Muramoto, S., Murakami, T., Okamoto, H., Mochizuki, N., Kitabatake, A.: Phosphatidylinositol metabolism in hypertrophied rat heart, Circ Res, 72, pp. 966-972 (1993)

10) Kawaguchi, H., Sano, H., Okada, H., Iizuka, K., Okamoto, H., Kudo, T., Murakami, T., Kitabatake, A.: Increased calcium release from sarcoplastic reticulm stimulated by inositoltriphosphate in spontaneously hypertensive rat heart cells, Mol Cell Biochem, 119, pp. 51-57 (1993)

11) Okamoto, H., Kawaguchi, H., Sano, H., Kageyama, K., Kudo, T., Koyama, T., Kitabatake, A.: Microdynamics of the phospholipid bilayer in cardiomyopathic heart cell membrane, J Moll Cell Cardiol (1994)

12) Okada, H., Kawaguchi, H., Kudo, T., Sawa, H., Okamoto, H., Watanabe, S., Urasawa, K., Murakami, T., Kitabatake, A.: Alteration of extracellular matrix in dilated cardiomyopathic hamster heart. Mol Cell Biochem, 156, pp. 9-15 (1996)

13) Ishanov, A., Okamoto, H., Yoneya, K., Watanabe, M., Nakagawa, I., Machida, M., Onozuka, H., Mikami, T., Kawaguchi, H., Hata, A., Kondo, K., Kitabatake, A.: Angiotensinogen gene polymorphism in Japanese patients with hypertrophic cardiomyopathy, Am Heart J. 133, pp. 184-189 (1997)

14) Watanabe, M., Kawaguchi, H., Onozuka, H., Mikami, T., Urasawa, K., Okamoto, H., Watanabe, S., Abe, K., Kitabatake, A.: Chronic effects of enalapril and amlodipine on cardiac remodeling in cardiomyopathic hamster hearts, J Cardiovasc Pharmacol, 32, pp. 248-259 (1998)

15) Nakagawa, I., Murakami, M., Ijima, K., Chikuma, S., Saito, I., Kanegae, Y., Ishikura, H., Yoshiki, T., Okamoto, H., Kitabatake, A., Uede, T.: Persistent and secondary adenovirus-mediated hepatic gene expression using adenovirus vector containing CTLA4IgG, Human Gene Therapy, 9, pp. 1739-1746 (1998)

16) Sano, H., Okamoto, H., Kitabatake, A., Iizuka, K., Murakami, T., Kawaguchi, H.: Increased

mRNA expression of cardiac renin-angiotensin system and collagen synthesis in spontaneously hypertensive rats, Mol Cell Biochem, 178, pp. 51-58 (1998)

17) Ishanov, A., Okamoto, H., Watanabe, M., Yoneya, K., Nakagawa, I., Kumamoto, H., Chiba, S., Hata, A., Kawaguchi, H., Kitabatake, A.: Angiotensin Type 1 Receptor Gene Polymorphisms in Patients with hypertrophic cardiomyopathy, Japanese Heart Journal, 39 (1), pp. 87-96 (1998)

18) Sato, A., Hattori, Y., Watanabe, M., Okamoto, H., Tomioka, H., Fukao, M., Sakuma, I., Kitabatake, A., Kanno, M.: Effect of chronic treatment with amlodipine on enhanced vascular contractility in cardiomyopathic hamsters, J Cardiovasc Pharmacol, 34, pp. 124-131 (1999)

19) Kumamoto, H., Okamoto, H., Watanabe, M., Onozuka, H., Yoneya, K., Nakagawa, I., Chiba, S., Zhonling, X., Watanabe, S., Mikami, T., Koyama, T., Abe, K., Kitabatake, A.: Long-term Effects of a New Ca^{2+} sensitizer, MCI-154, on Cardiac Function and Microvasculature in the Dilated Cardiomyopathic Hamster Heart, Am J Physiol, 276, pp. H1117-H1123 (1999)

20) Chiba, S., Rashid, M. M., Okamoto, H., Shiraiwa, H., Kon, S., Maeda, M., Murakami, M., Inobe, M., Kitabatake, A., Chambers, A. F., Uede, T.: The role of osteopontin in the development of granulomatous kesions in lung, Microbiol Immunol, 44 (4), pp. 319-332 (2000)

21) Okamoto, H., Watanabe, M., Kumamoto, H., Nakagawa, I., Chiba, S., Yoneya, K., Onozuka, H., Mikami, T., Kawaguchi, H., Abe, K. and Kitabatake, A.: Cardiac Remodeling ; Role of Neovascularization in Heart Failure. "Heart Failure; Frontiers in Cardiology" eds. by Kitabatake, A., Sasayama, S. and Francis, G., Springer-Verlag, Tokyo, pp. 89-102 (2000)

22) Iijima, K., Murakami, M., Okamoto, H., Inobe, M., Chikuma, S., Saito, I., Kanegae, Y., Kawaguchi, Y., Kitabatake, A., Uede, T.: Successful Gne Therapy Via Intraarticular Injecion of Adenovirus Vector Containing CTLA4IgG in Murine Model of Type II Collagen Induced Arthritis, Hum Gene Ther, 12 (9), pp. 1063-77 (2001)

第3章

1) Dougherty, A. H., Naccarelli, G. V., Gray, E. L., Hicks, C. H., Goldstein, R. A.: Congestive heart failure with normal systolic function, Am J Cardiol, 54, pp. 778-782 (1984)

2) Soufer, R., Wohlgelernter, D., Vita, N. A., Amuchestegui, M., Sostman, H. D., Berger, H. J., Zaret, B. L.: Intact systolic left ventricular function in clinical congestive heart failure, Am J Cardiol, 55, pp. 1032-1036 (1985)

3) Vasan, R. S., Benjamin, E. J., Levy, D.: Prevalence, clinical features and prognosis of diastolic heart failure ; an epidemiologic perspective, J Am Coll Cardiol, 26, pp. 1565-1574 (1995)

4) Yamamoto, K., Redfield, M. M., Nishimura, R. A.: Analysis of left ventricular diastolic function, Heart, 75 (Suppl 2), pp. 27-35 (1996)

5) Vanoverschelde, J. L., Raphael, D. A., Robert, A. R., Cosyns, J. R.: Left ventricular filling in dilated cardiomyopathy ; relation to functional class and hemodynamics, J Am Coll Cardiol, 15, pp. 1288-1295 (1990)

6) Packer, M.: Abnormalities of diastolic function as a potential cause of exercise intolerance in chronic heart failure, Circulation, 81 (suppl III), pp. III-78-III-86 (1990)

7) Rihal, C. S., Nishimura, R. A., Hatle, L. K., Bailey, K. R., Tajik, A. J.: Systolic and diastolic dysfunction in patients with clinical diagnosis of dilated cardiomyopathy; relation to symptoms and prognosis, Circulation, 90, pp. 2772-2779 (1994)

8) Xie, G. Y., Berk, M. R., Smith, M. D., Gurley, J. C., DeMaria, A. N.: Prognostic value of Doppler transmitral flow patterns in patients with congestive heart failure, J Am Coll Cardiol, 24, pp. 132-139 (1994)

9) Kitabatake, A., Inoue, M., Asao, M., Tanouchi, J., Masuyama, T., Abe, H., Morita, H., Senda, S., Matsuo, H.: Transmitral blood flow reflecting diastolic behavior of the left ventricle in healthy and disease ; a study by pulsed Doppler technique, Jpn Circ J., 46, pp. 92-102 (1982)

10) Appleton, C. P., Hatle, L. K.: The natural history of left ventricular filling abnormalities ; assessment by two-dimensional and Doppler echocardiography, Echocardiography, 9, pp. 437-457 (1992)

11) Dougherty, A. H., Naccarelli, G. V., Gray, E. L., Hicks, C. H., Goldstein, R. A.: Congestive heart failure with normal systolic function, Am J Cardiol, 54, pp. 778-782 (1984)

12) Soufer, R., Wohlgelernter, D., Vita, N. A., et al.: Intact systolic left ventricular function in clinical congestive heart failure, Am J Cardiol, 55, pp. 1032-1036 (1985)

13) Francis, R. D., Cintron, G. B., Johnson, G.: Development of arrhythmias in the patients with congestive heart failure ; Pathophysiology, prevelence and prognosis, Am J Cardiol, 57, pp. 3B-7B (1986)

14) Vasan, R. S., Benjamin, E. J., Evans, J. C., Larson, M. G., Reiss, C. K.: D. L. Prevalence and clinical correlates of diastolic heart failure ; Framingham Heart Study (Abst), Circulation, 92, I-666 (1995)

15) Vasan, R. S., Larson, M. G., Benjamin, E. J., Evans, J. C., Reiss, C. K., Levy, D.: Congestive heart failure in subjects with normal versus reduced left ventricular ejection fraction, J Am Coll Cardiol, 33, pp. 1948-1955 (1999)

16) Senni, M., Tribouilloy, C. M., Rodeheffer, R. J., et al.: Congestive heart failure in the community : a study of all incident cases in Olmsted County, Minnesota, in 1991, Circulation, 98, pp. 2282-2289 (1998)

17) Grossman, W.: Diastolic dysfunction in congestive heart failure, N Engl J Med, 325, pp. 1557-1564 (1991)

18) Vasan, R. S., Benjamin, E. J., Levy, D.: Prevalence, clinical features and prognosis of diastolic heart failure ; an epidemiologic perspective, J Am Coll Cardiol, 26, pp. 1565-1574 (1995)

19) McKee, P. A., Castelli, W. P., McNamara, P. M., Kannel, W. B.:The natural history of congestive heart failure ; the Framingham study, N Engl J Med, 285, pp. 1441-1446 (1971)

20) Xie, G. Y., Berk, M. R., Smith, M. D., Gurley, J. C., DeMaria, A. N.: Prognostic value of Doppler transmitral flow patterns in patients with congestive heart failure, J Am Coll Cardiol, 24, pp. 132-139 (1994)

21) Reduto, L. A., Wickemeyer, W. J., Young, J. B., et al.: Left ventricular diastolic performance at rest and during exercise in patients with coronary artery disease, Circulation, 63, pp. 1228-1237 (1981)

22) Lenihan, D. J., Gerson, M. C., Hoit, B. D., Walsh, R. A.: Mechanisms, diagnosis and treatment of diastolic heart failure, Am Heart J, 130, pp. 153-166 (1995)

23) Monrad, E. S., Mckay, R. G., Baim, D. S.: Improvement in indexes of diastolic performance in patients with congestive heart failure treated with milrinone, Circulation, 70, pp. 1030-1037 (1984)

24) Dahlof, B., Pennert, K., Hansson, L.: Reversal of left ventricular hypertrophy in hypertensive patients ; a metaanalysis of 109 treatment studies, Am J Hypertens, 5, pp. 95-110 (1992)
25) Carson, P., Johnson, G., Fletcher, R., Cohn, J.: Mild systolic dysfunction in heart failure (left ventricular ejection fraction＞35 %) ; Baseline characteristics, prognosis and response to therapy in the Vasodilator in Heart Failure Trials (V-HeFT), J Am Coll Cardiol, 27, pp. 642-649 (1996)
26) Pfeffer, M. A., Braunwald, E., Moy, L. A., et al.: Effect of captopril on mortality and morbidity in patients with left ventricular dysfunction after myocardial infarction, N Engl J Med, 327, pp. 669-677 (1992)
27) De Gasparo, M., Rogg, H., Brink, M., et al.: Angiotensin II receptor subtype and cardiac function, Eur Heart J, 15 (Suppl D), pp. 98-103 (1994)
28) Doi, R., Masuyama, T., Yamamoto, K., et al.: Development of different phenotypes of hypertensive heart failure ; systolic versus diastolic failure in Dahl salt-sensitive rats, J Hypertens, 18, pp. 111-120 (2000)
29) Sakata, Y., Masuyama, T., Yamamoto, K., Kondo, H., Doi, R., Ono, K.: Angiotensin II type 1 antagonist prevents transition to isolated diastolic heart failure in hypertensive hearts ; demonstration of roles of renin-angiotensin system, Circulation, 98 (Suppl), I-p. 781 (1998)
30) Moravec, C. S., Schluchter, M. D., Paranandi, L., et al.: Inotropic effects of angiotensin II on human cardiac muscle in vivo, Circulation, 82, pp. 1973-1984 (1990)
31) Friedrich, S. P., Lorell, B. H., Rousseau, M. F., et al.: Intracardiac angiotensin-converting enzyme inhibition improves diastolic function in patients with left ventricular hypertrophy due to aortic stenosis, Circulation, 90, pp. 2761-2771 (1994)
32) Haber, H. L., Powers, E. R., Gimple, L. W., et al.: Intracoronary angiotensin-converting enzyme inhibition improves diastolic function in patients with hypertensive left ventricular hypertrophy, Circulation, 89, pp. 2616-2625 (1994)
33) Haywood, G. A., Gullestad, L., Katsuya, T., et al.: AT1 and AT2 angiotensin receptor gene expression in human heart failure, Circulation, 95, pp. 1201-1206 (1997)
34) Hausdorff, W. P.: Turning off the signal. Desensitization of beta-adrenergic receptor function, FASEB J, 4, p. 2881 (1990)
35) Hori, M., Sato, H., Kitakaze, M., et al.: Beta-adrenergic stimulation disassembles microtubles in neonatal rat cultured cardiomyocytes throuth intracellular Ca overload, Circ Res, 75, pp. 324-334 (1994)
36) Sato, H., Hori, M., Ozaki, H., et al.: Exercise-induced upward shift of diastolic left ventricular pressure-volume relation in patients with dilated cardiomyopathy, Circulation, 88, pp. 2215-2223 (1993)
37) Tsutamoto, T., Wada, A., Maeda, Y., Adachi, T., Kinoshita, M.: Relation between endothelin-1 spillover in the lungs and pulmonary vascular resistance in patients with chronic heart failure, J Am Coll Cardiol, 23, pp. 1427-1433 (1994)
38) Pacher, R., Stanek, B., Hulsmann, M., et al.: Prognostic impact of big endothelin-1 plasma concentrations compared with invasive hemodynamic evaluation in severe heart failure, J Am Coll Cardiol, 27, pp. 633-641 (1996)
39) Yamamoto, K., Masuyama, T., Sakata, Y., et al.: Local neurohumoral regulation in the transition to isolated diastolic heart failure in hypertensive heart disease ; absence of AT1 receptor

downregulation and "overdrive" of endothelin system, Cardiovasc Res (in press), (2000)

40) Sakai, S., Miyauchi, T., Kobayashi, M., Yamaguchi, I., Goto, K., Sugishita, Y.: Inhibition of myocardial endothelin pathway improves long-term survival in heart failure, Nature, 384, pp. 353-355 (1996)

41) Ponicke, K., Vogelsang, M., Heinroth, M., et al.: Endothelin receptors in the failing and nonfailing human heart, Circulation, 97, pp. 744-751 (1998)

42) Fujisaki, H., Ito, H., Hirata, Y., et al.: Natriuretic peptides inhibit angiotensin II-induced proliferation of rat cardiac fibroblasts by blocking endothelin-1 gene expression, J Clin Invest, 96, pp. 1059-1065 (1995)

43) Ito, H., Hirata, Y., Adachi, S., et al.: Endothelin-1 is an autocrine/paracrine factor in the mechanism of angiotensin II-induced hypertrophy in cultured rat cardiomyocytes, J Clin Invest, 92, pp. 398-403 (1993)

44) Kaddoura, S., Firth, J. D., Boheler, K. R., Sugden, P. H., Poole-Wilson, P. A.: Endothelin-1 is involved in norepinephrine-induced ventricular hypertrophy in vivo ; acute effects of bosentan, an orally active, mixed endothelin ETA and ETB receptor antagonist, Circulation, 93, pp. 2068-2079 (1996)

45) Harada, M., Itoh, H., Nakagawa, O., et al.: Significance of ventricular myocytes and nonmyocytes interaction during cardiocyte hypertrophy ; evidence for endothelin-1 as a paracrine hypertrophic factor from cardiac nonmyocytes, Circulation, 96, pp. 3737-3744 (1997)

46) Yamamoto, K., Burnett, J. C. Jr., Jougasaki, M., et al.: Superiority of brain natriuretic peptide as a hormonal marker of ventricular systolic and diastolic dysfunction and ventricular hypertrophy, Hypertension, 28, pp. 988-994 (1996)

47) Omland, T., Aakvaag, A., Bonarjee, V. V. S., et al.: Plasma brain natriuretic peptide as an inhibitor of left ventricular systolic function and long-term survival after acute myocardial infarction, Circulation, 93, pp. 1963-1969 (1996)

48) Yamamoto, K., Burnett, J. C. Jr., Meyer, L. M., Sinclari, L., Stevens, T. L., Redfield, M. M.: Ventricular remodeling during development and recovery from modified tachycardia-induced cardiomyopathy model, Am J Physiol, 271, R1529-R1534 (1996)

49) Yamamoto, K., Burnett, J. C. Jr., Redfield, M. M.: Effect of endogenous natriuretic peptide system on ventricular and coronary function in failing heart, Am J Physiol, 273, pp. H2406-H2414 (1997)

50) Clarkson, P. B. M., Wheeldon, N. M., MacFadyen, R. J., Pringle, S. D., MacDonald, T. M.: Effects of brain natriuretic peptide on exercise hemodynamics and neurohormones in isolated diastolic heart failure, Circulation, 93, pp. 2037-2042 (1996)

51) Courtois, M., Vered, Z., Barzilai, B., Ricciotti, N. A., Perez, J. E., Ludbrook, P. A.: The transmitral pressure-flow velocity relation : effect of abrupt preload reduction, Circulation, 78, pp. 1459-1468 (1988)

52) Ohno, M., Cheng, C. P., Little, W. C.: Mechanism of altered patterns of left ventricular filling during the development of congestive heart failure, Circulation, 89, pp. 2241-2250 (1994)

53) Nishimura, R. A., Tajik, A. J.: Evaluation of diastolic filling of left ventricle in health and disease ; Doppler echocardiography is the clinician's Rosetta Stone, J Am Coll Cardiol, 30, pp. 8-18 (1997)

54) Appleton, C. P., Hatle, L. K., Popp, R. L.: Relation of transmitral flow velocity patterns to left ventricular diastolic function : new insights from a combined hemodynamic and Doppler echocardiographic study, J Am Coll Cardiol, 12, pp. 426-440 (1988)
55) Yamamoto, K., Masuyama, T., Tanouchi, J., et al.: Importance of left ventricular minimal pressure as a determinant of transmitral flow velocity pattern in the presence of left ventricular systolic dysfunction, J Am Coll Cardiol, 21, pp. 662-672 (1993)
56) Vanoverschelde, J. L., Raphael, D. A., Robert, A. R., Cosyns, J. R.: Left ventricular filling in dilated cardiomyopathy ; relation to functional class and hemodynamics, J Am Coll Cardiol, 15, pp. 1288-1295 (1990)
57) Xie, G. Y., Berk, M. R., smith, M. D., Gurley, J. C., DeMaria, A. N.: Prognostic value of Doppler transmitral flow patterns in patients with congestive heart failure, J Am Coll Cardiol, 24, pp. 132-139 (1994)
58) Pinamonti, B., Lenarda, A. D., Sinagra, G., Camerini, F.: Restrictive left ventricular filling pattern in dilated cardiomyopathy assessed by Doppler echocardiography ; clinical echocardiographic and hemodynamic correlations and prognostic implications, J Am Coll Cardiol, 22, pp. 808-815 (1993)
59) Litwin, S. E., Katz, S. E., Weinberg, E. O., Lorell, B. H., Aurigemma, G. P., Douglas, P. S.: Serial echocardiographic-Doppler assessment of left ventricular geometry and function in rats with pressure-overload hypertrophy ; chronic angiotensin-converting enzyme inhibition attenuates the transition to heart failure, Circulation, 91, pp. 2642-2654 (1995)
60) Pozzoli, M., Traversi, E., Cioffi, G., Stenner, R., Sanarico, M., Tavazzi, L.: Loading manipulations improve the prognostic value of Doppler evaluation of mitral flow in patients with chrocic heart failure, Circulation, 95, pp. 1222-1230 (1997)
61) Temporelli, P. L., Corra, U., Imparato, A., Bosimini, E., Scapellato, F., Giannuzzi, P.: Reversible restrictive left ventricular diastolic filling with optimized oral therapy predicts a more favorable prognosis in patients with chronic heart failure, J am Coll Cardiol, 31, pp. 1591-1597 (1998)
62) Nishimura, R. A., Appleton, C. P., Redfield, M. M., Ilstrup, D. M., Holmes, D. R. Jr., Tajik, A. J.: Noninvasive Doppler echocardiographic evaluation of left ventricular filling pressures in patients with cardiomyopathies ; a simultaneous Doppler echocardiographic and cardiac catheterization study, J Am Coll Cardiol, 28, pp. 1226-1233 (1996)
63) Yamamoto, K., Nishimura, R. A., Chaliki, H. P., Appleton, C. P., Holmes, D. R. Jr., Redfield, M. M.: Determination of left ventricular filling pressure by Doppler echocardiography in patients with coronary artery disease ; critical role of left ventricular systolic function, J Am Coll Cardiol, 30, pp. 1819-1826 (1997)
64) Vasan, R. S., Benjamin, E. J., Levy, D.: Prevalence, clinical features and prognosis of diastolic heart failure : an epidemiologic perspective, J Am Coll Cardiol, 26, pp. 1565-1574 (1995)
65) Doi, R., Masuyama, T., Yamamoto, K., et al.: Development of different phenotypes of hypertensive heart failure ; systolic versus diastolic failure in Dahl salt-sensitive rats, J Hypertens, 18, pp. 111-120 (2000)
66) Klein, A. L., Hatle, L. K., Taliercio, C. P., et al.: Serial Doppler echocardiographic follow-up of left ventricular diastolic function in cardiac amyloidosis, J Am Coll Cardiol, 16, pp. 1135-1141 (1990)

67) Appleton, C. P., Galloway, J. M., Gonzalez, M. S., Gaballa, M., Basnight, M. A.: Estimation of left ventricular filling pressures using two-dimensional and Doppler echocardiography in adult patients with cardiac disease. Additional value of analyzing left atrial size, left atrial ejection fraction and the difference in duration of pulmonary venous and mitral flow velocity at atrial contraction, J Am Coll Cardiol, 22, pp. 1972-1982 (1993)

68) Hurrell, D. G., Nishimura, R. A., Ilstrup, D. M., Appleton, C. P.: The utility of preload alteration in the assessment of left ventricular filling pressure by Doppler echocardiography ; a simultaneous catheterization and Doppler echocardiographic study, J Am Coll Cardiol, 30, pp. 459-467 (1997)

69) Yamamoto, K., Masuyama, T., Doi, Y., et al.: Noninvasive assessment of left ventricular relaxation using continuous-wave Doppler aortic regurgitant velocity curve. Its comparative value to the mitral regurgitation method, Circulation, 91, pp. 192-200 (1995)

70) Takatsuji, H., Mikami, T., Urasawa, K., et al.: A new approach for evaluation of left ventricular diastolic function ; spatial and temporal analysis of left ventricular filling flow propagation by color M-mode Doppler echocardiography, J Am Coll Cardiol, 27, pp. 365-371 (1996)

71) Nagueh, S. F., Mikati, I., Kopelen, H. A., Middleton, K. J., Quinones, M. A., Zoghbi, W. A.: Doppler estimation of left ventricular filling pressure in sinus tachycardia, Circulation, 98, pp. 1644-1650 (1998)

72) Nagueh, S. F., Lakkis, N. M., Midleton, K. J., Spencer, W. H. III., Zoghbi, W. A., Quinones, M. A.: Doppler estimation of left ventricular filling pressures in patients with hypertrophic cardiomyopathy, Circulation, 99, pp. 254-261 (1999)

73) Weiss, J. L., Frederiksen, J. W., Weisfeldt, M. L.,: Hemodynamic determinants of the time-course of fall in canine left ventricular pressure, J Clin Invest, 58, pp. 751-760 (1976)

74) Weisfeldt, M. L., Frederiksen, J. W., Yin, F. C., Weiss, J. L.: Evidence of incomplete left ventricular relaxation in the dog : prediction from the time constant for isovolumic pressure fall, J Clin Invest, 62, pp. 1296-1302 (1978)

75) Brutsaert, D. L., Housmans, P. R., Goethals, M. A.: Dual control of relaxation. Its role in the ventricular function in the mammalian heart, Circ Res, 47, pp. 637-652 (1980)

76) Brutsaert, D. L., Rademakers, F. E., Sys, S. U.: Triple control of relaxation : implications in cardiac disease, Circulation, 69, pp. 190-196 (1984)

77) Brutsaert, D. L., Rademakers, F. E., Sys, S. U., Gillebert, T. C., Housmans, P. R.: Analysis of relaxation in the evaluation of ventricular function of the heart, Prog Cardiovasc Dis, 28, pp. 143-163 (1985)

78) Gilbert, J. C., Glantz, S. A.: Determinants of left ventricular filling and of the diastolic pressure-volume relation, Circ Res, 64, pp. 827-852 (1989)

79) Grossman, W., McLaurin, L. P.: Diastolic properties of the left ventricle, Ann Intern Med., 84, p. 316 (1976)

80) Gaasch, W. H., Levine, H. J., Quinones, M. A., Alexander, J. K.: Left ventricular compliance ; mechanisms and clinical implications, Am J Cardiol, 38, p. 645 (1976)

81) Glantz, S. A., Parmley, W. W.: Factors which affect the diastolic pressure-volume curve, Circ Res, 42, p. 171 (1978)

82) Mirsky, I.: Assessment of diastolic function : suggested methods and future considerations,

Circulation, 69, pp. 836-841 (1984)

83) Masuyama, T., Kodama, K., Kitabatake, A., Sato, H., Nanto, S., Inoue, M.: Continuous-wave Doppler echocardiographic detection of pulmonary regurgitation and its application to noninvasive estimation of pulmonary artery pressure, Circulation, 74, pp. 484-492 (1986)

84) Masuyama, T., Uematsu, M., Nakatani, S., Sato, H., Kodama, K.: Doppler echocardiographic assessment of changes in pulmonary artery pressure associated with vasodilating therapy in patients with congestive heart failure, J Am Soc Echocardiogr, 4, pp. 35-42 (1991)

85) Yock, P. G., et al.: Noninvasive estimation of right ventricular systolic pressure by Doppler ultrasound in patients with tricuspid regurgitation, Circulation, 70, pp. 657-662 (1984)

86) Berger, M., Haimowitz, A., Tosh, A. V., Berdoff, R. L., Goldberg, E.: Quantitative assessment of pulmonary hypertension in patients with tricuspid regurgitation using continuous wave Doppler ultrasound, J Am Coll Cardiol, 6, p. 359 (1985)

87) Currie, P. J., Seward, J. B., Chan, K. L., Fyfe, D. A., Hagler, D. J., Mair, D. D., Reeder, G. S., Nishimura, R. A., Tajik, J.: Continuous wave Doppler determination of right ventricular pressure ; a simultaneous Doppler-catheterization study in 127 patients, J Am Coll Cardiol, 6, p. 750 (1985)

88) Appleton, C. P., Hatle, L. K., Popp, R. L.: Demonstration of restrictive ventricular physiology by Doppler echocardiography [see comments], J Am Coll Cardiol, 11, pp. 757-768 (1988)

89) Appleton, C. P., Hatle, L. K., Popp, R. L.: Relation of transmitral flow velocity patterns to left ventricular function ; New insights from a combined hemodynamic and Doppler echocardiographic study, J Am Coll Cardiol, 12, pp. 426-440 (1988)

90) Nishimura, R. A., Tajik, A. J.: Quantitative hemodynamics by Doppler echocardiography ; a noninvasive alternative to cardiac catheterization, Prog Cardiovasc Dis, 36, pp. 309-342 (1994)

91) Masuyama, T., Popp, R. L.: Doppler evaluation of left ventricular filling in congestive heart failure, Eur Heart J, 18, pp. 1548-1556 (1997)

92) St. Goar, F. G., Masuyama, T., Alderman, E. L., Popp, R. L.: Left ventricular diastolic dysfunction in end-stage dilated cardiomyopathy ; a simultaneous Doppler echocardiography and hemodynamic evaluation, J Am Soc Echocardiogr, 4, pp. 349-360 (1991)

93) Ishida, Y., Meisner, J. S., Tsujioka, K., Gallo, J. I., Yoran, C., Frater, R. W. M., Yellin, E. L.: Left ventricular filling dynamics ; influence of left ventricular relaxation and left atrial pressure, Circulation, 74, pp. 187-196 (1986)

94) Choong, C. Y. C., Hermann, H. C., Weyman, A. E., Fifer, M. A.: Preload dependence of Doppler-derived indices of left ventricular diastolic function in humans, J Am Coll Cardiol, 10, pp. 800-880 (1987)

95) Yamamoto, K., Masuyama, T., Tanouchi, J., Uematsu, M., Doi, Y., Naito, J., Hori, M., Tada, M., Kamada, T.: Importance of left ventricular minimal pressure as a determinant of transmitral flow velocity pattern in the presence of left ventricular systolic dysfunction, J Am Coll Cardiol, 21, pp. 662-672 (1993)

96) Kitabatake, A., Inoue, M., Asao, M., Tanouchi, J., Masuyama, T., Abe, H., Morita, H., Senda, S., Matsuo, H.: Transmitral blood flow reflecting diastolic behavior of the left ventricle in health and disease, A study by pulsed Doppler technique, Jpn Circ J, 46, pp. 92-102 (1982)

97) Vanoverschelde, J. L., Raphael, D. A., Robert, A. R., Cosyns, J. R.: Left ventricular filling in

dilated cardiomyopathy ; relation to functional clas and hemodynamics, J Am Coll Cardiol, 15, pp. 1288-1295 (1990)

98) Masuyama, T., St. Goar, F. G., Alderman, E. L., Popp, R.L.: Effects of nitroprusside on transmitral flow velocity patterns in extreme heart failure ; A combined hemodynamic and Doppler echocardiographic study of varying loading conditions, J Am Coll Cardiol, 16, pp. 1175-1185 (1990)

99) Yamamoto, K., Redfield, M. M., Nishimura, R. A.: Analysis of left ventricular diastolic function, Heart, 75 (Supple 2), pp. 27-35 (1996)

100) Klein, A. L., Tajik, A. J,: Doppler assessment of pulmonary venous flow in healthy subjects and in patients with heart disease, J Am Soc Echocardiogr, 4, pp. 379-392 (1991)

101) Masuyama, T., Nagano, R., Nariyama, K., Lee, J. M., Yamamoto, K., Naito, J., Mano, T., Kondo, H., Hori, M., Kamada, T.: Transthoracic Doppler echocardiographic measurements of pulmonary venous flow velocity patterns. Comparison with transesophageal measurements, J Am Soc Echocardiogr, 8, pp. 61-69 (1995)

102) Masuyama, T., Lee, J. M., Tamai, M., Tanouchi, J., Kitabatake, A., Kamada, T.: Pulmonary venous flow velocity pattern as assessed with transthoracic pulsed Doppler echocardiography in subjects without cardiac disease, Am J Cardiol, 67, pp. 1396-1404 (1991)

103) Masuyama, T., Lee, J. M., Yamamoto, K., Tanouchi, J., Hori, M., Kamada, T.: Analysis of pulmonary venous flow velocity patterns in hypertensive hearts ; Its complementary value in the interpretation of mitral flow velocity patterns, Am Heart J, 124, pp. 983-994 (1992)

104) Masuyama, T., Lee, J. M., Nagano, R., Nariyama, K., Yamamoto, K., Naito, J., Mano, T., Kondo, H., Hori, M., Kamada, T.: Doppler echocardiographic pulmonary venous flow-velocity pattern for assessment of the hemodynamic profile in acute congestive heart failure, Am Heart J, 129, pp. 107-113 (1995)

105) Rossvoll, O., Hatle, L. K.: Pulmonary venous flow velocities recorded by transthoracic Doppler ultrasound ; relation to left ventricular diastolic pressures, J Am Coll Cardiol, 21, pp. 1687-1696 (1993)

106) Yamamoto, K., Nishimura, R. A., Chaliki, H. P., Appleton, C. P., Holmes, D. R. Jr., Redfield, M. M.: Determination of left ventricular filling pressure by Doppler echocardiography in patients with coronary artery disease ; critical role of left ventricular systolic function, J Am Coll Cardiol, 30, pp. 1819-1826 (1997)

107) Thomas, J. D., Weyman, A. E.: Echocardiographic Doppler evaluation of left ventricular diastolic function ; physics and physiology, Circulation, 84, pp. 977-990 (1991)

108) Stugaard, M., Smiseth, O. A., Risoe, C., Ihlen, H.: Intraventricular early diastolic filling during acute myocardial ischemia ; assessment by multigated color m-mode Doppler echocardiography, Circulation, 88, pp. 2705-2713 (1993)

109) Stugaard, M., Risoe, C., Ihlen, H., Smiseth, O. A.: Intracavitary filling pattern in the failing left ventricle assessed by color M-mode Doppler echocardiography, J Am Coll Cardiol, 24, pp. 663-670 (1994)

110) Takatsuji, H., Mikami, T., Urasawa, K., Teranishi, J., Onozuka, H., Takagai, C., Makita, Y., Matuo, H., Kusuoka, H., Kitabatake, A.: A new approach for evaluation of left ventricular diastolic function ; spatial and temporal analysis of left ventricular filling flow propagation by

color M-mode Doppler echocardiography, J Am Coll Cardiol, 27, pp. 365-371 (1996)
111) Chen, C., Rodriguez, L., Levine, R. A., Weyman, A. E., Thomas, J. D.: Noninvasive measurement of the time constant of left ventricular relaxation using the continuous-wave Doppler velocity profile of mitral regurgitation, Circulation, 86, pp. 272-278 (1992)
112) Nishimura, R. A., Schwartz, R. S., Tajik, A. J., Holmes, D. R. Jr.: Noninvasive measurement of rate of left ventricular relaxation by Doppler echocardiography. Validation with simultaneous cardiac catheterization, Circulation, 88, pp. 146-155 (1993)
113) Yamamoto, K., Masuyama, T., Doi, Y., Naito, J., Mano, T., Kondo, H., Nagano, R., Tanouchi, J., Hori, M., Kamada, T.: Noninvasive assessment of left ventricular relaxation using continous-wave Doppler aortic regurgitant velocity profile ; its comparative value to mitral regurgitation method, Circulation, 91, pp. 192-200 (1995)

第4章
1) Zelis, R., Sinoway, L. I., Musch, T. I., et al.: Regional blood flow in congestive heart failure ; concepts of compensatory mechanisms with short and long time constants, Am J Cardiol, 62, 2E-8E (1988)
2) Maeda, S., Miyauchi, T., Sakane, M., et al.: Does endothelin-1 participate in the exercise-induced changes of blood flow distribution of muscle in humans?, J Appl Physiol, 82 (4), p, 1107 (1997)
3) Sullivan, M. J., Knight, J. D., Higginbotham, M. B., et al.: Relation between central and peripheral hemodynamics during exercise in patients with chronic heart failure, Circulation, 80, p. 769 (1989)
4) Sato, H., Hori, M., Kitabatake, A., et al.: Adrenergic regulation during exercise in patients with heart failure. In: Hori, M., Suga, H., Baan, J., et al.: Cardiac Mechanics and Function in the Normal and Diseased Heart, Tokyo, Springer-Verlag, 324 (1989)
5) Higginbotham, M. B., Morris, K. G., Conn, E. H., et al.: Determinants of variable exercise performance among patients with severe left ventricular dysfunction, Am J Cardiol, 51,p. 52 (1983)
6) Wilson, J. R., Wiener, D. H., Finn, L. I., et al.: Vasodilatory behavior of skeletal muscle arterioles in patients with nonedematous chronic heart failure, Circulation, 74, p. 774 (1986)
7) Franciosa, J. A., Cohn, J. N.: Effect of isosorbide dinitrate on response to submaximal and maximal exercise in patients with congestive heart failure, Am J Cardiol, 43, p. 1009 (1979)
8) Leier, C. V., Huss, P., Magorien, R. D., et al.: Improved exercise capacity and differing arterial and venous tolerance during chronic isosorbide dinitrate therapy for congestive heart failure, Circulation, 67, p. 817 (1983)
9) Baker, B. J., Wilen, M. M., Boyd, C. M., et al.: Relation of right ventricular ejection fraction to exercise capacity in chronic left ventricular function, Am J Cardiol, 54, p. 596 (1984)
10) Mancini, D. M., Schwartz, M., Ferraro, N., et al.: Effect of dobutamine on skeletal muscle metabolism in patients with congestive heart failure. Am J Cardiol, 65, pp. 1121-1146 (1990)
11) Minotti, J. R., Christoph, I., Massie, B.: Skeletal muscle function, morphology, and metabolism in patients with congestive heart failure, Chest, 101, pp. 333S-339S (1992)
12) Yokoyama, H., Sato, H., Hori, M., et al.: A characteristic change in ventilation mode during exertional dyspnea in patients with chronic heart failure, Chest, 106, p. 1007 (1994)

13) The criteria committee of the New York Heart Association: Disease of the heart and blood vessels, nomenclature and criteria for diagnosis. 6th ed., Littie Brown and Co., Boston (1964)
14) 安田寿一：慢性心不全の診断基準，重症度判定，Prog. Med 8, p. 413 (1988)
15) Killip, T., Kimball, J. T.: Treatment of myocardial infarction in the coronary care unit. A two year experience with 250 patients, Am J Cardiol, 20, pp. 457-464 (1967)
16) Kanagawa, A., Matsuo, H.: Purification and complete amino acid sequence of α-human atrial natriuretic polypeptide (α-hANP), Biochem Biophys Res Commun, 118, p. 131 (1984)
17) Mukoyama, M., Nakao, K., Hosoda, et al.: Brain natriuretic peptide as a novel cardiac hormone in humans-Evidence for an exquisite dual natriuretic peptide system, atrial natriuretic peptide and brain natriuretic peptide, J Clin Invest, 87, pp. 1402-1412 (1991)
18) Forrester, J. S., Diamond, G. A., Swan, H. J. C.: Correlative classification of clinical and hemodynamic function after acute myocardial infarction, Am J Cardiol 39, pp. 139-145 (1977)
19) Weber, K. T., Janicki, J. S., McElroy, D. A.: Cardiopulmonary exercise (CPX) testing. Cardiopulmonary exercise testing, ed. by Weber, K. T., Janicki, J. S., Saunders, W. B., Philadelphia, p. 151 (1986)
20) Guyatt, G. H., et al.: The 6-minute walk; Anew measure of exercise capacity in patients with chronic heart failure, Can Med Assoc J., 132, pp. 919-923 (1985)
21) The Digitalis Investigation Group (DIG): The effect of digoxin on mortality and morbidity in patients with heart failure, N Engl J Med, 336, pp. 525-533 (1997)
22) Bertram, P., et al.: The effect of spironolactone on morbidity and mortality in patients with severe heart failure (RALES), N Engl J Med, 337, pp. 709-717 (1999)
23) Effect of pimobendan on exercise capacity in patients with heart failure: main results from the Pimobendan in Congestive Heart Failure (PICO) trial, Heart, 76 (3), pp. 223-231 (1996)
24) Jay, N., et al.: A dose-dependent Increase in Mortality with vesnarinone among patients with severe heart failure (VEST), N Engl J Med, 339, pp. 1810-1816 (1998)
25) Cohn, L. N., et al.: Effect of vasodilator therapy on mortality in chronic congestive heart failure; Results of a Veterans Administration Cooperative Study (V-HeFT I), N Engl J Med, 314, pp. 1547-1552 (1986)
26) Cohn, L. N., et al.: A comparison analapril with hydralazine-isosorbide dinitrate in the treatment of chronic heart failure (V-HeFT II), N Engl J Med, 325, pp. 303-310 (1991)
27) The Multicenter Diltiazem Postinfarction Trial (MDPIT) Research Group: The effect of diltiazem on mortality and reinfarction after myocardial infarction, N Engl J Med, 319, pp. 385-392 (1988)
28) Figulla, H. R., et al.: Diltiazem improves cardiac function and exercise capacity in patients with idiopathic dilated cardiomyopathy; results of the Diltiazem in Dilated Cardiomyopathy (DiDi), Circulation, 94, pp. 346-352 (1996)
29) The Prospective Randomised Amlodipine Survival Evaluation (PRAISE) Study Group: Effect of amlodipine on morbidity and mortality in severe chronic heart failure, N Engl J Med, 335, pp. 1107-1114 (1996)
30) Cohn, J. N., et al. Effect of the calcium antagonist felodipine as supplementary vasodilator therapy in patients with chronic heart failure treated with enalapril; V-HeFT III, Circulation, 96 (3), pp. 856-863 (1997)

31) The SOLVD Investigators : Effect of enalapril on mortality and the development of heart failure in asymptomatic patients with reduced left ventricular ejection fractions, N Engl J Med, 325, pp. 303-310 (1991)
32) The SAVE Investigators : Effect of enalapril on mortality and morbidity in patients with left ventricular dysfunction after myocardial infarction ; results of the Survival and Ventricular Enlargement Trial (SAVE), N Engl J Med, 327, pp. 669-677 (1992)
33) The SOLVD Investigators : Effect of enalapril on survival in patients with reduced left ventricular ejection fractions and congestive heart failure, N Engl J Med, 325, pp. 293-302 (1991)
34) Pitt, B., et al.: Rondomised trial of losartan versus captoril in patients over 65 with heart failure (Evaluation of Losartan in the Elderly Study, ELITE), Lancet, 349, pp. 747-752 (1997)
35) Tsuyuki R. T., et al.: Combination neurohormonal blockade with ACE inhibitors, angiotensin II antagonists and beta-blockers in patients with congestive heart failure ; design on the Randomised Evaluation of Strategies for Left Ventricular Dysfunction (RESOLVD) Pilot Study, Can J Cardiol, 13, pp. 1166-1174 (1997)
36) F, Waagstein., et al.: Benefical effect of metprolol in idiopathic dilated cardiomyopathy (MDC), Lancet, 342, pp. 1441-1446 (1993)
37) The Cardiac Insufficiency Bisoprolol Study (CIBIS) Investigators and Committees : A Randomised Trial of β-Blockade in Heart Failure, Circulation, 90, pp. 1765-1773 (1994)
38) Milton, P., et al.: The effect of carvedilol on morbidity and mortality in patients with chronic heart failure, N Engl J Med, 334, pp. 1349-1355 (1996)
39) The Cardiac Insufficiency Bisoprolol Study II (CIBISII): a rondomised trial, Lancet, 353, pp. 9-13 (1999)
40) Effect of metprolol CR/XL in chronic heart failure : Metprolol CR/XL Randomised Investigation Trial in Congestive Heart Failure (MERIT-HF), Lancet, 353, pp. 2001-2007 (1999)
41) Doval, H. C., et al.: Randomised trial of low-dose amiodarone in severe congestive heart failure. Grupo de la Sobrevida en la Insuficiencia Cardiaca en Argentina (GESICA), Lancet, 344, pp. 483-498 (1994)
42) Julian, D. G., et al.: Randomised trial of effect amiodarone on mortality in patients with left-ventricular dysfunction after recent myocardial infarction (EMIAT), Lancet, 349, pp. 667-674 (1997)
43) Matsuda, H., Kaneko, M., Matsuwaka, R., Nakano, S., Shirakura, R., Kobayashi, T., Sakai, K., Sakakibara, T., Masai, T., Kawashima, Y.: Recent advances in assisted circulation using centrifugal pump in surgical and non-surgical patients with acute heart failure or related conditions, Jpn Circ J, 56, pp. 111-116 (1992)
44) Dagget, W. M., Guyton, R. A., Mundth, E. D., Buckley, M. J., McEnany, M. T., Gold, H. K., Leibach, R. C., Austen, W. C.: Surgery for post-myocardial infarct ventricular septal defect, Ann Surg, 186, pp. 260-271 (1977)
45) Komeda, M., Fremes, S. E., David, T. E.: Surgical repair of postinfarction ventricular defect, Circulation, 82 (Suppl IV), pp. IV243-IV247 (1990)
46) 平田展章, 酒井 敬, 榊 成彦, 大谷正勝, 中埜 粛, 松田 暉：梗塞部位別にみた心筋梗塞後心室中隔穿孔に対する急性期手術成績の検討, 心臓, 26, pp. 118-124 (Feb 1994)
47) Rankin, J. S., Hickey, M. S. J., Smith, L. R., Debruijn, N. P., Clements, F. M., Muhlbaire, L. H.,

Lowe, J. E., Wechslery, A. S., Califf, R. M., Reves, J. G., Wolfe, W. G.: Current management of mitral valve incompetence associated with coronary artery disease, J Cardiac Surg, 4, p. 25 (1989)

48) 川副浩平, ほか：活動期感染性心内膜炎の外科治療. 日胸外会誌, 39, pp. 108-109 (May 1990)

49) Horvath, K. A., Mannting, F., Cummings, N., Shernan, S. K., Cohn, L. H.: Transmyocardial laser revascularization ; operative techniques and clinical results at two tears, J Thorac Cardiovasc Surg, 111, pp. 1047-1053 (1996)

50) Dor, V., Saab, M., Coste, P., Kornaszewsky, M., Montigilio, F.: Left ventricular aneurysm ; a new surgical approach, Thorac Cardiovasc Surg, 37, pp. 11-19 (1989)

51) Taniguchi, K., Nakano, S., Matsuda, H., Shimazaki, Y., Sakai, K., Kawamoto, T., Sakaki, S., Kobayashi, J., Shintani, H., Mitsuno, M., Kawashima, Y.: Timing of operation for aortic regurgitation ; relation to postoperative contractile state, Ann Thorac Surg, 50, pp. 779-785 (1990)

52) Batista, R. J. V., Verde, J., Nery, P., Bocchino, L., Takeshita, N., Bhayana, J. N., Bergsland, J., Graham, S., Houck, J. P., Salerno, T. A.: Partial left ventriculotomy to treat end-stage heart disease, Ann Thorac Surg, 64, pp. 634-638 (1997)

53) 須磨久善：DCMの外科的治療－Batista. 原因疾患別にみた心不全の病態とその治療, pp. 332-334 (1997)

54) McCarthy, M. P., Starling, R. C., Wong, J., Scalia, G. M., Buda, T., Vargo, R. L., Goormastic, M., Thomas, J. D., Smedira, N. G., Young, J. B.: Early results with partial left ventriculectomy, J Thorac Cardiovasc Surg, 114, pp. 755-765 (1997)

55) Bolling, S. F., Pagani, F. D., Deeb, G. M., Bach, D. S.: Intermediate-term outcome of mitral reconstruction in cardiomyopathy, J Thorac Cardiovasc Surg, 115, pp. 381-388 (1998)

56) Knight, C., Kurbaan, A. S., Seggewiss, H., Henein, M., Gunning, M., Harrington, D., Fassbender, D., Gleichmann, U., Sigwart, U.: Nonsurgical septal reduction for hypertrophic obstructive cardiomyopathy. Outcome in the first series of patients, Circulation, 95, pp, 2075-2081 (1997)

57) McCaughan, B. C., et al.: Early and late results of pericardiectomy for constrictive pericarditis, J Thorac Cardiovasc Surg, 89, p. 340 (1991)

58) Phillips, S. J., Ballentine, B., Slonine, D., Hall, J., Vandehaar, J., Kongtahworn, C., Zeff, R. H., Skinner, J. R., Reckmo, K., Gray, D.: Percutaneous initiation of cardiopulmonary bypass, Ann Thorac Surg, 36, pp. 223-225 (1983)

59) Vogel, R. A., Tommaso, C. L., Gundry, S. R.: Initial experience with coronary angioplasty and aortic valvuloplasty using elective semipercutaneous cardiopulmonary support, Am J Cardiol, 62, pp. 811-813 (1988)

60) Sakakibara, T., Matsuwaka, R., Shintani, H., Yagura, A., Yamaguchi, T., Hirayama, A., Kodama, K.: Successful repair of postinfarction left ventricular free wall rupture ; New strategy with hypothermic percutaneous cardiopulmonary bypass, J Thorac Cardiovasc Surg, 111, p. 276 (1996)

61) Cornish, J. D.: Extracorporeal memebrane oxygenation for severe cardiorespiratory failure. Cradiopulmonary Bypass supported by More, CT. Springer-Verlag New York, pp. 433-449 (1995)

62) Frazier, O. H., Rose, E. A., McCarthy, P., Burton, N. A., Tector, A., et al.: Improved mortality and rehabilitation of transplant candidates treated with a long-term implantable left ventricular assist system, Ann Surg, 222, pp. 327-338 (1995)

63) Frazier, O. H., Macris, M. P., Myers, T. J., Duncan, J. M., Radovancevic, B., et al.: Improved survival after extended bridge to cardiac transplantation, Ann Thorac Surg, 57. pp. 1416-1422 (1994)
64) Nishimura, M., Radovancevic, B., Odegaard, P., Myers, T., Springer, W., et al.: Exercise capacity recovers slowly but fully in patients with a left ventricular assist device, ASAIO Journal, 42, pp. M568-M570 (1996)
65) Masai, T., Shimazaki, Y., Kadoba, K., et al.: Clinical experience with long-term use of the Toyobo left ventricular assist system, ASAIO J, 41, pp. M522-525 (1995)
66) Oz, M. C., Goldstein, D. J., Pepino, P., Weinberg, A. D., Thompson, S. M., et al.: Screening scale that predicts patients successfully receiving long-term implantable left ventricular assist devices, Circulation, 92, pp. II-169-II-173 (1995)
67) Cooley, D. A., Liotta, D., Hallman, G. L., Bloodwell, R. D., Leachman, R. D., Milam, J. D.: Orthotopic cardiac prosthesis for two staged cardiac replacement, Am J Cardiol, 24, pp. 723-726 (1969)
68) Rose, E. A., Levin, H. R., Oz, M. C., Frazier, O. H., Macmanus, Q., et al.: Artificial circulatory support with textured interior surfaces. A counterintuitive approach to minimizing thromboembolism, Circulation, 90, pp. II-87-II-91 (1994)
69) McCarthy, P. M.: HeartMate implantable left ventricular assist device ; bridge to transplantation and future applications, Ann Thorac Surg, 59, pp. S46-S51 (1995)
70) Muller, J., Wallukat, G., Weng, Y.G., Dandel, M., Spiegelsberger, S., Semrau, S., Brandes, K., Theodoridis, V., Loebe, M., Meyer, R., Hetzer, R.: Weaning from mechanical cardiac support in patients with idiopathic dilated cardiomyopathy, Circulation, 96 (2), pp. 542-549 (1997)
71) Barnard, C. N.: A human cardiac transplant: an interim report of a successful operation performed at Groote Shuur Hospital, Cape Town, S Afr Med J, 41, pp. 1271-1274 (1967)
72) 白倉良太：適応患者の数的評価；心臓移植・肺移植（第3版），pp. 21-27，金芳堂（1997）
73) Fukushima, N., Ohtake, S., Sawa, Y., et al.: Predicting outcomes and management of the candidates for heart transplantation, Transplant Proc, (1999) (in press)
74) 松田　暉，金香充範，正井崇史，ほか：補助人工心臓装着下に渡米し心移植へのブリッジに成功した拡張型心筋症の1例，日本胸部外科学会雑誌，42, pp. 132-139(1994)
75) 八田光弘，斎藤　聡，木原信一郎，ほか：拡張型心筋症に対する植え込み型左心補助心臓（Novacor）の手術，日本胸部外科学会雑誌，45, pp. 1203-1207（1997）
76) 小柳　仁：海外渡航心臓移植患者の現状　平成9年度厚生科学研究費補助金　免疫・アレルギー等研究事業　報告会抄録，pp. 119-121（1998）
77) Hosenpud, J. D., Bennett, L. E., Berkeley, M. K., et al.: The registry of the International Society for Heart and Lung Transplantation ; 15th Official Report-1998, J Heart Lung Transplant, 17, pp. 656-668, (1998)

索引

【あ】

アクチン	2
圧受容体	98
圧-容積曲線	25
アデニリルシクラーゼ	51
アポトーシス	33
アミロイドーシス	18
アルコール	18
アンジオテンシノーゲン	46
アンジオテンシンII	72
アンジオテンシンII受容体	14
アンジオテンシンII受容体拮抗薬	125
アンジオテンシン変換酵素	46
アンジオテンシン変換酵素（ACE）阻害薬	14
アンジオポイエチン	41
アンジオポイエチン-1	55

【い】

移植心冠動脈硬化症	152
一酸化窒素	98
イノシトールリン脂質代謝	48
インフォームドコンセント	145

【う】

ウイルス性心筋炎	17
右心不全	103,105
右心不全症状	103
右心不全所見	110
運動負荷試験	117

【え】

炎 症	103
エンドセリン	34,74,98

【お】

オフポンプ	129

【か】

海外渡航移植者	149
介在板	2
解糖系	2
カウンターパルセイション	134
核医学検査	117
拡張型心筋症	16,132,144
拡張相	21
——の肥大型心筋症	144
拡張不全	58,60
下行大動脈	23
かすがい構造	31
活動筋	96
活動筋血流	97
カルシニューリン	53
カルセケストリン	5
カルニチン	13
感 染	103
感染症	143
感染性心内膜炎	130

【き】

機械的循環補助（ブリッジ）	153
奇 形	103
偽正常化	80
基礎疾患の診断	103
急性僧帽弁閉鎖不全症	19
急性大動脈弁閉鎖不全症	19
強心薬	121
胸部レントゲン	112
虚血性心筋疾患	144
拒絶反応	143
筋鞘	2
筋節長-張力関係	5
筋長依存活性	6

【く】

駆出収縮相	21

【け】

経皮的心肺補助	135
血液検査	110
血管拡張薬	120,123
血管新生	41,50,55
血管内超音波検査	152
血行動態的特色	103
血流の再分布	97
嫌気的代謝いき値	101

【こ】

交感神経	1,9,98
高血圧	11,20
甲状腺機能低下症	18
拘束型心筋症	16
拘束パターン	80
後負荷	8,26,120
後負荷不整合	26
呼吸困難	103,104
骨格筋ポンプ	99
骨格形成タンパク	55
コラーゲン	34

【さ】

サイクリックAMP	9
最大有酸素性パワー	96
サイトカイン	1,52
細胞内カルシウム動員	48
細胞膜裏打ちタンパク質	36
左室圧下行脚時定数	86
左室拡張機能	57
左室拡張相	21
左室拡張末期径	24
左室駆出時間	24
左室弛緩障害パターン	79
左室弛緩能	57
左室収縮末期径	24
左室自由壁破裂	128
左室スティフネス	57,86
左室内径短縮率	24
左室補助人工心臓	140
左室瘤	131
左室流入血流速波形	64,78
左心補助装置（LVADS）	132
左心不全	103,104
左心不全症状	103
左心不全所見	108
サルコイドーシス	18
III型コラーゲン	40
三尖弁閉鎖不全症	19

【し】

自覚症状	103
弛 緩	1
軸流ポンプ	142
シクロスポリン	148
収 縮	1
収縮性	23
収縮性心膜炎	20,133
収縮タンパク	32
腫 瘍	103
上行大動脈	23

硝酸薬	123	【た】		【ひ】		
心アミロイドーシス	11	代謝性アシドーシス	102	微小血管	41	
心筋炎後心筋症	150	体循環系のうっ血	15	微小血管構築	49	
心筋交感神経終末	99	代償機構	27	肥大型心筋症	11,16	
心筋梗塞	11,28,103	大動脈内バルーンパンピング	134	病因遺伝子	14	
心筋再構築	29	大動脈弁閉鎖不全症	19	【ふ】		
心筋細胞	32	タクロリムス	150	フィラメント	2	
心筋細胞核密度	49	【ち】		フォレスター分類	24	
心筋細胞肥大	30	遅筋線維	101	副交感神経	9	
心筋症	103	張力-速度関係	7	不整脈	27	
心筋症モデルハムスター	36	【て】		不整脈源性右室心筋症	16	
心筋生存性	130	デコンディショニング	99	不整脈性心不全	20	
心筋 β_1 受容体	99	デルタサルコグリカン	36	フランク-スターリング(の法則)		
心筋変性	11	【と】			5,23	
心係数	23	動脈管開存症	19	ブリッジ	138,141	
神経体液性因子	1,26,34	動脈血ガス分析	111	プレドニゾロンアザチオプリン		
心サルコイドーシス	11	等容性弛緩相	21		148	
心室中隔欠損症	19	等容性収縮相	21	【へ】		
心室中隔穿孔	128	ドール手術	131	平均左室円周方向心筋線維短縮速度		
心収縮性	8	トロポニン	2,33		24	
心臓移植	143	トロポニンI	3,32	閉塞性肥大型心筋症	133	
心臓カテーテル検査	115	トロポニンC	3,33	ヘパリンコーティング	136	
心臓超音波検査	112	トロポニンT	3	弁膜症	103	
身体活動能力度	106	トロポミオシン	33	【ほ】		
心タンポナーデ	20	【な】		房室弁狭窄症	20	
心電図	112	内皮細胞由来細胞成長因子	41	ボーガム・ウィリアムス	128	
心内膜パッチによる左室形成術		ナトリウム利尿ペプチド	75	補助人工心臓	138,147	
	129	【に】		ホスホランバン	13,32	
心拍数	8	二次性心筋症	17	ホスホリパーゼ	48	
心不全	11	日本臓器移植ネットワーク	144	ポンプ機能	24	
心不全重症度分類	106	乳頭筋断裂	128	【ま】		
心不全症状	103	ニューヨーク心臓病学会分類	105	マイクロアレー法	56	
心房中隔欠損症	19	【ね】		【み】		
【す】		ネクローシス	34	ミオシン	2	
スティフネス	27	【の】		ミオシン連結橋	3	
ストレス	1	脳死臓器移植	144	ミコフェノール酸モフェティル		
滑り込み	6	ノルエピネフリン	73		149	
スワンガンツカテーテル	24	【は】		ミトコンドリア	1	
【せ】		肺うっ血	15,103	【め】		
生活習慣病	28	肺循環	26	免疫系	34,52	
線維化	30	肺性心	20	免疫抑制療法	148	
線維芽細胞	34	肺動脈毛細管楔入圧	23	【も】		
前負荷	8,120	バチスタ手術	132	毛細血管密度	41	
【そ】						
造血幹細胞	56					
僧帽弁逆流	128					
僧帽弁狭窄症	130					
僧帽弁閉鎖不全(症)	19,130					
速筋線維	101					

【よ】

予後	27
予備能	27
より糸構造	31

【り】

リイアノジン	54
利尿薬	120,122
リモデリング	1,29

【れ】

レーザー心筋内血行再建術	131
レニン	46
レニン-アンジオテンシン系	1,34,71,121

【ろ】

労作時呼吸困難	102
老人心	28

【A】

α アドレナリン受容体	9
α 遮断薬	123
α 受容体	9
A キナーゼ	9
A 帯	2
ACE 阻害薬	124,144
ANP	75
ATP	1
ATPase 活性	12
ATP 水解酵素	5
AT 受容体	45,48
A-V バイパス	137

【B】

β アドレナリン受容体刺激	6
β_1 受容体数	32
β 遮断薬	126,144
β 受容体	8,9
BNP	76

【C】

cAMP	29
Cardiowest	140
Ca 拮抗薬	124
Ca^{2+}	8
Ca^{2+}-ATPase	33
Ca^{2+} 過負荷	12
Ca^{2+} トランジェント	12
Ca^{2+} 放出チャネル	4,32
Ca^{2+} ポンプ	5
Ca^{2+} 誘導-Ca^{2+} 放出	4
CIBIS-II	127
CT	118

【D】

deceleration time	78
DiDi	124
DIG 試験	123

【E】

ECLA	137
ECLS	137
ECMO	137
Ees	7
ELITE	125
ELITE II	125
E_{max}	8
EMIAT 試験	128
ES 細胞	56

【G】

GATA 4	53
GESICA 試験	128
GTP 結合蛋白	13

【H】

H 帯	3
HeartMate LVAS	140

【I】

I 帯	2
infarction exclusion 法	129

【M】

M 帯	3
MDC 試験	126
MDPIT	124
MERIT-HF	127
mitosis index	33
MRI	118

【N】

Na^+/Ca^{2+} 交換系	5,33
Novacor LVAS	140

【P】

peak negative dp/dt	66
PICO 試験	123
P_{max}	7
PRAISE 試験	124
PTMC	131

【Q】

QOL	103

【R】

RALES 試験	122
RESOLVD	125

【S】

SAVE 試験	125
Smad	55
SNPs	56
SOLVD 治療試験	125
SOLVD 予防試験	125

【T】

tau	66,86
timeconstant	66

【V】

V-A バイパス	137
VEST 試験	123
V-HeFT I	123
V-HeFT III	124
V-HeFT II	123
V_{max}	7
V-V バイパス	137

【Z】

Z 帯	3

―― 編著者略歴 ――

北畠　顕（きたばたけ　あきら）
1966 年　大阪大学医学部卒業
1967 年　大阪大学医学部内科学第一講座入局
1974 年　医学博士（大阪大学）
1976 年　米国 Maryland 大学客員助教授
1990 年　大阪大学助教授
1991 年　北海道大学教授
2000 年　北海道大学大学院教授
　　　　　現在に至る

堀　正二（ほり　まさつぐ）
1970 年　大阪大学医学部卒業
1970 年　大阪大学医学部内科学第一講座入局
1978 年　医学博士（大阪大学）
1979 年　米国 Albert Einstein 医科大学留学
1994 年　大阪大学講師
1997 年　大阪大学教授
1999 年　大阪大学大学院教授
　　　　　現在に至る

心不全のバイオメカニクス
Biomechanics in Heart Failure　　　Ⓒ(社)日本エム・イー学会　2003

2003 年 3 月 7 日　初版第 1 刷発行

検印省略

編　　者　　社団法人　日本エム・イー学会
　　　　　　東京都文京区本駒込 5-16-9
発行者　　株式会社　コロナ社
　　　　　　代表者　牛来辰巳
印刷所　　新日本印刷株式会社

112-0001　東京都文京区千石 4-46-10
発行所　　株式会社　コ ロ ナ 社
CORONA PUBLISHING CO., LTD.
Tokyo Japan
振替 00140-8-14844・電話(03)3941-3131(代)
ホームページ http://www.coronasha.co.jp

ISBN 4-339-07145-5　　（藤田）　（製本：愛千製本所）
Printed in Japan

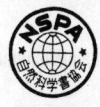

無断複写・転載を禁ずる
落丁・乱丁本はお取替えいたします

ME教科書シリーズ

(各巻B5判)

- ■(社)日本エム・イー学会編
- ■編纂委員長　佐藤俊輔
- ■編纂委員　稲田　紘・金井　寛・神谷　瞭・北畠　顕・楠岡英雄
  戸川達男・鳥脇純一郎・野瀬善明・半田康延

	配本順			頁	本体価格
A-1	(2回)	生体用センサと計測装置	山越・戸川共著	256	4000円
B-1	(3回)	心臓力学とエナジェティクス	菅・高木・後藤・砂川編著	216	3500円
B-2	(4回)	呼吸と代謝	小野功一著	134	2300円
B-3	(10回)	冠循環のバイオメカニクス	梶谷文彦編著	222	3600円
B-4	(11回)	身体運動のバイオメカニクス	石田・廣川・宮崎共著 阿江・林	218	3400円
B-5	(12回)	心不全のバイオメカニクス	北畠・堀編著	184	2900円
B-6	(13回)	生体細胞・組織のリモデリングのバイオメカニクス	林・安達・宮崎共著	210	3500円
B-7		血液のレオロジーと血流	菅原・前田共著		近刊
C-1	(7回)	生体リズムの動的モデルとその解析 —MEと非線形力学系—	川上博編著	170	2700円
D-1	(6回)	核医学イメージング	楠岡・西村監修 藤林・田口・天野共著	182	2800円
D-2	(8回)	X線イメージング	飯沼・舘野編著	244	3800円
D-3	(9回)	超音波	千原國宏著	174	2700円
E-1	(1回)	バイオマテリアル	中林・石原・岩崎共著	192	2900円
E		人工臓器(Ⅱ) —代謝系人工臓器—	酒井清孝編著		近刊
F-1	(5回)	生体計測の機器とシステム	岡田正彦編著	238	3800円

以下続刊

A	生体信号処理	佐藤俊輔編著		A	生体電気計測	山本尚武編著
A	生体用マイクロセンサ	江刺正喜編著		A	生体光計測	清水孝一著
B	循環系のバイオメカニクス	神谷瞭編著		B	肺のバイオメカニクス —特に呼吸調節の視点から—	川上・西村編著
C	生体リズムとゆらぎ —モデルが明らかにするもの—	山本光璋編著		C	脳磁気とME	上野照剛編著
C	感覚情報処理	安井湘三編著		D	画像情報処理(Ⅰ) —解析・認識編—	鳥脇純一郎編著
D	画像情報処理(Ⅱ) —表示・グラフィックス編—	鳥脇純一郎編著		D	MRI・MRS	松田・楠岡編著
E	電子的神経・筋制御と治療	半田康延編著		E	治療工学(Ⅰ)	橋本大定著
E	治療工学(Ⅱ)	菊地眞編著		E	人工臓器(Ⅰ) —呼吸・循環系の人工臓器—	井街・仁田編著
E	生体物性	金井寛著		E	細胞・組織工学と遺伝子	松田武久著
F	地域保険・医療・福祉情報システム	稲田紘編著		F	臨床工学(CE)とME機器・システムの安全	渡辺敏編著
F	医学・医療における情報処理とその技術	田中博著		F	福祉工学	土肥健純編著
F	病院情報システム	野瀬善明著				

定価は本体価格+税です。
定価は変更されることがありますのでご了承下さい。

図書目録進呈◆